Dagmar Schneider-Damm / Meike Dörschuck

Baum-Porträts

Dagmar Schneider-Damm / Meike Dörschuck

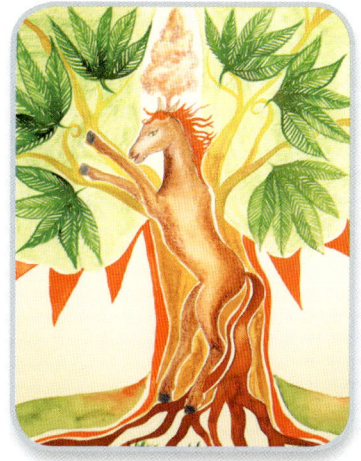

Baum-Porträts

Die Kraft der Bäume naturheilkundlich und energetisch nutzen

HANS-NIETSCH-VERLAG

Redaktion und Lektorat: Ute Orth, Freiburg
Korrektorat: Ute Orth, Freiburg
Layout und Satz: Peter Krafft Designagentur, Buggingen
Illustrationen der Baum-Porträts: Meike Dörschuk
Illustrationen auf Seite 28, 33: Peter Krafft Designagentur
Fotos: Fotolia
Druck: FINIDR, s.r.o., Ceský Tešín/Tschechische Republik

Hans-Nietsch-Verlag
Am Himmelreich 7
79312 Emmendingen

www.nietsch.de
info@nietsch.de

ISBN 978-3-86264-233-5

Hinweis:
Die in diesem Buch vorgestellten Methoden, deren Anwendung sowie die Informationen und
Hinweise dazu wurden von den Autorinnen nach bestem Wissen und Gewissen zusammenge-
stellt, sorgfältig recherchiert und überprüft. Die Autorinnen und der Verlag übernehmen keinerlei
Haftung für die praktische Umsetzung der in diesem Buch vorgestellten praktischen Hinweise
sowie für Ansprüche, die aus der Anwendung der vorgestellten Methoden geltend gemacht
werden. Dieses Buch ersetzt keine Diagnose oder Therapie im schulmedizinischen Sinne und
auch keinen Besuch bei Ihrem Homöopathen oder Heilpraktiker.

DANKSAGUNG

Die beiden Autorinnen wissen, dass nur in einer starken Verbindung, in einer großen Gemeinschaft und einem tragfähigen Familien- und Freundeskreis solche Projekte wie dieses Buch verwirklicht werden können.

Danken möchten wir auch dem Verleger Hans Nietsch für seine grenzenlose Offenheit. Er lebt seine Träume und Visionen des Einheitsbewusstseins.

Inhalt

Bäume spenden uns den Sauerstoff, den wir zum Atmen brauchen. Ohne sie wäre kein Leben auf der Erde möglich. Bäume versorgen uns mit Nahrung, Baumaterial und Brennholz. Sie bieten Schutz für Mensch und Tier. Und sie eröffnen uns den Zugang zu einer heilsamen Medizin – zu einer ursprünglichen Gesundheit aus der Naturapotheke.

Die Geschichte der Bäume reicht etwa 360 Millionen Jahre zurück. Zu den ältesten Bäumen zählen der Ginkgo und die Nadelbäume. Laubbäume entwickelten sich erst vor rund 100 Millionen Jahren. Der Wald ist ein reichhaltiger Lebensraum, der von Bäumen, Sträuchern, Pilzen, Moosen, Flechten und vielfältigen Tierarten bewohnt wird. Wir unterscheiden in Mitteleuropa zwischen reinen Nadelwäldern, Laubwäldern, Mischwäldern, Auwäldern und Bergwäldern. Zu den häufigsten Baumarten in mitteleuropäischen Wäldern zählen Fichten, Tannen, Lärchen, Kiefern, Eichen, Eschen, Linden, Buchen, Hainbuchen, Birken, Weiden und der Ahorn. Sie werden in diesem Buch ebenso vorgestellt wie weitere Bäume und Sträucher mit großer Heilkraft.

Über viele Jahrtausende hinweg prägten riesige Waldflächen Mitteleuropa. Die Menschen lebten an Bächen, Flüssen, Seen und an der Küste. Stück für Stück rodeten sie jedoch diesen Urwald, um die entstehenden Flächen für ihre Zwecke zu nutzen. Zahlreiche Regionen und Orte weisen auch heute noch auf die einstige Rodung hin mit Silben wie „rod", „roden", „roda" oder „reuth". Beispiele dafür sind Rodgau, Oberroden, Niederroden, Walsrode, Wernigerode, Osterode, Bayreuth oder Konnersreuth. Mittlerweile gibt es in Mitteleuropa kaum noch Urwälder. Und auch weltweit sind die Ur- und Regenwälder bedroht – mit schwerwiegenden Folgen für das ökologische Gleichgewicht unseres Planeten und damit auch für die gesamte Tierwelt und den Menschen.

Viele Menschen haben keinen Bezug mehr zur Natur. Sie fühlen sich ohne die Anbindung an den Kosmos entfremdet und verloren. Dieses Buch möchte ein Bewusstsein für den Lebensraum Wald und seine Bäume wecken sowie einen neuen Zugang zu einer alten Quelle der inneren Tiefe, Weisheit, Liebe und Schönheit schaffen und so dem Leser von *Baum-Porträts* den Schlüssel an die Hand geben, der das Tor zur großen Kraft der Bäume öffnet.

Jedes Lebewesen besteht aus Körper, Geist und Seele – auch die Bäume. Und jedes Lebewesen hat einen Energiekörper mit einer ihm eigenen Schwingung und Ausstrahlung. Der Film „Avatar" zeigt auf berührende Weise die Beseeltheit der Bäume, die Kontaktaufnahme mit Baumwesenheiten, die Verbundenheit aller Lebewesen und den daraus resultierenden respektvollen Umgang mit allem Lebendigen.

Auch wir können Kontakt mit Bäumen aufnehmen, indem wir auf unserem Waldspaziergang ganz bewusst in die Natur eintauchen. Wir dürfen innehalten, einen Baum liebevoll umarmen und seine Kraft und Energie spüren. Wir möchten die Leserin und den Leser unseres Buchs dazu ermutigen, sich unter einen Baum zu setzen und zu meditieren. Welche Botschaft des Baumes wartet dabei auf uns? Was möchte die Stille uns mitteilen? Welche inneren Bilder steigen dabei in uns auf? Welche Gefühle? Welche Inspirationen? Und wenn wir von den Blättern oder Früchten eines Baumes kosten, können wir unsere Sinne auf ganz neue Weise entdecken, indem wir lernen, achtsam zu riechen und zu schmecken. Bei der behutsamen Berührung eines Baumes schulen wir unseren Tastsinn und unsere Feinfühligkeit. Was geschieht dabei auf der feinstofflichen Ebene mit uns und dem Baum? Teilen wir miteinander einen gemeinsamen Rhythmus oder eine gemeinsame Frequenz? Welche inneren Qualitäten haben wir mit dem Bäumen gemein? Welche heiligen und heilsamen Energien stecken in uns selbst und in den Pflanzen?

Wir möchten Sie, liebe Leserin und lieber Leser, zu einer wundersamen Entdeckungsreise in eine faszinierende Welt einladen. Finden Sie Ihren Baumliebling im Garten oder in Ihrer Umgebung. Fragen Sie ihn nach seinem Namen und beginnen Sie eine faszinierende Freundschaft. Besuchen Sie Ihren Baum regelmäßig, öffnen Sie Ihr Herz und alle Sinne für seine Botschaften und Geschenke.

Wir alle dürfen die Natur besser kennenlernen und versuchen, die Sprache der Bäume, der Pflanzen und der Tiere zu verstehen. Wir sind davon überzeugt, dass jeder Mensch dabei seine eigene Weisheit auf ganz unterschiedlichen und persönlichen Wegen findet, denn jeder ist ein einzigartiges Individuum. Die Erkenntnisse von Rudolf Steiner (dem Begründer der Anthroposophie), von Samuel Hahnemann (dem Begründer der Homöopathie), von Paracelsus (Arzt und Naturheilkundiger) und von Edward Bach (dem Begründer der Bach-Blüten-Therapie) finden sich in diesem Buch ebenso wieder wie praktische Pflanzenkunde, geschichtliches, mythologisches und mystisches Wissen rund um den Baum sowie traditionsreiche überlieferte Rezepte aus der Natur- und Kräuterheilkunde. Dabei verfolgen wir einen ganzheitlichen Ansatz, der eine Vielfalt an Informationen und praktischen Hinweisen zur Umsetzung und Nutzung der Heilkraft der Bäume vermittelt.

Bäume verbinden Himmel und Erde. Sie nähren, schützen, wärmen, inspirieren und heilen uns. Und sie sind eine Verbindung, ein Tor, zur Anderswelt. Der Baum steht als altes magisches Symbol für Fruchtbarkeit und Leben, für die Lebensachse dieser Welt. Seine Wurzeln graben sich in die Erde und seine Äste ragen in den Himmel. Er ist ein Mittler zwischen den Welten und, wie zahlreiche Mythen und Sagen belegen, auch die Behausung von Feen und Elfen. Baumgeister sind sehr würde- und liebevolle Wesen.

Viele Menschen haben bereits einen Lieblingsbaum in ihrer Umgebung oder verehren eine bestimmte Baumart. Mit *Baum-Porträts* möchten wir Sie dazu einladen, darüber hinaus auch die Nähr- und Heilkraft der Bäume kennenzulernen. Wenn wir uns diese ursprüngliche und gesunde Nahrung einverleiben, verbinden wir uns mit der starken Energie der Pflanzenwelt. Auf wundersame Weise heilende Lebenselixiere, Allheilmittel und Zaubertränke waren bereits in der Naturapotheke der Druiden zu finden. Auch wir können in das alte Wissen um die Zauberkraft der Bäume eintauchen und es besonders in der heutigen Zeit zum individuellen und kollektiven Heilwerden und Heilsein nutzen.

Dagmar Schneider-Damm, Heilpraktikerin
Meike Dörschuck, Heilpraktikerin

Bäume nehmen über die Wurzeln Wasser und Mineralstoffe auf. Im späten 18. Jahrhundert hat man zudem festgestellt, dass sie darüber hinaus Kohlendioxid aus der Luft aufnehmen und Sauerstoff abgeben. Dafür brauchen sie Licht. Dieser Vorgang, die sogenannte Fotosynthese (von griech. *phos* = „Licht" und *synthésis* = Zusammensetzung), ist eine der bedeutendsten biochemischen Reaktionen in der Natur. Die Fotosynthese ist die Voraussetzung für das Leben der meisten tierischen und pflanzlichen Organismen – einschließlich des Menschen – auf diesem Planeten. Sie liefert den für Mensch und Tier überlebenswichtigen Sauerstoff. Daher werden Wälder oft auch als „grüne Lunge" bezeichnet.

Ein Baum nimmt also wie jede grüne Pflanze Kohlendioxid auf und gibt Sauerstoff ab. Er feuchtet die Luft an und filtert sie zugleich von Schadstoffen. Möglich wird dieser Gasaustausch durch den grünen Blattfarbstoff Chlorophyll. Über die Spaltöffnungen der Blätter nimmt der Baum Kohlendioxid aus der Atmosphäre auf und verarbeitet es mithilfe von Sonnenlicht zu Glukose. Diesen Zucker braucht er als Energielieferant für seine Wachstums- und Stoffwechselprozesse. Gewissermaßen als „Abfallprodukt" der Fotosynthese gibt der Baum den Sauerstoff frei, den alle Lebewesen zum Atmen brauchen.

Bäume sind also die Grundlage unserer Existenz. Für Mensch und Tier ist das Endprodukt der Pflanze – der Sauerstoff – das Lebenselixier. Ein Baumriese wie eine hundert Jahre alte gesunde Eiche liefert pro Stunde mindestens 1,7 Kilo Sauerstoff und deckt damit den Sauerstoffverbrauch von zehn Menschen. Pflanzen und insbesondere Bäume versorgen uns aber nicht nur mit Sauerstoff. Ihr Holz dient als wertvoller Rohstoff und spendet uns Wärme. Auch ihre Früchte, ihre Samen und ihre Blätter nähren uns. Bäume sind jedoch weit mehr als Rohstofflieferanten. Sie sind unsere kostbaren Freunde, Versorger und Beschützer. Und sie sind Wesenheiten. Deshalb sind wir eingeladen, verantwortungsbewusst und wertschätzend mit ihnen umzugehen.

Wir alle sind mit ALLem verbunden. Das wird insbesondere durch die Fotosynthese deutlich. Es ist verblüffend, wie Pflanzen und insbesondere Baumriesen wie Alchemisten bloßes Sonnenlicht scheinbar aus dem Nichts in den lebensnotwendigen Sauerstoff umwandeln können. Jedes grüne Blatt vollbringt dabei ein Wunder. Durch die Fotosynthese wandelt jeder Baum Lichtenergie in Materie um. Licht ist Schwingungsenergie. Und jede Baumart hat eine eigene, für sie typische Schwingung. Sie vermag eine dieser Schwingung entsprechende Krankheit zu lindern und zu heilen, indem die Schwingungsenergie des Baumes die Schwingung des Patienten anhebt und ihn in einen Zustand höherer Ordnung überführt.

Jede wirkliche Heilung ist eine Selbstheilung. Bei allen therapeutischen Ansätzen geht es daher letztlich darum, den inneren Heiler des Patienten zu aktivieren. Dies geschieht, indem der Körper in den besagten Zustand höherer Ordnung gebracht wird. Wege dazu sind insbesondere Energiearbeit, Homöopathie, die Kraft unserer Gedanken und naturreine Nahrung – insbesondere von Bäumen – mit einem hohen Biophotonenanteil. Bio-

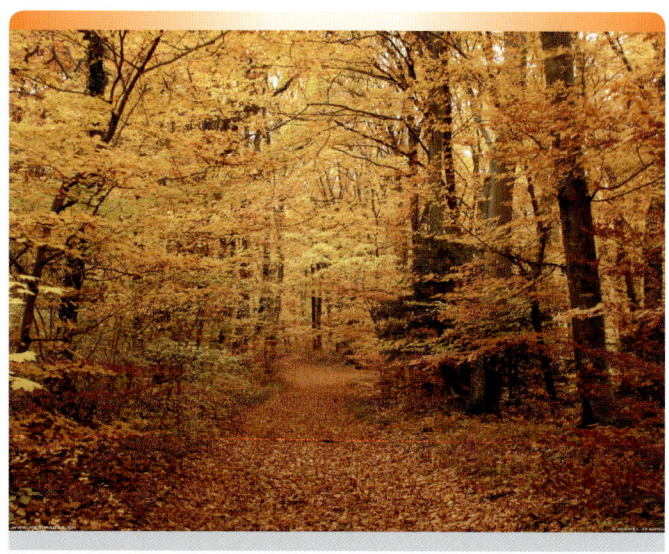

Bäume und Pflanzen sind mit der Erde und dem ganzen Kosmos verbunden.

photonen sind die Lichtträger unserer Nahrung. Sie sind in der Lage, das Sonnenlicht zu speichern und damit für mehr Vitalität in unseren Zellen zu sorgen. Je natürlicher und sonnenreicher unsere Nahrung ist, umso mehr Licht gelangt in unsere Zellen. Fritz-Albert Popp entdeckte vor nunmehr dreißig Jahren ein schwaches Leuchten in lebenden Zellen. Er nannte dieses Licht „Biophotonen" oder „Lichtquanten" – sie sind die physikalisch kleinsten Elemente des Lichts. 1975 gelang ihm schließlich der experimentelle Nachweis der Biophotonen, deren Existenz heute unumstritten ist.

Unsere Zellen nehmen Licht auf und strahlen zugleich Licht ab. Wir sind „Lichtsäuger" und daher benötigt unser Organismus Nahrungsmittel, die reich an Sonnenlicht sind, das in Pflanzen gespeichert ist. Mit Smoothies aus Früchten, Blättern und Kräutern sowie Rohkost in Bioqualität – am besten frisch im eigenen Garten geerntet – können wir unseren Körper optimal mit „Lichtnahrung" versorgen. Denn die darin in hohem Maße enthaltenen Biophotonen sorgen dafür, dass unsere Zellen in einen Zustand höherer Ordnung übergehen. Krankheit entsteht, wenn unsere Versorgung mit Biophotonen gestört ist. Die Quantenphysik hat gezeigt, dass Ordnung Gesundheit bedeutet und im umgekehrten Fall, dass Chaos Krankheit erzeugt. Wir kennen nun den Weg, um unseren Organismus in eine höhere Ordnung zu bringen, indem wir unseren inneren Heiler aktivieren und damit Gesundheit auf allen Ebenen erreichen. Besondere Helfer und Heiler dabei sind die Bäume.

Pflanzen und Bäume sind mit dem Kosmos, der Einen Kraft, verbunden. Über die Bäume haben wir die Chance, uns mit der Einen Kraft zu verbinden, heil zu werden und uns als Teil des Kosmos zu erleben. Wir setzen uns auf diese Weise mit der Heilkraft der Erde in Verbindung. Dies geschieht, weil die Bäume durch die Wurzeln mit der Erde verbunden sind. Und zugleich kommen wir in Kontakt mit dem Himmel, mit den Sonnenstrahlen, die Bäume benötigen, um durch die Fotosynthese Lichtenergie in Nährstoffe und Sauerstoff umzuwandeln. Diese Verbindung kann auf vielfältige Weise erfolgen. Wir können uns in Gedanken mit einem Baum verbinden – oder durch den Atem, den wir unter einem Baum sitzend oder stehend, ganz bewusst in uns einströmen lassen. Wir können von seinen Früchten, Samen oder Blättern essen sowie daraus einen Tee oder eine Essenz zubereiten. Dadurch nehmen wir die Heilkraft des Baumes in uns auf und können unseren eigenen Weg der Heilung gehen. Unser Heilsein, das durch die Schwingungserhöhung bewirkt wird, gelangt dann wiederum als Information in das globale Gitternetz und trägt so zur kollektiven Schwingungserhöhung bei. Das globale Gitternetz ist ein elektromagnetisches Feld, eine alles verbindende Datenautobahn, die sich rund um die Erde spannt.

Wenn wir bewusst mit der Heilkraft der Bäume arbeiten, erleben wir uns als Teil der Natur. Mit dieser Rückverbindung bahnt sich gleichsam unser Weg zum Einheitsbewusstsein: Wir sind nicht länger getrennt von Pflanzen, Tieren, anderen Menschen, der Natur und dem gesamten Kosmos. Alles ist miteinander verbunden und wird eins. In diesem Zustand zu ruhen ist unsere tiefe innere Sehnsucht. Die meisten Menschen erleben sich als getrennt – von anderen und von ihrer Umwelt. Sie fühlen sich wie aus dem Paradies vertrieben, so als habe sie jemand mutterseelenallein auf diesem Planeten ausgesetzt. Dieses Gefühl der Getrenntheit und Isolation verursacht bei vielen Menschen einen Dauerzustand, den sie als nackte Angst spüren. Andere empfinden diese Angst eher als ein diffuses Gefühl von Unsicherheit, das sie wie eine Art Hintergrundrauschen ständig begleitet und sie vor möglichen Bedrohungen warnt. Die Folgen dieser unterschwelligen Angst äußern sich als mangelnde Lebensfreude, Unbehagen oder Depression.

Unsere Verbindung mit der Pflanzenwelt und insbesondere mit den Bäumen gewährt uns Anschluss an und die Rückverbindung zu einem offenen System, denn Bäume sind offene Kanäle zu den Elementen der Natur: zu Licht, Luft, Wasser, Erde und zum Äther, dem transzendenten Bereich. Bäume sind Mittler zum Göttlichen. Sie treten nicht aus der kosmischen Einheit heraus, sondern verweilen quasi immer im Leib von Mutter Erde. Im Gegensatz zu ihnen sind Tiere und Menschen mit ihrer Individualisierung aus dieser Einheit herausgetreten. Ein hundert Jahre alter Baum ist nicht für sich definiert, sondern ist fest verwurzelt und eingebunden in den Kosmos. Er zeichnet sich in gewisser Weise durch seine Unsterblichkeit aus. Mit seinen Samen und Schösslingen sorgt er für die stetige Weitergabe seines Lebens. Wenn wir von seinen Früchten essen, kommen wir zugleich in Kontakt mit dem gesamten Baum, denn jede seiner Früchte trägt die vollständige Information des Baumes in sich. Naschen wir von einem Baum, kostet ihn das nicht das Leben. Er wächst weiter und nährt uns im nächsten Jahr erneut mit seiner Ernte.

Doch Baum ist nicht gleich Baum. Wichtig dabei ist, dass wir uns von Früchten wurzelechter Bäume ernähren. Wurzelecht bedeutet, dass die Bäume nicht veredelt, also nicht gepfropft sind. Zu den ältesten Veredelungsmethoden gehört das sogenannte Spaltpfropfen. Bereits vor 3.000 Jahren beherrschten die Phönizier diese Methode. Im Mittelalter gelangte sie nach Mitteleuropa. Dabei wird ein Edelreiser auf einen erwachsenen Baum aufgebracht, um einen Obstbaum nach Wunsch zu erhalten. Dieser Vorgang hat jedoch Auswirkungen auf das Energiesystem des Baumes. Durch die Pfropfung kommt es zu einer Störung: sein durchgängiger Energiefluss wird unterbrochen. Die Veredelung ist für den natürlichen, wild wachsenden Baum ein massiver Eingriff – eine Kränkung. Hybridpflanzen fehlt die Erdung: die Verbindung zwischen Mutter Erde (den Wurzeln) und Vater Himmel (Stamm, Ästen und Zweigen) ist unterbrochen. Veredelte Bäume sind daher energetisch geschwächte Pflanzen. Essen wir Menschen nun Früchte eines solchen Baumes, so hat das auch für unseren Körper Folgen. Es stört auch unsere energetische Durchlässigkeit und schwächt insbesondere unser Sakral- und Solarplexuschakra. Machen wir uns doch einmal bewusst, dass die Nahrung, die wir zu uns nehmen, unseren Körper formt und auch unsere Gedanken, unsere Sichtweise, unsere spirituelle Haltung und unsere Schwingung beeinflusst. Jedes Mahl ist eine Vermählung mit ALLem und damit für uns eine Chance, uns mit der Erde und dem Himmel zu verbinden – und so eins zu sein mit den kosmischen Kräften.

Wenn wir die starke natürliche Kraft der Bäume in uns aufnehmen wollen, sollten wir sehr achtsam sein, mit welchem Baum wir in Kontakt treten und von welchem Baum wir uns nähren. Durch diese Achtsamkeit treten Mensch und Baum in einen gemeinsamen Austausch. Der Baum gewinnt an Bewusstheit, indem der Mensch sich ihm zuwendet. Zugleich erfährt auch das Bewusstsein des Menschen eine Veränderung. Er wird zurückverwiesen auf den Kosmos und die Elemente und bekommt so einen ganz neuen Zugang zu seinen Gefühlen. Wenn wir mit der Natur in Resonanz sind, befinden wir uns auf der Herzebene. Die Pflanzenwelt verbindet uns mit der Essenz der ALL-Liebe. Und Liebe hat bekanntlich die stärkste Heilkraft.

Bäume und ihre pflanzlichen Wirkstoffe

Welche Wirkstoffe sind in welchen nutzbaren Pflanzenteilen eines Baumes enthalten? Bei welchen Befindlichkeitsstörungen und Erkrankungen verschaffen sie uns Linderung und Heilung?

Um die heilende Essenz der Bäume gezielt einsetzen zu können, stellen wir im Folgenden ihre wichtigsten pflanzlichen Wirkstoffe und ihr Anwendungsspektrum sowie die Vertreter typischer Pflanzen vor.

Sekundäre Pflanzenstoffe

- **Ätherische Öle:** Diese pflanzlichen Inhaltsstoffe sind leicht flüchtig, aber nicht wasserlöslich. Ätherische Öle werden in den Öldrüsen der Pflanze gebildet und im Pflanzengewebe gespeichert. Sie haben einen für die Pflanze charakteristischen Geruch. Diese sekundären Pflanzenstoffe können entzündungshemmend, harntreibend, krampflösend, stärkend oder Auswurf fördernd wirken, aber auch Haut und Schleimhaut reizend. Daher sollten ätherische Öle nur in stark verdünnter Konzentration verwendet werden. Naturbelassene Öle werden direkt aus der Pflanze gewonnen. Lippenblütengewächse, Korbblütler und Doldengewächse enthalten in der Regel ätherische Öle – fast alle davon sind Blütenpflanzen. Weiterhin gehören alle Rosengewächse dazu, also auch Apfelbaum, Weißdorn, Wildrose sowie Lavendel, Rosmarin und Geranie.

- **Alkaloide:** Alkaloide sind stickstoffhaltige Basen, die natürlich in Pflanzen entstehen. Diese meist giftigen sekundären Pflanzenstoffe dienen der Pflanze zur Entsorgung und Speicherung von überschüssigem Stickstoff. Alkaloide haben eine starke Wirkung. Sie eignen sich aufgrund ihrer Giftigkeit nur bedingt für eine Tee-Therapie, sind jedoch homöopathisch verabreicht oder als verdünnte Essenz ein unverzichtbares Heilmittel. Das Gift der Tollkirsche (Belladonna), Atropin, wird zum Beispiel in der Augenheilkunde zum Weiten der Pupillen verwendet.

- **Bitterstoffe:** Bitterstoffe sind eine bitter schmeckende Arznei. Sie werden oft auch als *„Amara pura"* bezeichnet und sind insbesondere bei Magen-Darm-Erkrankungen wichtige Heilmittel. Reine Bitterstoffdrogen, wie zum Beispiel Tausendgüldenkraut und Enzian, wirken kräftigend und stärkend, regen die Verdauung an, entschlacken und erwärmen. Aromatische Bitterstoffe *(Amara aromatica)* enthalten ätherische Öle. Sie sind verdauungsanregend und tonisierend. Neben ihrer heilsamen Wirkung auf Magen-Darm-Erkrankungen harmonisieren sie auch die Leber- und Gallenfunktion. Darüber hinaus wirken sie antibakteriell, antiparasitär und harntreibend. Vertreter der aromatischen Bitterstoffe sind zum Beispiel Schafgarbe und Wermut.

- **Flavonoide:** Auch „Bioflavonoide" genannt. Diese pflanzlichen Farbstoffe sind vor allem in Blüten enthalten, aber auch Blättern verleihen sie ihre charakteristische Färbung. Flavonoide sind hochwirksame Antioxidanzien, die der Körper nicht selbst herstellen kann. Sie wirken antioxidativ, entzündungshemmend, stärken die Kapillargefäße und können vorbeugend gegen Herz-Kreislauf-Störungen, Verdauungserkrankungen und selbst Krebs wirken. Besonders Quercetin, der in vielen Planzenteilen enthaltene gelbe Farbstoff, wurde durch seine natürliche Histamin hemmende Wirkung bekannt.

- **Gerbstoffe:** Diese Pflanzeninhaltsstoffe helfen dem Körper, Proteine in Haut und Schleimhäuten einzulagern. Gerbstoffe entziehen der beschädigten Hautschicht oder Schleimhaut den Nährboden für Bakterien. Eichenrinde, Heidelbeere und auch Faulbaumrinde enthalten viele Gerbstoffe. Da sie den Magen reizen, empfehlen wir, von der Substanz einen Kaltauszug herzustellen. Gerbstoffe wirken zusammenziehend, blutstillend und entzündungshemmend.

- **Glykoside:** Glykosiddrogen sind in der Phytotherapie weit verbreitet. Durch eine chemische Reaktion hängen Glykoside Zucker an sonst fettlösliche Stoffe, wodurch diese wasserlöslich werden und als Stoffwechselendprodukt ausgeschieden werden können. Der Fingerhut (Digitalis) enthält zum Beispiel hochwirksame natürliche Glykoside, die durch ihre herzstärkende Wirkung zur Therapie von Herzerkrankungen eingesetzt werden. Auch in der Rinde des Faulbaumes sind herzwirksame Glykoside enthalten. Sowohl Digitalis als auch Faulbaumrinde sind jedoch giftig. Dennoch werden sie als schweißtreibende, schleimlösende, stärkende und abführende Heilmittel geschätzt.

- **Saponine:** Saponine (Seifenstoffe) sind pflanzliche Glykoside, die in Verbindung mit Wasser einen seifenartigen Schaum ergeben. Sie können Öl in Wasser emulgieren, besitzen eine hämolytische Wirkung, sind schleimlösend, hustenlösend, Wasser treibend, ausschwemmend und entzündungshemmend. Eine zu hohe Dosis an Saponinen reizt jedoch Magen und Darm. Seifenkraut ist ein Vertreter der saponinhaltigen Pflanzen und auch die Rosskastanie enthält Saponine.

- **Schleimstoffe:** Diese kohlenhydrathaltigen Stoffe quellen in Wasser auf und verwandeln es in eine gelartige Flüssigkeit. Sie mildern die Reizstoffe anderer Substanzen ab, legen sich als dünne Schicht auf Schleimhäute und Haut und wirken so lindernd und schützend. Schleimstoffe haben zudem eine hustenstillende, quellende und auflockernde Wirkung und schützen den Körper vor Säuren. Flohsamen enthalten viele Schleimstoffe. Sie regulieren die Verdauung und nehmen Giftstoffe auf. Eibisch, Isländisch Moos und Lein sind weitere Vertreter dieser Gruppe.

Vitamine, Mineralstoffe und andere Bausteine

- **Kohlenhydrate:** Zu den Kohlenhydraten gehören Einfachzucker (Monosaccharide wie Glukose bzw. Traubenzucker), Mehrfachzucker (Oligosaccharide wie Maltose) und Vielfachzucker (Polysaccharide wie Stärke und Zellulose). Glukose ist der Treibstoff für unsere Zellen. Ohne Traubenzucker könnten wir nicht atmen, nicht denken und uns nicht bewegen. Dieser Einfachzucker gelangt über den Darm ins Blut und von dort aus direkt ins Gehirn. Er wird in der Leber und in den Muskeln gespeichert. Wenn wir jedoch mehr davon zu uns nehmen, als der Körper abbauen kann, wandelt dieser die Glukose schließlich in Fett um. Früchte wie Äpfel enthalten besonders viel Glukose. Davon werden wir aber sicherlich nicht dick! Zellulose ist besonders im Stamm und in den Blättern von Bäumen enthalten. Pflanzliche Zellwände bestehen hauptsächlich aus Zellulose. Der menschliche Körper kann diese Faserstoffe nicht abbauen. Sie regulieren die Verdauung und fördern die Ausleitung von Schlacken und Giftstoffen.

- **Fette (Lipide):** Lipide sind ölig, wasserabweisend und lipophil (Fett liebend). Sie dienen dem Körper besonders in Notzeiten als Energiespeicher. Lipide sind wichtige Strukturelemente unserer Zellmembran und schützen den Körper vor Kälte- und Hitzeeinwirkung sowie vor Erschütterungen.

- **Fettsäuren:** Es gibt gesättigte Fettsäuren (wie Stearinsäure oder Palmitinsäure) und ungesättigte Fettsäuren (wie Linol- und Linolensäuren). Wenn wir unsere Gesundheit erhalten wollen, sollten wir gesättigte Fettsäuren meiden und am besten zu den ungesättigten Fettsäuren greifen, wobei besonders die essenzielle Omega-3-Fettsäure eine Wohltat für unseren Körper ist. Diese sind in Walnüssen, aber auch in Haselnüssen, Eicheln und Bucheckern enthalten. Essenzielle Fettsäuren wurden früher als „Vitamin F" bezeichnet. Sie schützen den Körper vor Thrombose und Herzinfarkt und sind zudem wirksame Antioxidanzien.

- **Eiweiße:** Proteine sind wichtige Grundbestandteile unserer Zellen. Als Enzyme steuern sie elementare chemische Vorgänge in unserem Körper. Sie bilden Antikörper und sind auf diese Weise an der Immunabwehr des Körpers beteiligt. Und auch für unseren Muskelaufbau sind sie unentbehrlich. Proteine sind reichlich in Walnüssen, Bucheckern und Eicheln enthalten.

- **Enzyme:** Enzyme steuern den Stoffwechsel aller Lebewesen auf elementare Weise. Sie sind die Biokatalysatoren unserer Zellen. Ohne sie würde in unserem Körper nichts geschehen. Enzyme stimulieren unser Immunsystem, hemmen Entzündungen, beschleunigen Heilungsprozesse, verbessern Erkrankungen des rheumatischen Formenkreises, wirken vorbeugend gegen Tumorerkrankungen und sind insbesondere bei chronischen Erkrankungen von großer Bedeutung.

- **Vitamine:** Es gibt fett- und wasserlösliche Vitamine. Die Vitamine der B-Gruppe und Vitamin C sind wasserlöslich. Vom Körper nicht genutzte Mengen dieser Vitamine werden wieder ausgeschwemmt. Vitamin A, D, E und K sind hingegen fettlöslich. Bei ihnen ist Vorsicht geboten, da sie vom Körper eingelagert werden.

- **Vitamin A, Retinol:** Vitamin A schützt unsere Augen, ist am Aufbau der roten Blutkörperchen und an der Synthese von Eiweiß und Fett in der Leber beteiligt. Vitamin A ist zudem wichtig für Haut und Schleimhäute, für den Verdauungstrakt und unser Immunsystem. Es stärkt den Aufbau von Knochen und peripheren Nervenbahnen, unterstützt das Hormonsystem und sorgt für ein besseres Wachstum und eine gesunde Entwicklung.
Vitamin A ist enthalten in tierischen Nahrungsmitteln wie Rinderleber, Eiern, Käse, Butter und Vollmilch. Folgende pflanzliche Nahrungsmittel enthalten ebenfalls Vitamin A: Süßkartoffeln, Karotten, Melonen, Spinat und Aprikosen. Eine Vorstufe von Vitamin A sind das in Karotten enthaltene Betacarotin sowie verschiedene andere Karotinoide.

- **Vitamin B-Gruppe (B1 – Thiamin, B2 – Riboflavin, B3 – Niacin, B5 – Pantothensäure oder Coenzym A, B6 – Pyridoxin, B7 – Biotin oder Vitamin H, B9 – Folsäure, B12 – Cobalamin):** Die Vitamine der B-Gruppe sind besonders bei Nervenentzündungen, verstärkter Müdigkeit, bei Muskelschwäche, Muskelverspannungen, Lähmungen, allgemeinem gesundheitlichen Verfall oder bei Wassersucht eine sinnvolle Ergänzung. Sportler, Schwangere und Leistungssportler verbrauchen vermehrt B-Vitamine. Und Vegetarier sollten darauf achten, dass sie ausreichend Vitamin B12 zu sich nehmen.

- **Vitamin B1, Thiamin:** Vitamin B1 gibt man bei Blutarmut, zur Verbesserung des gesamten Blutsystems, bei Herzversagen und chronischer Herzschwäche. Vitamin B1 ist enthalten in getrockneten Früchten und Vollkornreis.

- **Vitamin B2, Riboflavin:** Vitamin B2 ist ein Coenzym. Es wirkt als Antioxidationsmittel und ist wichtig für die Energieproduktion des Körpers, für den Muskelaufbau, bei Wachstumsstörungen, für die Entgiftung, bei Medikamenten-Missbrauch und bei chronischen Erkrankungen. Vitamin B2 ist reichlich enthalten in Kalbsleber, aber auch in Champignons, Bierhefe, Spinat, Joghurt und Käse.

- **Vitamin B3, Niacin:** Vitamin B3 kommt als Nikotinsäure oder Niacinamid vor. Ein Mangel dieses Vitamins kann zu Hauterkrankungen, geschwollenen Schleimhäuten, Beschwerden des Nervensystems, Verdauungsschwäche, Arteriosklerose, Arthritis, Diabetes und Kopfschmerzen führen. Vitamin B3 ist enthalten in Leber, Erdnüssen, Champignons, Maitake-Pilzen und in Heilbutt.

- **Vitamin B5, Pantothensäure oder Coenzym A:** Pantothensäure spielt eine wichtige Rolle für den zellulären Energiestoffwechsel, für die Energieproduktion des Körpers und für die Protein- und Fettsynthese. Ein Mangel an Vitamin B5 kann zu trockener, rissiger Haut und brüchigen Nägeln sowie zu Anämie, Arthritis, chronischen Entzündungen und zu Müdigkeit führen. Vitamin B5 ist enthalten in Leber, Erdnüssen, Erbsen, Soja, Reis, Wassermelonen, Brokkoli, Bierhefe und Eiern.

- **Vitamin B6, Pyridoxin:** Vitamin B6 ist wichtig für die Aufrechterhaltung eines normalen Blutzuckerspiegels und für den Fettstoffwechsel unseres Körpers. Es senkt den Cholesterinspiegel und sollte bei Hautproblemen wie vermehrten Hautflecken, bei Anämie, Arthritis, bei geschwächtem Immunsystem und Beschwerden des peripheren Nervensystems ergänzt werden. Vitamin B6 ist enthalten in Kalbsleber, Kartoffeln, Bananen, Linsen, Bierhefe und Spinat.

- **Vitamin B7, Biotin oder Vitamin H:** Biotin brauchen wir für den Fettaufbau, für die Glukosesynthese, das Zellwachstum sowie für Haut, Haare und Nägel. Vitamin B7 ist enthalten in Leber, Soja, Bierhefe, Weizenkleie, Haferflocken, Pilzen, Eiern und Avocados.

- **Vitamin B9, Folsäure:** Folsäure ist wichtig für unser Zellwachstum. In der Schwangerschaft und im Alter braucht der Körper besonders viel von diesem Vitamin. Auch Extremsportler haben einen erhöhten Vitamin-B9-Verbrauch. Ein Mangel an Folsäure kann zu Anämie, Magen-Darm-Erkrankungen, erhöhter Reizbarkeit des Nervensystems, gestörtem embryonalen Wachstum, Angstzuständen und zu erhöhter Aggressivität führen. Folsäure ist enthalten in Brokkoli, Weizenkeimen, Bohnen, Spinat, Eiern, Soja, Bierhefe und Roten Beten.

- **Vitamin B12, Cobalamin:** Ein Mangel an Vitamin B12 kann bei Vegetariern und Veganern, im Alter, in der Schwangerschaft und bei Lebererkrankungen auftreten. Vitamin B12-Mangel kann zu Sehschwäche, Verdauungsproblemen, Anämie und Erkrankungen des Magen-Darm-Traktes führen. Vitamin B12 ist enthalten in Kalbsleber, Käse, Vollmilch und Eiern.

- **Vitamin C, Ascorbinsäure:** Vitamin C ist ein bewährtes Antioxidationsmittel. Es spielt eine wichtige Rolle beim Abbau von Cholesterin, zur Entgiftung des Körpers, bei der Eisenresorption, für die Hormonproduktion und die Kollagensynthese des Körpers sowie beim Neurotransmitteraufbau. Es besteht ein erhöhter Bedarf bei chronischen Erkrankungen, im Alter, bei Medikamenten-Missbrauch, in der Wachstumsphase, bei Diabetikern, Rauchern und Alkoholikern. Bei Mangelzuständen kann es schnell zu Arteriosklerose, Diabetes, Hämorrhoiden, Knochenschmerzen, psychischen Störungen, Sehstörungen, verzögerter Wundheilung und Zahnfleischentzündungen kommen. Vitamin C ist enthalten in Obst- und Gemüse, vor allem in Papayas, Brokkoli, Rosenkohl, Orangen, Erdbeeren, Heidelbeeren, Kiwis, Paprika, Kartoffeln und Aprikosen.

- **Vitamin D:** Vitamin D wird für den Knochenaufbau benötigt. Ein Mangel dieses fettlöslichen Vitamins kann zu Knochenverformungen (Rachitis) führen sowie zu erhöhtem Krebsrisiko, Multipler Sklerose, Hauterkrankungen wie Psoriasis, Immunschwäche oder zur Beeinträchtigung der Sinnesorgane wie etwa Tinnitus (Ohrgeräusche). Vitamin D wird im Körper durch Sonnenlicht gebildet. Es ist auch enthalten in Fisch, wie Seelachs und Aal, in Eiern, Leber, Käse, Butter und Sesamöl. Haselnussöl, Erdnussöl und Walnüsse enthalten Vorstufen von Vitamin D.

- **Vitamin E, Tocopherol:** Dieses fettlösliche Vitamin ist wichtig für die Ausleitung von Schwermetallen und Giftstoffen sowie bei Bindegewebserkrankungen, Hautverletzungen und Narbenbildung. Es ist ein natürliches Antithrombose- und Antioxidationsmittel. Vitamin E ist besonders in Samen und Keimen enthalten, ebenso in Kartoffeln, Distelöl, Maiskeimöl, Lachs und Eiern. Vitamin E kommt auch in Blättern, Rinde und Früchten von Bäumen vor.

- **Vitamin K, Phyllochinon:** Vitamin K benötigt der Körper für die Blutgerinnung und für ein stabiles Knochengerüst. Besonders viel Vitamin K wird verbraucht bei erhöhtem Alkoholkonsum und bei Medikamenten-Missbrauch. Vitamin K ist enthalten in vielen pflanzlichen Nahrungsmitteln, in Fleisch und in Eiern.

- **Vitamin P (OPC, Traubenkernextrakt):** Vitamin P oder OPC zählt zu den wichtigsten antioxidativen Mitteln. Es ist eines der wirksamsten Mittel gegen frühzeitiges Altern, Immunschwäche, Gefäß- und Herz-Kreislauf-Erkrankungen. OPC (Oligomere Procyanidine) gehört zu den natürlich in Pflanzen vorkommenden Stoffen und wird der Gruppe der Flavonoide zugeordnet. OPC findet sich nicht nur in der Rinde und in den Nadeln der Pinie sowie in Erdnüssen, sondern vor allem in roten Beeren wie Holunder, Johannisbeeren und in Traubenkernen.

- **Mineralstoffe:** Unser Körper benötigt Mineralstoffe, besonders Kalzium, Magnesium und Kalium, für elementare biochemische Abläufe. Sie sollten auf jeden Fall mit der Nahrung zugeführt werden, damit es nicht zu Mangelerscheinungen kommt. Ebenso brauchen wir in geringeren Mengen Phosphor, Schwefel und Chlor. In allen Pflanzen finden wir vielfältige Mineralstoffe, die wohltuend wirken. Mineralstoffe dienen dem Körper als „Baumaterial" und sind vor allem zum Aufbau, Erhalt und Umbau der Knochen notwendig. Dafür sind Kalzium, Silizium, Phosphor und Fluor besonders wichtig. Kalium, Natrium und Chlorid benötigen wir für den Elektrolythaushalt unserer Zellen. Für das Nervensystem und seine Reflexe bedarf es Natrium, Kalium, Magnesium und Kalzium.

- **Spurenelemente:** Spurenelemente sind Bestandteile von Enzymen und Hormonen, die den Stoffwechsel sowie wichtige Regelkreisläufe des Körpers steuern. Zu den Spurenelementen zählen Eisen, Zink, Kupfer, Selen, Mangan, Jod, Molybdän, Chrom, Kobalt, Aluminium, Arsen, Bor, Cadmium, Germanium, Silizium und Thallium. In homöopathischer Aufbereitung oder als Schüßler-Salz verträgt und verarbeitet der Körper Spurenelemente besonders gut.

- **Chrom:** Chrom ist wichtig für den Kohlenhydrat- und den Proteinstoffwechsel sowie für die Zellteilung. Einen erhöhten Bedarf an Chrom haben Diabetiker, ältere Menschen, chronisch Kranke, Sportler, Stressgeplagte und Schwangere. Bei Chrommangel kann es zu verminderter Insulinwirkung, Kopfschmerzen, Energielosigkeit, neuralen Störungen sowie erhöhten Cholesterin- und Triglyceridwerten kommen. Chrom ist enthalten in Schweinefleisch, Vollkornprodukten, Hühnerfleisch, Bierhefe und Rohrohrzucker.

- **Eisen:** Eisen ist als Bestandteil des Hämoglobins für die Blutbildung unentbehrlich und damit auch für den Sauerstofftransport in Blut wichtig. Eisen wird in der Leber, in der Milz und im Knochenmark gespeichert. Eisenmangel kann zu Anämie, Hautproblemen, kraftlosem Haar, Ermüdung, Appetitlosigkeit, Entwicklungsstörungen bei Kindern, Mundwinkelrhagaden, Entzündungen sowie Infektanfälligkeit und reduzierter Leistungsfähigkeit führen. Eisen ist enthalten in Austern, Soja, Hirse, Linsen, Bohnen, Haferflocken, Reis, Trockenobst, Fleisch, Vollkornprodukten und Zucchini.

- **Jod:** Jod ist zur Bildung von Schilddrüsenhormonen notwendig, die elementare Körperfunktionen wie den Fettstoffwechsel steuern. Jod ist ein wichtiges An-

tioxidans. Jodmangel kann Entwicklungsstörungen, Schilddrüsenunterfunktion, Schilddrüsenkropf, Gewichtszunahme und Hautprobleme verursachen. Eine Überdosierung von Jod kann jedoch zu Akne, Schilddrüsenüberfunktion und psychischen Störungen führen.
Jod ist in natürlicher Form enthalten in Fisch, Muscheln, Meersalz und Algen.

- **Kalium:** Kalium ist der Gegenspieler von Natrium und reguliert den Wasserhaushalt, den Säure-Basen-Haushalt, die Nervenreizleitung, die Muskelkontraktion und das Membranpotenzial unserer Zellen. Ein Mangel kann zu Müdigkeit, Verstopfung, Schwindel, Muskel- und Nervenschwäche, Arrhythmien des Herzens, Blutdruck- und Blutzuckerabfall führen. Bei einer zu hohen Zufuhr an Kalium kann es aber zu Herzrhythmusstörungen, Angstzuständen, Blutdruckabfall und Taubheit der Extremitäten kommen. Ein erhöhter Bedarf an Kalium entsteht durch Alkohol- und Kochsalz-Missbrauch, Verletzungen, chronische Erkrankungen, Stress, Diabetes, Nieren- und Lebererkrankungen, Erbrechen und Durchfall. Kalium ist enthalten in Soja, Bohnen, Linsen, Bananen, Spinat, Vollkorn, Kartoffeln, Säften wie Apfelsaft, Gemüse, Nüssen und Fisch.

- **Kalzium:** Eine ausreichende Versorgung des Körpers mit Kalzium ist besonders wichtig für gesunde Knochen und Zähne. Kalzium ist zudem an der Blutgerinnung beteiligt und spielt eine zentrale Rolle für die Funktion unseres Abwehrsystems. Es steuert Enzymreaktionen, ist an der Aufrechterhaltung des Säure-Basen-Gleichgewichts beteiligt und reguliert die Reizübertragung von Nerven auf Muskeln und die Wirkung von Hormonen auf die entsprechenden Körperregionen. Kalzium ist daher sowohl für unsere Muskelfunktion als auch für unser Nervenkostüm von großer Bedeutung. Kalzium ist enthalten in vielen Käsesorten, aber auch in Brennnesseln, Basilikum, Estragon und Salbei.

- **Kieselsäure:** Kieselsäure (Silicea) ist wasserlöslich und ein wichtiger Baustein des menschlichen Körpers. Sie spielt eine große Rolle beim Aufbau unseres Bindegewebes sowie unserer Haare und Nägel. Kieselsäure kommt besonders reichhaltig in Schachtelhalm vor.

- **Kupfer:** Kupfer brauchen wir für die Resorption und Mobilisation von Eisen, für unser Immunsystem und für den Aufbau von Melanin, das im Wesentlichen die Pigmentierung von Haut, Haaren und Aderhaut bewirkt. Kupfer ist Bestandteil des Enzyms Lysyloxidase, das auch für die Struktur von Knochen, Bindegewebe und Blutgefäßen wesentlich ist. Mangelzustände treten auf bei ungesunder Ernährung, Resorptionsstörungen des Verdauungstrakts, als Nebenwirkung bei falsch dosierter Zinktherapie, bei Nierenschwäche und Therapie mit Steroiden. Kupfermangel kann Anämie, Nervenzellstörungen, Haar- und Hautpigmentierungsstörungen, Arteriosklerose, Infektanfälligkeit,

Hypertonie und Gewichtsverlust verursachen. Kupfer ist enthalten in Leber, Wermut, Linsen, Erbsen, Bohnen, Sonnenblumenkernen, Haselnüssen, Walnüssen, Käse, Aprikosen, Pfirsichen, Gänsefleisch und Meeresfischen.

- **Magnesium:** Magnesium ist wichtig für unseren Energiehaushalt, den Stoffwechsel, für Knochen und Zähne und zur Stabilisierung der Zellmembran. Ein Mangel an Magnesium kann Muskelkrämpfe verursachen, ebenso Übelkeit, Herzbeschwerden, Arteriosklerose, Durchblutungsstörungen, Depressionen und Immunschwäche. Ein erhöhter Bedarf besteht bei Herzerkrankungen, Harnsteinen, Diabetes, im Alter, bei Krämpfen, im Sport, bei Migräne, erhöhtem Stress, während der Menses und in der Schwangerschaft. Magnesium ist enthalten in Soja, Reis, Weizenkleie, Sonnenblumenkernen, Weizenvollkorn, Weizenkeimen, Walnüssen, Haselnüssen, Mandeln, Erdnüssen und Spinat.

- **Mangan:** Mangan wird benötigt für den Glukose- und Fettabbau des Körpers. Dieses Antioxidans ist wichtig für die Kollagenbildung und ist auch am Abbau von Histamin beteiligt. Mangan spielt eine große Rolle für die Funktionen unseres Nervensystems und für die Blutgerinnung. Manganmangel kann entstehen durch ungesunde Ernährung, Enzymdefekte, Schwermetallvergiftung, Alkoholkonsum und Medikamenten-Missbrauch. Bei einem Mangelzustand können Blutgerinnungsstörungen, Immunschwäche und Störungen des Nervenreizleitungssystems, Epilepsie und Schizophrenie auftreten. Ein erhöhter Bedarf an Mangan besteht bei Asthma, Diabetes, Epilepsie, Arthrose, Menstruationsbeschwerden, Bandscheibenläsionen, Schizophrenie und Wachstumsstörungen. Mangan ist enthalten in Haferflocken, Vollkornprodukten, Weizenkeimen, Soja, Haselnüssen, Walnüssen, Mandeln, Reis, Bohnen und Schwarztee.

- **Molybdän:** Molybdän ist ein wichtiger Mitspieler vieler Enzymprozesse auf zellulärer Ebene. Der Körper benötigt Molybdän zum Beispiel für den Abbau von Eisen und Schwefel. Es hat eine antioxidative Wirkung. Ein Mangel an Molybdän kann bei ungesunder Ernährung, Magen-Darm-Erkrankungen, Resorptionsstörungen und entzündlichen Prozessen vorkommen und zu Allergien, Haarausfall, Karies, Nierensteinen, Unfruchtbarkeit, Hirnschäden, Krämpfen, juckender Haut, niedrigem Blutdruck, Schwellungen und Ödemen, Übelkeit und Stimmungsschwankungen führen. Bei Überdosierung kann es jedoch zu einer Molybdänvergiftung mit Gichtanfällen kommen. Molybdän ist enthalten in Soja, Kohl, Rotkohl, Bohnen, Kartoffeln, Reis, Erbsen, Spinat, Trockenobst, Vollkornprodukten, Weizenkeimen und Schweinefleisch.

- **Natrium:** Das im Kochsalz enthaltene Natrium spielt eine große Rolle für unseren Wasserhaushalt sowie den Säure-Basen-Haushalt, für das Nervensystem und den Transport von Nährstoffen. Durch den hohen Salzkonsum in unserer Gesellschaft ist die Gefahr für einen Natriummangel gering. Dieser kann jedoch durch Durchfall, Erbrechen, chronische Erkrankungen, Fisteln, Verbrennungen und Vergiftungen verursacht werden. Natriummangel kann zu niedrigem Blutdruck, Verwirrtheit, Orientierungsproblemen, Schwindel und Krämpfen führen. Natrium ist enthalten in Weizen, Roggen, Weizenkeimen, Eiern, Kakao, Weißkohl, Speisequark, Brot, Käse, Petersilie, Datteln, Feigen, Blumenkohl, Rettich, Trockenobst, Mangold und Sellerie.

- **Selen:** Selen hat eine antioxidative Wirkung. Es stimuliert das Immunsystem, kann den Abbau von Tumoren unterstützen, wirkt aktivierend bei Schilddrüsenunterfunktion, verdünnt das Blut und vermehrt die weißen Blutkörperchen. Selenmangelzustände können durch ungesunde Ernährung, Resorptionsstörungen des Verdauungstrakts, Magen-Darm-Erkrankungen, chronische Erkrankungen, Rauchen, Krebs, Rheuma und Schwermetallvergiftungen hervorgerufen werden. Selenmangel kann Herzinsuffizienz, Augenerkrankungen, Muskelerkrankungen, Fruchtbarkeitsstörungen, Immunschwäche, Haut- und Haarprobleme, Fibrose, Morbus Crohn und Colitis ulcerosa verursachen. Selen ist enthalten in Fisch, Soja, Bohnen, Vollkornprodukten, Leber, Fleisch, Lachs und Milchprodukten.

- **Zink:** Zink ist ein wichtiges Antioxidans, ein Gegenspieler zu den Schwermetallen. Es wirkt auf Enzymebene und ist ein Biokatalysator. Zink spielt eine zentrale Rolle bei der Zellteilung, für den Säure-Basen-Haushalt sowie beim Abbau von Proteinen und von Alkohol. Zink schützt uns vor Zellschädigungen. Auch für unseren Hormonstoffwechsel ist Zink ein elementarer Baustein. Insbesondere Diabetiker sollten auf eine gute Zinkversorgung achten. Unsere Immunabwehr wird durch Zink gestärkt. Zinkmangel kann beispielsweise durch Resorptionsstörungen des Darms ausgelöst werden. Einen erhöhten Zinkbedarf haben Schwangere, Stillende, Sportler und Diabetiker. Auch nach Operationen, bei chronischen und rheumatischen Erkrankungen, Krebs, Anämie oder Medikamenten-Missbrauch benötigt der Körper mehr Zink. Zinkmangel kann eine Unterfunktion des Hormonsystems, Fruchtbarkeitsstörungen, Haarausfall, Schleimhautentzündungen, Hautausschläge, Nachtblindheit, Depressionen, Psychosen, Lethargie, Hyperaktivität und Lernschwäche verursachen. Zink ist enthalten in Leber, Austern, Linsen, Erbsen, Vollkornprodukten, Bohnen, Weizenkleie, Mais, Haferflocken und Eiern.

DIE SEELE DER PFLANZEN

Es ist schon lange bekannt, dass nicht nur Menschen und Tiere, sondern auch Pflanzen eine Seele haben. Sensible Menschen bekommen beispielsweise des Öfteren zu hören: „Sei doch keine Mimose!" Die Autoren Peter Tomkins und Christopher Bird haben in ihrem in den 1970er-Jahren erschienen Buch *Das geheime Leben der Pflanzen* bahnbrechende Erkenntnisse darüber veröffentlicht (siehe „Literaturempfehlungen" ab Seite 217). Ihre Entdeckung, dass Pflanzen beseelte Lebewesen sind und physische sowie emotionale Beziehungen zum Menschen entwickeln können, eröffnet völlig Perspektiven für unser gesamtes Naturverständnis.

Schon große Denker wie Aristoteles, Carl von Linné, Charles Darwin oder Raoul Heinrich Francé waren davon überzeugt, dass Pflanzen eine Seele haben. Francé erklärte sogar, dass sich Pflanzen ebenso frei und leicht bewegen wie Mensch und Tier, nur eben im Schneckentempo. Die Wurzeln der Pflanzen erobern das Erdreich, während die Zweige und Knospen den Himmel berühren. Auch Rudolf Steiner und Johann Wolfgang von Goethe beobachteten Pflanzen und entdeckten, dass sie von der Schwerkraft nach unten gezogen und zugleich von der Schwerelosigkeit, der „Leichtkraft", emporgetrieben werden. Pflanzen sind Überlebenskünstler. Sie finden Mittel und Wege, um sich auszubreiten und sich so bessere Lebensbedingungen zu schaffen. So besitzt zum Beispiel der Löwenzahn eine starke Wurzel, die sich zum Leidwesen der Gartenbesitzer in Ritzen und Rohre bohrt. Auf diese Weise macht sich der Löwenzahn den Garten untertan. Dies geschieht aber auch durch seine Samen, die sich zahlreich verbreiten.

Pflanzen überleben dank ihrer biochemischen Abläufe, die sich durch Einfallsreichtum und Raffinesse auszeichnen. Und sie verfügen über eine gewisse Intelligenz und Sensibilität. So können Pflanzen beispielsweise verschiedene Töne unterscheiden. Experimente haben gezeigt, dass klassische Stücke wie „Eine kleine Nachtmusik" von Mozart für schnelleres Pflanzenwachstum sorgen. Klänge zahlreicher moderner Musikrichtungen lassen die Pflanzen jedoch verkümmern. Die spirituell orientierte Gemeinschaft Findhorn in Nordschottland, die für ihre besondere Beziehung zur Natur bekannt ist, bestätigte die hohe Sensibilität von Pflanzen. Obwohl in der gleichnamigen Gemeinde Findhorn die Böden karg sind, konnte die Gemeinschaft durch ihre besondere Beziehung zur beseelten Natur für Gemüse und Obst Rekorderträge erzielen.

Goethe erforschte die verborgenen Kräfte der Natur. Er las Bücher über Mystik, Alchemie, Medizin und Physik und versuchte auf seiner Italienreise auf dem Weg nach Padua die Rätsel der Pflanzenwelt zu lösen. In Neapel fand er schließlich die Lösung und kam zu dem Schluss, dass in dem Organ der Pflanze, das wir gewöhnlich als „Blatt" anzusprechen pflegen, der wahre Proteus verborgen sei, der sich in allen Gestalten verstecke und offenbaren könne. Goethe sah das Blatt als Urorgan jedes Pflanzenwesens an, das als das morphologische Grundelement auf jeder Stufe des Pflanzendaseins – vom Keimblatt bis hin zur Blüte und Frucht – erkennbar sei.

1848 verkündete der deutsche Physiker Gustav Theodor Fechner die Beseeltheit der Pflanze. Wenn der Mensch an eine Beseeltheit der Pflanzen glauben würde, habe dies eine grundlegende Veränderung seiner Einstellung den Pflanzen gegenüber zur Folge, so glaubte Fechner. Er ging davon aus, dass Pflanzen eine Art Nervensystem besitzen.

Der Wahrnehmungssinn von Pflanzen funktioniert jedoch anders als bei Menschen und Tieren. Sie können Botschaften empfangen, obwohl sie nicht wie wir über Sinnesorgane verfügen. Bereits 1966 führte ein Experte für Lügendetektoren namens Cleve Backster Experimente mit Pflanzen durch (siehe „Literaturempfehlungen" ab Seite 217). Er kam auf die Idee, eine Pflanze an einen Lügendetektor anzuschließen. Backster befestigte Elektroden an seiner Lieblingspflanze, einem Drachenbaum, und beobachtete den Ausschlag auf dem Lügendetektor. Er stellte fest, dass starke Emotionen und intensive Vorstellungen den elektrischen Widerstand der Pflanze veränderten (Backster Effekt). Wenn er etwas Böses mit

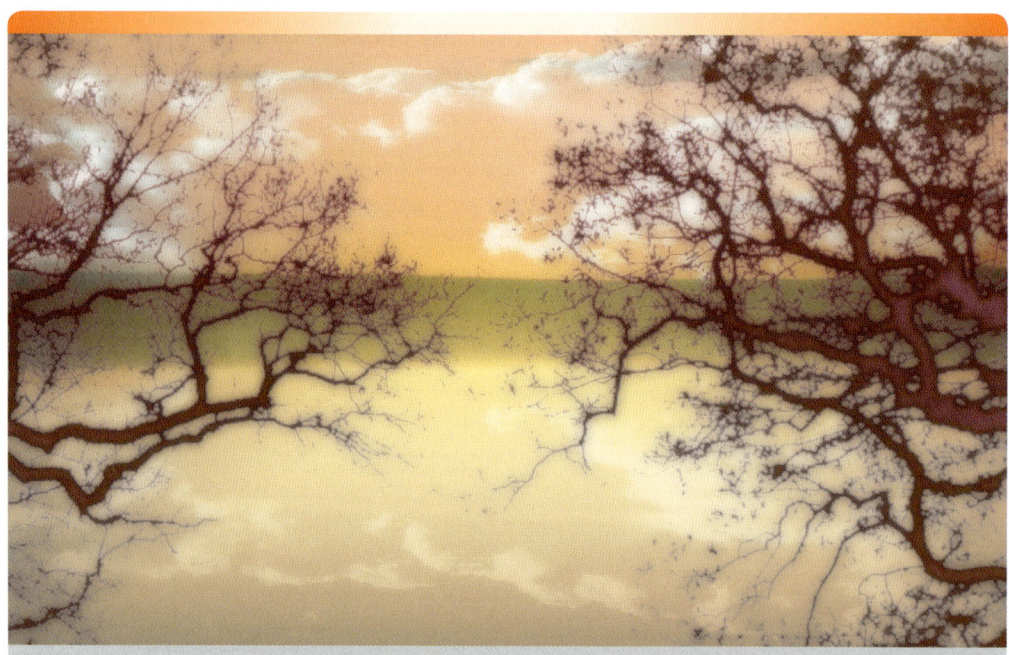

Pflanzen sind beseelte Wesenheiten.

der Pflanze plante, reagierte diese sofort. Ein angenehmes Vorhaben führte ebenfalls zu einer Reaktion. Schon der Gedanke des Experimentators an die Pflanze reichte aus, um diese zu einer Reaktion zu veranlassen. Ein weiteres Experiment Backsters bestand darin, dass ein Teilnehmer seine eigene Pflanze mitbrachte und beide gemeinsam einem Versuch unterzogen wurden. Er wollte herausfinden, ob die Pflanze eine Reaktion zeigte, wenn ihr Besitzer log. Auch dies konnte bestätigt werden.

Backster machte einen weiteren Versuch, um etwas über die Gedächtnisleistung von Pflanzen zu erfahren. Er führte sechs Studenten in einen Raum mit Pflanzen, die alle an einen Lügendetektor angeschlossen waren. Backster wies dann fünf Studenten an, positiv zu denken, während ein sechster Student eine der Pflanzen zerstören sollte. Nach einer Pause wurden die sechs Studenten erneut in den Raum mit den Pflanzen geführt. Dabei stellte sich heraus, dass alle überlebenden Pflanzen „wussten", welcher der Studenten ihre Mitpflanze umgebracht hatte.

Aus diesem Experiment schloss Backster, dass Pflanzen über ein zelluläres Bewusstsein verfügen, das ein Empfinden und die Fähigkeit hat, jemanden wiederzuerkennen. Interessant ist auch Backsters Erkenntnis, dass es Unterschiede im Intelligenzgrad von Pflanzen gibt, so wie auch bei Menschen und Tieren. Experimente in den 1970er-Jahren, die von dem Biologen Marcel Vogel (1917–1991) durchgeführt wurden, kamen zu dem Schluss, dass es selbst im Grad der Sensibilität von Pflanzen Unterschiede gibt.

Von der Quantenmedizin wissen wir, dass Energieübertragung auf den Körper wirkt und ihn stärken kann. Auch Pflanzen lassen sich auf diese Weise beeinflussen. Die Amerikanerin Vivian Wiley führte folgendes Experiment durch: Sie legte drei einzelne Pflanzenblätter vor sich hin. Dann betrachtete sie zwei der Blätter konzentriert und mit wohlwollenden Gedanken und spendete ihnen Kraft. Dem dritten Blatt schenkte sie jedoch keine Beachtung. Wie erwartet, waren die beiden geliebten und umsorgten Blättchen nach einer Woche immer noch grün und frisch, während das dritte Blatt braun und unansehnlich wurde. Wenn Sie wollen, können Sie dieses Experiment selbst wiederholen.

Eine andere Variante ist, dass wir uns drei Topfpflanzen von derselben Art besorgen. Wir gießen und düngen alle drei Pflanzen gleichermaßen, gehen aber auf unterschiedliche Weise mit ihnen um. Mit Pflanze Nummer eins sprechen wir liebevoll. Wir streicheln sie, sagen ihr, wie schön sie ist, und betrachten sie voller Liebe und Wertschätzung. Pflanze Nummer zwei beschimpfen wir (auch wenn es uns schwerfällt) und beklagen ihre Hässlichkeit und ihr unnützes Dasein. Pflanze Nummer drei ignorieren wir komplett, wir versorgen sie mit allem, was sie zum Überleben braucht, zeigen ihr gegenüber aber keine Aufmerksamkeit oder Gefühlsregung.

Aus eigener Erfahrung wissen wir, dass Pflanze Nummer eins aufblüht, leuchtet und vital wächst. Auch Pflanze Nummer zwei gedeiht, wächst aber bedeutend langsamer als die erste Pflanze und sieht bei Weitem nicht so schön aus. Und

Pflanze Nummer drei? Die Wahrscheinlichkeit ist groß, dass sie eingeht. Aber lassen Sie sich bei einem eigenen Experiment überraschen.

Cleve Backster und der Zytologe Howard Miller stellten im Laufe ihrer zahlreichen Experimente fest, dass Pflanzen ein zelluläres Bewusstsein haben, das eine Kommunikation zwischen Lebewesen möglich macht. Pflanzen können sich sehr gut auf den Menschen einstellen und verfügen über eine Hellsichtigkeit, die Zeit und Raum überwindet. Wenn Menschen sich eine Pflanze als Liebling auserkoren haben oder eine Pflanze „ihren" Menschen als Favorit gewählt hat, dann stellen sich diese beiden Wesen aufeinander ein. In einer Studie konnten die Forscher messbar nachweisen, dass Pflanzen aus Tausenden von Probanden ihre Bezugsperson erkennen. Pflanzen stehen mit „ihrem" Menschen auch über Hunderte von Kilometern in Kontakt und können fühlen, wie es ihm geht, insbesondere in Stresssituationen leiden sie mit. Selbst Abschirmversuche konnten diese telepathische Verbindung nicht unterbrechen.

Darüber hinaus erkannten Backster und Miller, dass sich Pflanzen auf ihre Vorhaben und Pläne einstellen und die Gedanken der Forscher „lesen" können. Die Pflanzen reagierten in Versuchen in entsprechender Weise, obwohl das Vorhaben in einem anderen Raum besprochen wurde. Diese Erkenntnis wurde später auch von anderen Forschern bestätigt, beispielsweise durch folgendes Experiment: Zwei Forscher stellten zehn Topfpflanzen auf und verbanden sie mit einer Apparatur, um ihr Energiepotenzial zu messen. Mithilfe dieser physikalischen Messtechnik lässt sich die Lebensenergie eines Lebewesens bestimmen. Einer der beiden Forscher reiste dann an einen mehrere Tausende Kilometer entfernten Ort. Am dritten Tag nach der Abreise stellte der zurückgebliebene Forscher fest, dass um Punkt 12 Uhr die dritte Pflanze von links einen rapiden Energieverlust anzeigte und sich nicht mehr erholte. Kurze Zeit später kehrte der Forscher von seiner Reise zurück und begab sich sofort in den Versuchsraum. Er steuerte auf die dritte Pflanze von links zu und riss sie mit samt der Wurzel aus. Dann fragte er seinen Kollegen, ob das Energiepotenzial dieser Pflanze am dritten Tag nach seiner Abreise exakt um 12 Uhr abgefallen sei. Dieser bejahte seine Frage. Daraufhin erklärte der Forscher, dass er auf seiner Reise am dritten Tag um 12 Uhr den Entschluss gefasst habe, nach seiner Rückkehr umgehend ins Labor zu eilen und die dritte Pflanze von links zu vernichten. Dieser Entschluss erreichte die betroffene Pflanze im selben Moment auf telepathischem Weg und führte zu dem beschriebenen Energieverlust. Allein die Gedankenkraft des Forschers hatte also genügt, um die Pflanze dem Tod zu weihen.

In dieselbe Richtung zielten die Arbeiten des Biologen Marcel Vogel. Inspiriert durch die Forschungen von Backster, untersuchte er mit seinen Studenten die Gefühle von Pflanzen. Bereits als Junge fühlte sich Vogel von Franz Anton Mesmer (1734–1815) und dessen Theorie eines universellen Fluidums angezogen und befasste sich schließlich ebenso wie dieser mit Magie, Spiritualität und Hypnosetechniken. Marcel Vogel gelangte zu der Überzeugung, dass Pflanzen über eine Art psychische Energie von großer Kraft verfügen, und sprach in den höchsten

Tönen von ihnen: „Es ist eine Tatsache: Der Mensch kann mit der Pflanzenwelt kommunizieren. Pflanzen sind lebendige und empfindliche Wesen und mit allem verbunden. Sie sind nicht taub und stumm, sondern haben ihre Art und Weise, sich mit anderen zu verbinden und sich mitzuteilen. Sie sind äußerst sensibel und fangen jede Emotion des Menschen auf. Sie strahlen energetische Kräfte aus oder dringen auf angenehme Weise in unser Bewusstsein." Marcel Vogel verwies auf die Naturvölker wie zum Beispiel die Indianer, denen dieses Geheimnis schon von jeher bekannt war.

In den USA widmete sich der aus Schlesien stammende Elektroinstallateur Lucas George Lawrence (1925–1993) ebenfalls der Erforschung der Pflanzenwelt. Ihm war es ein besonderes Anliegen, in freier Natur möglichst störungsfreie Pflanzenversuche durchzuführen. Dazu wählte er Eichen, Kakteen und Yuccapalmen. Lawrence begab sich mit seinen Feldforschungsassistenten in einen Park in der Nähe des Pechanga-Indianer-Reservats in Kalifornien. Das Gelände ist relativ gut abgeschirmt von elektromagnetischer Strahlung. Da biologische Strahlung, die von Lebewesen ausgeht, am besten von einem biologischen Medium empfangen wird, arbeitete Lawrence mit lebendigem pflanzlichen Gewebe. Er fand immer wieder die Bestätigung, dass dieses weit genauere Signale empfängt als elektronische Sensoren. Lawrence führte zudem zahlreiche Tonbandversuche durch. Er belegte damit, dass Pflanzen auf eine ihnen eigene Art und Weise „sprechen".

Die Kommunikationsfähigkeit von Pflanzen, der bereits beschriebene Backster Effekt und andere damit in Zusammenhang stehende Phänomene lassen nach Lawrence den Gedanken aufkommen, dass PSI-Phänomene wie Telepathie nur ein Teil einer sogenannten paranormalen Matrix (übernatürliche Blaupause) sind. Diese Matrix ist laut Lawrence ein einzigartiges Kommunikationsnetz, das alle Lebensformen miteinander verbindet. Im Rahmen dieses Netzwerkes seien Pflanzen, die mit ihrem Besitzer besonders verbunden sind, fähig, auf dessen Emotionen zu reagieren, selbst wenn dieser sich weit von der Pflanze entfernt. Lawrence bestätigte damit die Forschungsergebnisse von Backster und Vogel.

Der kanadische Psychologe Jan Merta verdiente sein Geld zunächst als Pflanzenpfleger in großen Treibhäusern. Während dieser Zeit fand er heraus, dass Pflanzen besser gedeihen, wenn sie in dauerhafter Gesellschaft mit ihren Besitzern sind und auch bewundert werden. Merta wusste, dass bereits in den 1930er-Jahren in der Ukraine hochfrequente Schwingungen und Ultraschall zur Erhöhung des Keimwachstums eingesetzt worden waren. Er führte diesen Ansatz weiter und kam auf die Idee, auch ganze Felder auf diese Weise zu behandeln und so das Pflanzenwachstum zu stimulieren. Es gelang ihm, auf Dünger zu verzichten, indem er die Pflanzen bestimmten Schwingungen aussetzte.

In diese Richtung gehen auch besondere Experimente in Indien. Der Biologieprofessor Julian Huxley, Bruder des Schriftstellers Aldous Huxley, besuchte den Leiter des Botanikinstitutes der Annamalai-Universität in Madras, Professor

Singh. Den beiden Forschern kam plötzlich der Gedanke, dass es möglich sein müsste, die Protoplasmaströmung der Pflanzen durch Töne zu verändern.

Die Protoplasmaströmung wird in den frühen Morgenstunden schneller. Zu dieser Zeit ließ Professor Singh die Versuchspflanzen mit einer Stimmgabel und klassischen indischen Ragas bespielen. Das Ergebnis: Die Protoplasmaströmung nahm zu. Bei einer Mimose wurde nach einer Woche des Bespielens festgestellt, dass die Versuchspflanzen 66 Prozent mehr Spaltöffnungen, dickere Epidermiswände sowie längere und breitere Palisadenzellen aufwiesen als die Kontrollpflanzen. In einer zweiten Versuchsreihe stellten die Forscher die verkümmerten Pflanzen der Kontrollgruppe in den Mittelpunkt und ließen sie täglich von einem virtuosen Musiker mit der Vina, einem traditionellen indischen Saiteninstrument, bespielen. Diese Pflanzen wuchsen sogar noch höher als die mit Stimmgabel und Ragas bespielten Pflanzen.

Diese Experimente zeigen, dass es nicht egal ist, welche Musik Pflanzen und Tiere hören. Je nach Auswahl der Klänge synthetisieren die stimulierten Lebewesen eine größere Menge an Nährstoffen und liefern größere Ernteerträge.

Der amerikanische Botaniker und Agrarforscher George Smith beschallte ein Versuchsfeld rund um die Uhr mit George Gershwins „Rhapsody in Blue". Er erzielte dadurch ein gesünderes Wachstum und größere Ernteerfolge im Vergleich zu unbeschallten Kontrollfeldern. Versuche zeigen, dass auch klassische Musik wie Dünger auf Pflanzen wirkt. Rock und Heavy Metal hingegen wirken wie Gift.

In der russischen Zeitung *Prawda*, berichtete ein Journalist namens Tschertkow von einem außergewöhnlichen Experiment, bei dem er zugegen war. Forscher hatten die Wurzeln eines Gerstensprösslings in heißes Wasser getaucht. Daraufhin „schrie" die Pflanze laut auf. Ein empfindliches Gerät zeichnete die Kurve des Todeskampfes der Pflanze auf. Der Leiter dieses Experiments, Professor Iwan Isidorowitsch Gunar, führte mit seinen Mitarbeitern Hunderte verschiedener Versuche mit Pflanzen durch, die belegten, dass Pflanzen fühlende Wesen sind und über Kraftfelder verfügen.

Diese Kraftfelder von Menschen, Tieren und Pflanzen können durch die sogenannte Kirlianfotografie sichtbar gemacht werden. Entwickelt wurde sie von Semjon Kirlian und seiner Frau Valentina Kirliana. Diese Fotografie lässt das für das menschliche Auge unsichtbare Energiefeld von Lebewesen sichtbar werden. Die Kirlianbilder zeigen faszinierende Luminiszenzen (Leuchteffekte). Mit dieser Hochfrequenzfotografie lassen sich auch kranke und schwache Pflanzen identifizieren. Die wissenschaftliche Studie „Die biologische Essenz des Kirlians-Effektes" wurde an der Staatsuniversität von Kasachstan durchgeführt und beschreibt die Forschung am lebenden Energiekörper. Danach verursacht das Bioplasma die auf den Kirlianbildern sichtbaren Lumineszenzen.

Der bekannte amerikanische Psychiater Montague Ullman (1916–2008) erforschte das menschliche Magnetfeld. Er fand mithilfe der Kirlianfotografie am menschlichen Körper Hunderte von Punkten mit besonderer Strahlkraft. Es zeig-

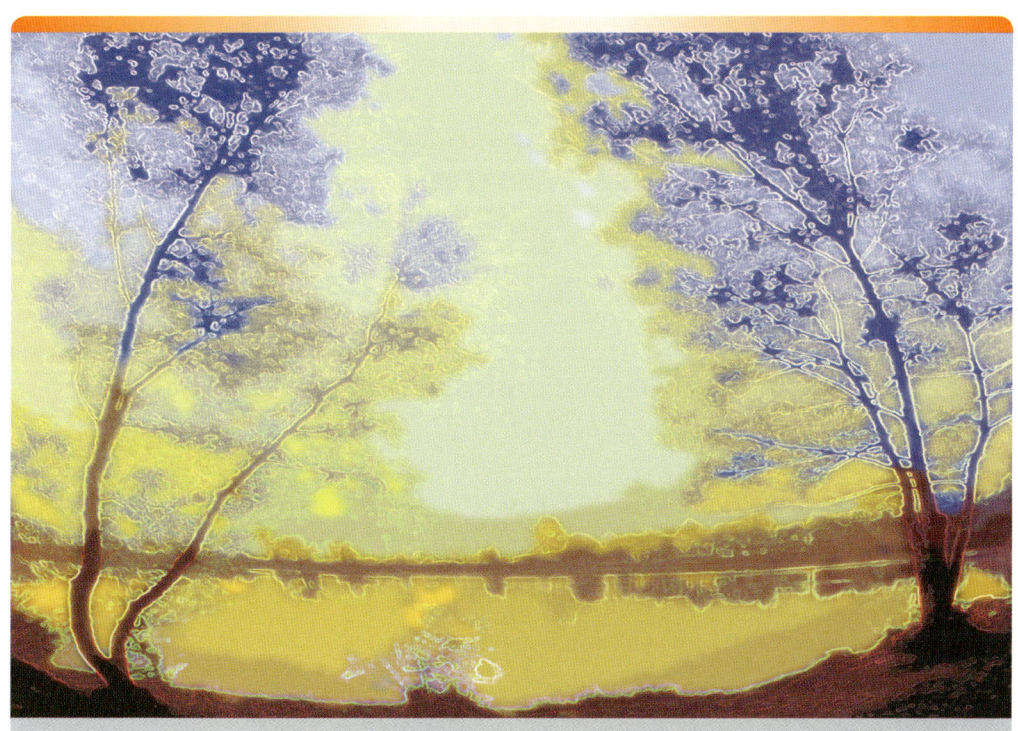

Pflanzen reagieren auf natürliche und kosmische Einflüsse und auf Zuneigung.

te sich, dass diese Punkte deckungsgleich mit den traditionellen chinesischen Akupunkturpunkten sind. In der Traditionellen Chinesischen Medizin (TCM) werden an diesen Punkten seit Jahrtausenden Nadeln gesetzt, um das energetische Gleichgewicht des Patienten wiederherzustellen und Krankheiten zu heilen.

Viele Wissenschaftler sind inzwischen weltweit davon überzeugt, dass Pflanzen empfindungsfähig sind. Vielfältige Faktoren wirken auf Pflanzen ein: natürliche und kosmische Einflüsse wie Witterung, Erdrotation, Jahreszeiten, das Planetensystem – und insbesondere der Mond. Zudem benötigt die Pflanze geeignete Bodenbedingungen, Nährstoffe und Wasser. Pflanzen reagieren auf Licht und Farben, aber auch auf Strahlen wie Erdstrahlen, Röntgenstrahlen oder hochfrequente Strahlung. Sie werden durch diese Einflüsse und deren unterschiedliche Schwingung ebenso beeinflusst wie wir. Sowohl Pflanzen als auch Menschen können infolge von schädlichen Einflüssen verkümmern oder sterben.

Wir hören immer wieder von Patienten, dass ihre Pflanzen kränkeln, wenn sie sich selbst schlecht fühlen. Pflanzen scheinen – ähnlich wie Haustiere – auf ihre Besitzer zu reagieren. Und ein weiterer Faktor entscheidet über guten Wuchs, Ertrag und ein hohes Alter von Pflanzen: die Liebe, die wir ihnen entgegenbringen. Für uns sind Pflanzen und insbesondere Bäume atmende, fühlende, nährende und ehrwürdige Mitlebewesen.

Wir Menschen tun gut daran, allen Wesen gegenüber eine bewusste Geisteshaltung zu kultivieren und zu erspüren, wie wir mit ALLem und insbesondere mit der Pflanzenwelt verbunden sind.

Wie gehen wir persönlich und als menschliches Kollektiv mit Pflanzen und Bäumen um? Was geschieht mit dem Regenwald, den Urwäldern und dem Wald vor unserer Haustür? Wir möchten die Leserinnen und Leser dieses Buches einladen, einen Anfang zu wagen und ihre Pflanzenlieblinge sowie die Bäume in ihrem Umfeld zu heilen. Liebevolles Kümmern, Streicheln, Umarmen, Besprechen und unsere Gedankenkraft wirken auf die Pflanzen und Bäume in unserer Wohnung oder unserem Haus, in unserem Garten oder auf den Wald, in dem wir wandern gehen – und auch auf das große Ganze. Denn wie die Quantenphysik gezeigt hat, ist alles mit allem verbunden.

Die Quantenphysik erbrachte die Erkenntnis der sogenannten Quantenverschränkung: Alles, was jemals Masse- oder Energiekontakt hatte, bleibt miteinander verbunden. Wenn das ganze Universum aus dem Nichts entstanden ist, dann muss der Quantenverschränkung zufolge alles im Universum, das aus diesem Nichts entstanden ist, nach wie vor miteinander verbunden sein. Wir alle sind eins mit dieser Einen Kraft, aus der ALLes geworden ist. Alles im Universum ist auf tiefster Ebene nach wie vor ungetrennt voneinander. Durch die Quantenverschränkung erfolgt eine stetige Kommunikation mit jedem dieser kosmischen Teilchen. Das geschieht in Nullzeit. Diese Verbindung wirkt immer und überall, ständig und sofort. Dies erklärt auch, warum Quanten- und Fernheilung möglich sind – und warum unsere liebevollen Gedanken einen heilsamen Einfluss auf Bäume haben.

DIE DRUIDEN UND DIE HEILKRAFT DER BÄUME

Kelten und Germanen sind die gemeinsamen Vorfahren in unserem Kulturkreis. Die Siedlungsgemeinschaften der Kelten waren im 5. Jahrhundert v. Chr. über ganz Europa verbreitet – von Schottland bis hin zum Schwarzen Meer. Als Wiege der keltischen Kultur gilt ein Gebiet, das sich von der Schweiz über Südwestdeutschland bis nach Ostfrankreich erstreckt. Mit der Ausbreitung des Römischen Reiches verschwanden die Kelten beziehungsweise vermischten sich mit den Römern. In England hielt sich die keltische Zivilisation bis 600 n. Chr. Zunächst lebten die Kelten von Viehzucht und Landwirtschaft, dann entwickelten sie die Kunst der Metallverarbeitung. Die Kelten bildeten kein einheitliches Volk, sondern eine Gruppe von verschiedenen Stammesgemeinschaften mit ähnlichen Traditionen, die von Generation zu Generation mündlich weitergegeben wurden. Später erfolgten die Überlieferungen auch schriftlich. Ob die einzelnen Stämme unterschiedliche Dialekte sprachen oder ob es sich dabei um Einzelsprachen handelte ist umstritten. Als gesichert gilt, dass die keltischen Sprachen innerhalb des Indogermanischen eine eigenständige Gruppe bildeten. Auch heute werden noch keltische Sprachen gesprochen. Beispiele dafür sind Bretonisch (Frankreich), Walisisch (Amtssprache in Wales) und Irisch (Amtssprache in Irland).

Als die Nachfahren der keltisch-germanisch-römischen Kultur haben wir leider vieles von unserer spirituellen Tradition und unsere Wurzeln vergessen. Unsere Vorfahren verfügten einst über ein großes Wissen über die Natur und die kosmische Ordnung. Dieses Wissen war vergleichbar mit dem der östlichen Kultur, dem der Chinesen, Tibeter, Inder und Japaner. Hier blieb es über Jahrtausende hinweg durch mündliche Überlieferung und Aufzeichnungen erhalten. Bei uns jedoch ist nahezu der gesamte Weisheitsschatz unserer Urahnen unter anderem im Verlauf der Kolonialisierung durch die Römer sowie durch die Christianisierung und die Hexenverfolgung (die systematische Ermordung von zumeist weisen Frauen und Kräuterkundigen) verloren gegangen. Mit diesem Buch möchten wir den Leserinnen und Lesern kostbares, erhalten gebliebenes Ur-Wissen um die Heilkraft der Natur und die große kosmische Ordnung vermitteln.

In der keltischen und germanischen Kultur spielten der Wald und auch die Bäume eine große Rolle. Die Kelten lebten in tiefer Verbundenheit mit dem Wald und der Natur, die sie als beseelt empfanden. Sich selbst erlebten sie als ungetrennten Teil des Kosmos. Die Natur und der Wald galten als heilig. Die Kelten wussten um die Eine Kraft, um das Göttliche. Sie erkannten die Eine Kraft in jedem Lebewesen, in jedem Baum, in jeder Quelle und in jedem Stein. Für sie war diese göttliche Kraft nicht abstrakt, sondern direkt spürbar und unmittelbar erlebbar. Ihre rituellen Handlungen fanden unter freiem Himmel unter mächtigen Bäumen, den Heiligen Hainen, statt. Die Druiden lebten als spirituelles Stammesoberhaupt, Opferpriester oder Zauberer in den Wäldern, studierten sie und ließen sich von Bäumen inspirieren. Die Natur schulte und lehrte sie und führte sie zu Wissen und Weisheit. Dieses Kapitel widmen wir den Druiden, die uns unserem keltischen Erbe näherbringen.

Die Druiden waren die Denker der Kelten. Sie trugen Fürsorge für das körperliche und seelische Wohlergehen der Stammesmitglieder. Gemeinsam mit Rittern und Kriegern galten sie als die Anführer eines Stammes. Manche Forscher haben das Wort „Druide" mit Seher, Arzt, Theologe, Magier oder auch Priester übersetzt. Der römische Autor Plinius vermutete, dass *druid* aus dem Altgriechischen stamme und auf die Eiche zurückgehe sowie auf die heilkräftige Mistel, die auf ihr wachse. Das griechische Wort *drys* (= Eiche) untermauert diese Überlieferung. Allerdings ist auch die altirische Variante *druí* (neuirisch *draoi* = Druide) naheliegend. Das rekonstruierte keltische Wort *dru-wid-s* (aus *dru* = Eiche, viel/kräftig und indogerman. *weid* = erblicken) lässt sich als „viel erblicken" deuten. Demnach wäre ein Druide jemand, der besonders viel sieht oder weiß. Die keltischen Seher mit Weitblick hielten ihre Rituale in Heiligen Hainen ab, in denen riesige alte Eichen standen. Daher halten wir beide etymologischen Möglichkeiten für stimmig.

Odin (oder südgermanisch *wõdan*) hatte einer nordischen Sage zufolge durch seine Einäugigkeit eine besonders große magische Seherkraft. Er war ein Meister der Runen und beherrschte das als Orakel genutzte Runenlesen in Vollendung. Er war der Gott des Wissens, der Weisheit und der geistigen Kräfte. Für die Druiden, die das Wissen über die keltischen Geheimnisse besaßen, spielte Odin eine wichtige Rolle. Das Studium des Druiden stand jedem offen, der bereit war, jahrzehntelang zu lernen. In der Regel wurden die Kandidaten jedoch ausgewählt. Es umfasste Religion, Philosophie und Metaphysik, aber auch Rechtskunde. Während dieser intensiven Ausbildung lebten die Druidenschüler zurückgezogen in den Wäldern. Dort erforschten sie Signatur, Seele und Geist von Bäumen, Pflanzen, Tieren und Naturwesenheiten. Auch der große Gelehrte Pythagoras galt als ein Druidenschüler. Dies erklärt sein großes Wissen in überaus vielen Wissensbereichen.

Druiden wirkten als Priester, Seher, Dichter, Philosophen, Berater, Richter und Botschafter. Sie befassten sich mit Metaphysik und Ritualen, waren Lehrer und standen vermittelnd zwischen den Göttern und den Menschen. Manchmal betätigten sie sich aber auch politisch und militärisch. Die Verbundenheit der Druiden mit dem König galt als ein fruchtbares Bündnis. Die Artus-Sage berichtet ebenfalls davon. König Artus und der Druide Merlin pflegten eine enge Verbindung. Merlin wirkte zunächst als Lehrmeister und Erzieher von Artus, später als sein Berater. Er schickte ihn auf Feldzüge, weihte ihn in die Gralslegende ein und gab ihm so den Impuls zur Suche nach dem Heiligen Gral. Mit dem Verschwinden Merlins begann der Untergang von König Artus' Reich. In Irland wurden die Nachfahren der Druiden Äbte und Könige und hatten sehr große Macht.

Die Druiden verfügten über ein großes Wissen über Krankheiten und ihre Heilung – mithilfe von Heilmethoden und Essenzen aus dem Pflanzen- und Tierreich. Doch die Heilkunde wurde nicht nur von Druiden, sondern auch von Menschen aus dem einfachen Volk gepflegt, das sich durch seine große Naturverbundenheit auszeichnete. Die Druiden aber kannten den Zugang zur Geisteswelt. Sie verehrten Apollo als Gott der Heilkunde. Sie brauten Zaubertränke aus besonderen Kräutern und verehrten die Mistel. Dabei bevorzugten sie die auf den Eichen wachsenden Misteln als Träger von Sonnen- und Marskräften und schrieben ihnen eine besondere Heilkraft zu. Nur zur Wintersonnenwende war die Mistelernte gestattet. Der Druide trug dabei ein reines, weißes Gewand und erntete das Heilkraut mit einer goldenen Sichel. Diesen durch die Jahreszeiten festgelegten Rhythmus können wir auch heute noch beobachten oder selbst praktizieren, wenn wir uns zu Weihnachten Mistelzweige besorgen. Dieser Brauch ist also älter als der Weihnachtsbaum.

Auch Bärlapp (Lycopodium) ist ein altes Heilkraut mit großer Kraft. Bei seiner Ernte trugen die Druiden ein weißes Gewand. Bei sakralen Handlungen verwendeten sie Eisenkraut, Sumpfpflanzen, Eibe, Haselnuss, Eberesche oder Eiche. Diese magischen Pflanzen galten als besondere Heilbringer. Die Runenstäbe, die ihnen als Orakel dienten, wurden aus Buchen- oder Eichenholz hergestellt. Pflanzenrituale sollten den Druiden Unsterblichkeit und Macht verleihen. Sie wussten auch um die magische und heilende Kraft des Apfelbaumes. Seine Früchte schmecken honigsüß und lindern vielfältige Krankheiten. Im englischen Volksmund hat sich dieses Wissen bis heute erhalten: „An apple a day keeps the doctor away!" (Ein Apfel am Tag hält den Arzt fern.) Im Apfelbaum sahen die Kelten den Baum des Wissens um Gut und Böse. Interessanterweise spielt der Apfelbaum auch in der Bibel eine ähnliche Rolle: Eva pflückte einen Apfel vom Baum der Erkenntnis und reichte ihn Adam. Dabei übernahm das Christentum ganz offensichtlich keltisches Wissen und seine Symbolik.

Doch es gab nicht nur männliche Druiden. Die Insel Avalon nahe dem südenglischen Ort Glastonbury galt als eine Hochburg der Druidinnen, die große Seherinnen, Heilerinnen und Zauberinnen hervorbrachte. Zahlreiche Märchen und Sagen berichten von diesen geheimnisvollen Frauen und ihren großen Kräften. So sollen die große Heilerin, die Fee Morgane, und ihre neun Schwestern auf Avalon gewohnt haben. Das Wort „Avalon" ist indogermanischen Ursprungs und bedeutet „Apfel". Avalon war also die Apfelinsel, auf der goldene Äpfel wuchsen. Hier finden wir einmal mehr die Symbolik des Apfels.

Morgane ist auch bekannt als Liebesgöttin. In der Götterwelt der Kelten gab es den Allvater Dagda. Der Name „Dagda" lässt sich auf das irische *Dago-dēvos* zurückführen und bedeutet „guter Gott". Er ist ein Jupitergott und gehört zur Klasse der Krieger. Dagda ist eng mit Bäumen verbunden, insbesondere mit der Eiche, dem Jupiterbaum. Er tötet und kann Menschen wieder vom Tod auferwecken.

Dagda vereint Anteile von Jupiter und Pluto in sich. Als Herrscher über Himmel und Erde bringt er Segen oder wie eine Feuerwalze den Tod. Er besitzt eine Harfe, die nur er zu spielen vermag. Zudem verfügt er über magische Kräfte und gehört daher auch der Klasse der Priester an. Dagda besitzt zudem einen Zauberkessel, der unerschöpflich Nahrung spendet. In Dagda zeigen sich göttliche Inspiration, Auferstehung und Überfluss als eine Einheit. Als potenter Liebhaber sucht und findet er Morgane, die Liebesgöttin. Gemeinsam zeugt das himmlische Paar viele Nachkommen. Als Allvater über die Zeit hat Dagda große Macht und das Wissen über Vergangenheit und Zukunft.

Minerva ist die gallische Gottheit der Kunst und des Handwerks, aber auch der Kriegskunst. Die strahlende Göttin trägt einen Eulenhelm und verfügt über heilende Kräfte. Sie ist Kriegerin und Herrin über die Dichtung, die schönen Künste sowie Meisterin der Wahrsagekunst. Sie besitzt eine Wunderquelle. Noch heute umkreisen Bretonen, die um die alten Geheimnisse wissen, in heiligen Ritualen besondere Heilquellen. Auf diese Weise wollen sie dem Alter und dem Schicksal ein Schnippchen schlagen und erhoffen sich davon Verjüngung und baldige Wiedergeburt.

Druiden besprachen Krankheiten und beobachteten, wie sie auf den kranken Geist und die Seele des Patienten einwirken konnten. Dabei legte der Heiler Pflanzen und Heilkräuter auf die Wunden und sprach die geheimen Formeln zur Genesung. Die Druiden schützten ihr kostbares Wissen durch den Einsatz von Geheimsprachen und verschlüsselten Botschaften. So erreichten sie, dass der Zugang zu ihrem großen Weisheitsschatz nur Eingeweihten möglich war. Traditionell wurden das heilige Wissen und insbesondere die keltische Heilkunde von Generation zu Generation mündlich weitergegeben. Nach der Christianisierung fertigten Mönche von den noch erhaltenen mündlichen Überlieferungen Aufzeichnungen an und retteten so einen, wenn auch nur kleinen Teil dieses alten druidischen Wissens.

Die Rituale der Druiden wurden nur zu besonderen Zeitpunkten im Jahr vollzogen und folgten den Rhythmen der Natur – ein weiterer Hinweis darauf, dass sich die Kelten als Teil des Kosmos erlebten und ihre Verbindung zu ihm ehrten und pflegten. Der keltische Jahreskreis orientierte sich am Lauf von Sonne und Mond: Auf die beiden Sonnwenden und die Tagundnachtgleichen fielen die vier Hauptfesttage der Kelten. Die Feste *Samhain, Imbolc, Beltane* und *Lugnasad* standen in enger Beziehung zum Mondrhythmus und wurden bei Voll- beziehungsweise Neumond gefeiert. Das keltische Jahr begann nicht wie heutzutage im Januar, sondern im November: am Tag des *Samhain*festes. *Samhain* war für sie eine Brücke zwischen den Welten und Zeiten. In dieser Zeit des Jahreslaufs konnten Menschen, so glaubten die Kelten, Dämonen und Geistern begegnen und dadurch entweder vom ihrem Weg abkommen oder zur Weisheit gelangen. *Samhain* lässt alle Lebewesen in einen tiefen Schlaf fallen. Auch die Bäume ziehen sich im Winter zurück, nachdem sie im Herbst – einem kleinen Tod gleich – ihr Laub verloren haben. Im Frühling erwachen sie zu neuem Leben. Zarte grüne Knospen sprießen und der Jahreskreislauf beginnt wieder von vorn. Das *Beltane*fest im Frühjahr setzte ein Zeichen für das kollektive Wiedererwachen – mit neuer Energie und neuem Leben.

Die Kelten feierten folgende acht Jahreszeitenfeste:
Samhain (31. Oktober/1. November, bei Neumond)
Alban Arthuan, Wintersonnwende (21. Dezember)
Imbolc (1. Februar, bei Neumond beziehungsweise zunehmendem Mond)
Alban Eilir, Frühlings-Tagundnachtgleiche (21. März)
Beltane (30. April/1. Mai, bei Vollmond)
Alban Hevin, Sommersonnwende (21. Juni)
Lugnasad (1. August, bei Vollmond)
Alban Elved, Herbst-Tagundnachtgleiche (21. September)

Viele dieser Feste wurden vom Christentum übernommen beziehungsweise sind zum Brauchtum geworden: Allerheiligen, Weihnachten, Mariä Lichtmess, Walpurgisnacht/1. Mai-Feier und die Sonnwendfeiern.

Diese Feste machen deutlich, wie sehr sich die Kelten als ein Teil des Kosmos empfanden. Zu bestimmten Zeiten im Jahreslauf wollten sie den Göttern begegnen und ihr Seelenheil finden.

Die Druiden liebten die Wälder, die Weite und die Freiheit. Sie errichteten keine Tempelanlagen. Ihre Rituale fanden unter freiem Himmel in Heiligen Hainen und in Steinkreisen statt. Die weltbekannte Megalithanlage von Stonehenge ist wohl das eindrücklichste Beispiel eines solchen Steinkreises. Sie wählten dafür Orte mit positiver, stärkender Wirkung aus und weihten den Kultort ihren Gottheiten. Das Volk mied jedoch die Heiligen Haine aus Furcht vor der Rache der Götter. Oft befand sich in der Nähe des Heiligen Hains auch eine Quelle. Klares, reines Wasser sprudelte an heiligen Quellen, die als Orte mit besonderer Kraft galten, aus der Erde und diente der Linderung und Heilung von Krankheiten bei Mensch und Tier. Mailand, Karlsruhe oder auch Heilbronn (= Heilender Brunnen) zum Beispiel sind als heilende Orte bekannt. Oft übernahmen die Christen diese Plätze und erbauten hier ihre Gotteshäuser. Viele alte Kirchen, Kapellen und Dome stehen an keltischen Kraftplätzen und strahlen eine besondere Energie aus.

In der Bretagne gibt es in dem sagenumwobenen Wald von *Brocéliande* noch heute Überreste eines einst gewaltigen Urwaldes sowie eines Heiligen Hains. Dieser westlich von Rennes gelegene Wald *(Forêt de Paimpont)* erstreckt sich heute nur noch auf einer Fläche von etwa 7.000 Hektar. Er soll einst wild und undurchdringlich, dunkel und unheimlich gewesen sein. Nach der mystischen Überlieferung befand sich dort die Behausung des Druiden und weisen Zaubermeisters Merlin. Er lebte im Wald und ernährte sich von Beeren, Wurzeln, Kräutern und frischen Trieben. Als Wohnstätte diente ihm eine knorrige Eiche. Merlin, der Begründer der ritterlichen Tafelrunde und Lehrer sowie Berater von König Artus, verfiel im Wald jedoch der Fee Viviane, die ihm alle Geheimnisse entlockte und ihn in einen Weißdorn verwandelte. Aber Merlin wurde schließlich gerettet und konnte so weiterwirken.

Bäume spielen auch eine wichtige Rolle in dem weltbekannten Roman *Der Herr der Ringe* von J. R. R. Tolkien. Es sind die Bäume, die den Sieg in der Schlacht um Mittelerde bewirken. Auch in Shakespeares Macbeth hat ein Wald einen großen „Auftritt". Während Macbeth im Schloss von Dunsinane siegessicher auf den Angriff der englischen Truppen wartet, erfährt er vom Tod seiner Frau und erklärt das Leben für absurd und sinnlos. Als er hört, dass sich der Wald von Birnam in Richtung Dunsinane bewegt, überfallen ihn alte Ängste und er beklagt das Geschehen als teuflisches Werk der Hexen. Ein Heer von 25.000 Mann hatte sich mit abgeschlagenen Zweigen als Wald getarnt und konnte durch diese List den Sieg über Macbeth erringen.

Auf der Insel Anglesey im Norden von Wales gibt es noch heute einen Ort namens „Bangor", was übersetzt „Schule" bedeutet. Anglesey bot den Druiden jahrhundertelang einen Rückzugsort und in Bangor soll sich einst eine große Ausbildungsstätte der Druiden befunden haben. Doch es gab auch zahlreiche andere heilige Plätze im Verbreitungsgebiet der Kelten. Die Römer verboten schließlich das Schulungssystem der Kelten und trugen so zum Untergang der Kelten und der gallischen Sprache bei. Der Niedergang der Kelten ist jedoch im Wesentlichen auf die Christianisierung zurückzuführen. In der Folge übernahm das Christentum viele keltische Bräuche und Festtage und wandelte sie in christliches Brauchtum um. An Kraftorten wie Heiligen Hainen und heiligen Quellen entstanden Kirchen. Nur wenige der Druiden überlebten als Eremiten in abgelegenen Orten und konnten so ihr Wissen insgeheim weitergeben.

Teile dieses Urwissens sind auch heute noch in Volksweisheiten, Märchen, ländlichem Brauchtum, in der Kräuterheilkunde und Volksmedizin enthalten. Das tiefgründige Wissen der Druiden um Pflanzen, Tiere und die Natur – um die Heilkraft der Bäume und Pflanzenmagie – erwacht zu neuem Leben in den modernen Nachkommen der Druiden: in uns. Warum halten gerade Sie dieses Buch in den Händen? Zufällig? Ja, es ist Ihnen zugefallen, weil die Zeit dafür reif ist. *Baum-Porträts* erweckt die Kraft unserer Vorfahren in Ihnen. Begeben Sie sich auf die Spur der Druiden. Erschaffen Sie sich einen eigenen Heiligen Hain, in dem Sie Zwiesprache mit der Natur halten und sich vom Kosmos selbst unterrichten lassen. Doch wie finden wir einen Heiligen Hain? Wir können in Kultplatzführern nachlesen, ob es in unserer Nähe keltische Kraftplätze gibt. In Dagmars Heimat gibt es zum Beispiel ganz besonders starke Kraftorte: den Dreifaltigkeitsberg bei Spaichingen, ein altes Sonnenheiligtum der Kelten; den Odilienberg *(Mont Sainte Odile)* in der Nähe von Straßburg und den Schiener Berg auf der Halbinsel Höri am Bodensee. Wir können uns, so oft es geht, zu diesen Kraftplätzen begeben, meditieren und die besonderen Energien wahrnehmen, die hier zu spüren sind. Wir können aber auch unseren Garten zum Heiligen Hain ernennen und ihn mit einem Ritual weihen. Wir wählen dafür ein besonderes Datum im Jahresablauf und vollziehen unser Einweihungsritual zum Beispiel an einem der oben beschriebenen keltischen Jahreszeitenfeste, um uns auf diese Weise mit den natürlichen kosmischen Rhythmen zu verbinden. Wir kleiden uns wie die Druiden in Weiß, räuchern und bringen den Naturwesenheiten in unseren Garten Blumen und Früchte als Geschenk dar. Zudem umschreiten wir unseren Garten ganz bewusst dreimal im Uhrzeigersinn und setzen uns dann unter unseren Lieblingsbaum, meditieren und nehmen die Stille in uns auf. Dann sprechen wir dreimal die Formel: „Ich erkläre diesen Garten zum Heiligen Hain." Wir bekräftigen das Ganze mit: „So ist es, so ist es, so ist es."

Auch wir haben unseren Garten zum Heiligen Hain geweiht. Für unsere Besucher und Patienten ist die besondere Energie darin deutlich spürbar. Immer wieder werden wir darauf angesprochen, dass unsere Gärten eine so wohltuende Ausstrahlung haben. In Dagmars Garten steht eine über 300 Jahre alte Sommerlinde, das Naturdenkmal „Paules Linde", und zudem weitere alte Baumriesen, darunter sind Winterlinde, Esche, Birke, Eiche, Ulme, Weide, Hainbuche, Ginkgo, Haselnuss, Ahorn, Fichte, Tanne, Zeder, Scheinzypresse, Latschenkiefer, Weißdorn, Apfelbaum, Birnbaum, Felsenbirne, Quitte, Kornelkirsche, Kirschbaum, Zwetschgenbaum, Edelpflaume (Reneklode), Mirabellenbaum, Holunder und Flieder – ein grünes Paradies, in dem sich auch zahlreiche Vögel, Schmetterlinge, Fledermäuse, Eichhörnchen und Igel wohlfühlen.

Und wir können noch einen Schritt weiter gehen, indem wir die Erkenntnisse der Quantenphysik und der Quantenverschränkung nutzen, dass alles mit allem verbunden ist. Dies geschieht, indem wir uns mit sogenannten morphogenetischen Feldern verbinden. Die Blaupausen (Matrix), nach denen Lebewesen sich entwickeln, aber auch die Vernetzung bestimmter Gattungen und die Verbindungen aller Lebewesen unter- und miteinander werden als „morphogenetische Felder" bezeichnet. Der Entdecker dieser Felder oder Gitternetze war Rupert Sheldrake (siehe „Literaturempfehlungen" ab Seite 217). „Kosmische Datenautobahnen" sorgen für den Informationstransfer in den morphogenetischen Feldern. Dies geschieht in Nullzeit (also schneller als das Licht). Jeder Gedanke, jedes Wort, jede Tat hat eine feinstoffliche Schwingung, ein Energiefeld. Jeder einzelne Mensch ist ein solches schwingendes Energiefeld. Gruppen, die gemeinsame Gedanken, Verhaltensmuster und Gewohnheiten haben, senden kollektiv ein gemeinsames starkes Feld aus und kommunizieren über diese „Datenautobahnen". Je mehr Menschen „im selben Geist" zusammen sind, umso stärker werden die morphogenetischen Felder. Lebewesen innerhalb dieser Energiefelder geraten sehr leicht in eine gleiche Schwingung (Resonanz). Die „Datenautobahnen", über die die einzelnen Individuen miteinander verbunden sind, nehmen dann zu und ebenso die Menge der übermittelten Daten. Wir können uns die Wirkungsweise dieser „Datenautobahnen" auch wie ein riesiges Archiv oder wie eine Art kosmisches Internet vorstellen: Informationen werden ständig weitergeleitet und abgespeichert und können jederzeit abgerufen werden.

Diese morphogenetischen Felder existieren auf individueller, kollektiver und globaler Ebene – für Menschen, Tiere und für jedes Lebewesen. Morphogenetische Felder sind zeitlos. Das Wissen der gesamten Menschheit ist in ihnen abgespeichert – und auch das Wissen der Druiden und Druidinnen. Wir haben nun die Chance, uns selbst ganz gezielt mit diesen morphogenetischen Feldern oder Gitternetzen zu verbinden und auf diese Weise kostbare Informationen „herunterzuladen". Durch ihr Eingeben in unser Energiesystem und unsere Identifikation mit großen Vorbildern können wir eine Veränderung in die gewünschte Richtung erfahren.

Das Wissen um morphogenetische Felder und das gezielte Arbeiten mit ihnen war auch im alten Tibet bekannt. In der Tradition des tibetischen Buddhismus führt der Weg zu Befreiung und Erleuchtung über die Hingabe und die Identifikation mit dem erleuchteten Meister oder mit Buddha. Dabei identifizieren sich die Schüler oder Mönche mit diesem Vollendeten. In der Meditation verschmelzen sie im Geist mit ihrem Meister oder mit Buddha und im Alltag verhalten sie sich wie ein Buddha – bis auch sie erleuchtet und ein Buddha geworden sind.

Doch wie können wir diese morphogenetischen Felder und das Druidenwissen nutzen? Die Antwort darauf ist ganz einfach: indem wir hinaus in die Natur gehen – in unseren Heiligen Hain, zu unserem Lieblingsbaum, in den Wald oder an einen alten keltischen Kraftplatz –, uns auf die Erde setzen und achtsam die Stille wahrnehmen. Und indem wir in unserem Bewusstsein die folgende Absicht klar und deutlich formulieren: „Ich verbinde mich mit dem morphogenetischen Feld der Druiden und Druidinnen und erhalte Zugang zu diesem alten Wissen." Wir können uns mit dem morphogenetischen Feld der Druiden in Verbindung setzen, so oft wir wollen, und uns dann überraschen lassen, was in unserem Leben geschieht. Unsere vielfältigen Erfahrungen mit der Arbeit in Heiligen Hainen und dem bewussten Verbinden mit den Druiden reichen von der „zufälligen" Begegnung mit weisen Menschen, die uns altes Druidenwissen übermittelten, über entsprechende Bücher, die „zufällig" den Weg zu uns fanden, über die Entdeckung von besonderen Kraftplätzen bis hin zu Einladungen, an Ritualen an den kraftvollsten Orten dieser Welt teilzunehmen.

Das größte Geschenk, das das Wirken im Heiligen Hain für uns bereithält, ist die Verbundenheit mit der Natur und dem Kosmos sowie der direkte Zugang zu der darin verborgenen Weisheit. Wir können mit Bäumen sprechen und können ihr Energiefeld und die Pflanzendevas (ihre Wesenheiten) wahrnehmen. Die Baumwesenheiten zeigen sich als Gesichter in der Rinde und als Lichtenergieformen. Wenn wir in unseren Heiligen Hainen oder im Wald fotografieren, entdecken wir auf den digitalen Bildern manchmal wundersame Naturwesen. Doch diese Geheimnisse offenbaren sich nur, wenn wir ganz still sind und „mit dem Herzen sehen".

Das keltische Baumhoroskop

Die Kelten verehrten die Bäume und schätzten ihre Heilkraft. Das uralte keltische Baumwissen faszinierte besonders in den letzten Jahrzehnten des 20. Jahrhunderts zahlreiche Menschen. So entwickelte der britische Schriftsteller, Dichter, Kritiker und Historiker Robert von Ranke-Graves (1895–1985) in seinem Buch *The White Goddess* (*Die weiße Göttin*, siehe „Literaturempfehlungen" ab Seite 217) 1948 einen keltischen Baumkalender, indem er jedem Baum anhand von altirischen *Ogham*-Zeichen einen bestimmten Zeitraum im Jahresablauf sowie bestimmte Qualitäten zuordnete. 1971 konstruierte die französische Journalistin Paula Delsol im Auftrag einer Zeitschrift verschiedene Horoskopsysteme, darunter in Anlehnung an Ranke-Graves' Baumkalender die *Horoscopes Gauloises*. Dieses der alten keltischen Kultur und dem Pflanzenwissen der Druiden nachempfundene Baumhoroskop fand rasch eine weite Verbreitung. Darin werden menschliche Eigenschaften wie in den uns vertrauten Tierkreiszeichen verschiedenen Bäumen zugeordnet. So entwickelte sich das Baumhoroskop zu einer faszinierenden Alternative zu unseren herkömmlichen astrologischen Horoskopsystemen. Auf diese Weise trugen der von Ranke-Graves entwickelte Baumkalender und die *Horoscopes Gauloises* zur Wiederentdeckung des druidisch-magischen Heilwissens und seiner Anwendung im Alltag bei.

Das keltische Baumhoroskop kann uns viele inspirierende Impulse geben, wenn wir die eigene Persönlichkeit, ihre Qualitäten und Stärken entdecken wollen. Es lässt sich ganz einfach anwenden: Schauen Sie nach, in welchem Zeitraum Ihr Geburtsdatum liegt und finden Sie „Ihren" Baum. Wir möchten Sie einladen, ganz praktisch mit dem tradierten Wissen der Druiden umzugehen und es in ihren Alltag einzubringen. Dabei ist es sehr hilfreich, wenn wir uns mit der Kraft „unseres" Baumes verbinden, indem wir zum Beispiel ein Bild dieses Baumes so in unserer Wohnung oder unserem Haus platzieren, dass unser Blick möglichst oft darauf fällt. Zudem können Sie ein Exemplar „Ihres" Baumes in Ihren Garten pflanzen oder sich in Ihrer Umgebung nach einem Exemplar dieser Gattung umschauen und sich mit ihm befreunden. Sie können diesen Baum möglichst oft besuchen, ihn nach seinem Namen fragen (ja, hören Sie genau hin, er wird Ihnen seinen Namen verraten), ihn umarmen, mit ihm Zwiesprache halten und sich von seinen Geschenken – den Blättern und Früchten – nähren (sofern diese nicht giftig sind!).

Ist unser Baum nach dem keltischen Baumhoroskop ein Obstbaum, so verbinden wir uns durch den bewussten Verzehr dieses Obstes – frisch vom Baum oder vom Biobauern – mit seiner Kraft. Diese Mahlzeit wird so zu einer heiligen Vermählung mit der Natur. Wir verbinden uns mit dem Kosmos und erleben uns als ungetrennten Teil des großen Ganzen, erfahren Nährung, Heilung und All-Liebe. Und da wir laut Quantenphysik mit allem verbunden sind, trägt unser individuelles Heilsein auch zum kollektiven Heilsein bei. Je heiler wir selbst sind, umso heilsamer ist unsere Wirkung auf unser Umfeld und letztlich auch auf die Erde und alle Lebewesen.

 ### APFELBAUM: 23.12.–01.01. / 25.06.–04.07.

Der Apfelbaum ist gutmütig, großzügig und liebenswert. Da er Früchte trägt, die sowohl Menschen als auch Tiere nährt, ist er wie eine Erdmutter anderen stets zu Diensten. Andererseits wird er aber oft auch ausgenutzt, was dann zu Enttäuschungen führt. Der Apfelbaum ist treu bis in den Tod. Er lässt weder seinen Partner noch seine Kinder oder seine Freunde im Stich. Persönlicher Erfolg ist für ihn zweitrangig. Am besten geht es ihm mit einem Aufgabengebiet, das Seele und Geist zugleich anspricht. Was er tut, muss ihm Spaß machen und seinem Leben einen Sinn verleihen. Besonders gut verträgt sich der Apfelbaum mit Birke, Ulme, Kiefer, Linde und Kastanie.

 ### DIE TANNE: 02.01.–11.01. / 05.07.–14.07.

Die Tanne fühlt sich leicht in die Ecke gedrängt oder beobachtet. Wenn sie jemandem misstraut, wird sie schnell widerspenstig und unnahbar. Schon die kleinste Kritik verletzt sie dann aufs Äußerste. Doch wer sie zu nehmen weiß und ihr Herz erobert, findet in ihr den prächtigsten Weihnachtsbaum. Sie kann von innen heraus leuchten und trägt dann wie der Eremit im Tarot ihr Licht in die Welt. Zunächst lebt die Tanne zurückgezogen in ihrer kleinen Behausung oder wie der griechische Philosoph Diogenes von Sinope (um 405–320 v. Chr.) bedürfnislos in einer Art Tonne. Unabhängig und abgekapselt sammelt sie ihr Wissen an, um es irgendwann nach außen zu tragen. Dickköpfig, wie sie ist, macht sich die Tanne dabei aber nicht viele Freunde. Sie verfolgt ihre Ziele und weicht keinen Zentimeter davon ab. Vielleicht liegt das an ihrem großen Sicherheitsbedürfnis. Besonders gut verträgt sich die Tanne mit Linde oder Ulme.

 ### DIE ULME: 12.01.–24.01. / 15.07.–25.07.

Die Ulme lebt in der Gegenwart und macht sich keine Sorgen um ihre Zukunft. Der Augenblick ist ihr höchstes Gut. Sie verzettelt sich leicht. Obwohl sie die Gutmütigkeit in Person ist, kann sie leicht starrköpfig werden. Sie ist ein Kraftspender für andere Bäume und verhilft ihnen zu mehr Lebensmut und neuen Perspektiven. Oft sind Ulmen Therapeuten auf der Seelenebene. Häufig vergessen sie sich dabei selbst und leben dann nur noch für andere. Als Partner ist die Ulme eifersüchtig, liebt aber leidenschaftlich und nicht nur für den Augenblick. Die Ulme steht meist mit den Füßen im Wasser, deshalb muss bei ihr alles fließen und in Harmonie sein. Ihr Motto lautet: *„panta rhei"* (griech. „alles fließt"). Besonders gut kommt sie mit ihresgleichen aus, aber auch Kastanie und Pappel sind ideal für die Ulme.

DIE ZYPRESSE: 25.01.–03.02. / 26.07.–04.08.

Die Zypresse ist hochgewachsen und reicht bis in den Himmel. Sie ist geradlinig und erfolgsorientiert. Stolz wächst sie mit Ausdauer und Beharrlichkeit in die Höhe. Sie lässt sich von niemandem etwas vorschreiben. Manchmal wird sie aber geradezu besitzergreifend und etwaige Widersacher werden kurzerhand abgesägt. Ihr Partner sollte daher sehr tolerant und treu sein. Andererseits ist sie in ihren Beziehungen sehr gutmütig und besonders ihre engsten Familienangehörigen können sich auf die Zypresse verlassen. Dafür steckt sie dann auch beruflich schon mal zurück. Besonders gut harmoniert sie mit anderen Zypressen.

DIE PAPPEL: 04.02.–08.02. / 01.05.–14.05. / 05.08.–13.08.

Die Pappel wächst sehr schnell in die Höhe. Das lässt sie sehr stark und erwachsen erscheinen. In ihrem Inneren ist sie aber gar nicht so groß und stark, wie sie erscheint. Sie hat Angst vor zu viel Gefühl, vor ihrer eigenen Zivilcourage und vor zu viel Harmonie. Sie lässt sich wenig von ihrem Bauchgefühl leiten und vertraut stattdessen lieber ihrem Kopf und verlässt sich auf ihre praktisch veranlagten Hände. Die Pappel muss für ihr Glück meist kämpfen. In persönlichen Beziehungen ist sie sehr verlässlich und treu. Besonders gut harmoniert die Pappel mit Ölbaum und Eberesche.

DER ZÜRGELBAUM: 09.02.–18.02. / 14.08.–23.08.

Die Zeder, auch „Zürgelbaum" genannt, ist ein besonderer Baum – wie die Menschen, die diesem Baum nahestehen. Er zieht alle in seinen Bann und sprüht vor Freude, Tatendrang und Optimismus. Seine Neugier treibt ihn oft in die weite Welt hinaus. Doch manche empfinden die Zeder als arrogant und allzu selbstbewusst. Ihre wählerische Art macht sie in der Partnerschaft oft einsam. Und dann fragt sie sich, wo sie den richtigen Partner finden kann? Die Zeder braucht ihre Freiheit und auch die Liebe. Eine andere Zeder oder eine Eiche wird die Zeder am besten verstehen.

DIE KIEFER: 19.02.–28.02. / 24.08.–02.09.

„Stehen wie eine Kiefer", so heißt eine Qigong-Übung, die einen festen Halt verleiht. Die Kiefer verwurzelt sich tief in der Erde und kann so viele Hundert Jahre lang überdauern. Auch Stürme und Unwetter übersteht sie auf diese Weise – und viele unangenehme Situationen. Die Kiefer ist in der Liebe eher unnahbar. Es kann einem wie eine Ewigkeit vorkommen, bis man endlich ihr Herz erobert hat. Doch dann ist sie verlässlich, hilfsbereit und voller Hingabe. Besonders Apfelbaum, Ulme und Tanne können das Bewusstsein der Kiefer auf eine höhere Ebene bringen.

DIE TRAUERWEIDE: 01.03.–10.03. / 03.09.–12.09.

Die Trauerweide schaut sich die Welt zunächst schüchtern, kritisch und misstrauisch an. Sie wird oft enttäuscht, was ihre Schüchternheit nur noch verstärkt, statt ihr wahres Wesen zum Vorschein zu bringen. Doch hat man sie erst einmal für sich gewonnen und ihre harte Schale geknackt, unter der sie ihre Traurigkeit verbirgt, kann sie unglaublich liebevoll und harmonisch sein. Die Trauerweide kann ihrem idealen Partner, zum Beispiel dem Ölbaum, Halt und Geborgenheit geben und hat ihm viel zu bieten.

 ## DIE LINDE: 11.03.–20.03. / 13.09.–22.09.

Die Linde ist verträumt und als Boheme überlässt sie lieber anderen die Arbeit. Oft hat sie damit auch Erfolg. Manchmal sind ihr die fleißigen Arbeitsbienen jedoch überlegen und dann erfolgreicher als sie. Das stört die Linde ziemlich. Sie ist sehr gesellig und mag es, im Mittelpunkt zu stehen. Auch im Dorf ist es meist die Linde, um die die Menschen sich scharen. Die große Liebe ist für die Linde oft unerreichbar. Doch die Tanne und die Esche können sie von ihrer unerfüllten Liebe erlösen.

 ## DIE EICHE: 21.03.

Die Eiche ist etwas ganz Besonderes. Nur wenige können sich damit schmücken, eine Eiche zu sein. Als Königin unter den großen Bäumen überdauert sie gute wie schlechte Zeiten und selbst Kriege. Die Eiche ist sehr robust und beständig. Ihr Holz wird für den Haus- und Möbelbau gern genutzt. Sie ist eine energiereiche Trägerin des Lichts. Aber sie verträgt keine Widerrede. Sie duldet es nicht, klein gemacht zu werden. Auch in der Partnerschaft ist die Eiche dominant und springt manchmal von einem Fettnäpfchen ins nächste. Trotz allem ist sie tolerant und auch in der Liebe sehr leidenschaftlich. Die Kastanie wird sich der Eiche unterordnen und ihr Tun mit einem Augenzwinkern verfolgen. Auch die Esche kann ihr ein wahrer Freund und Partner sein.

 ## DIE HASELNUSS: 22.03.–31.03. / 24.09.–03.10.

Die Haselnuss ist immer gut gelaunt und einfach nicht aus der Ruhe zu bringen. Sie versprüht großzügig ihren Charme, hat eine angenehme Ausstrahlung und unterstützt andere gern mit ihrem toleranten Wesen. Kurzum, die Haselnuss ist für alle ein Gewinn und dafür erntet sie viel Anerkennung und Lob. Doch leider ist die Haselnuss ziemlich eifersüchtig, obwohl sie es mit der Liebe selbst nicht allzu genau nimmt. Hainbuche, Eberesche, Zypresse und Kiefer kommen gut mit der Haselnuss aus.

DIE EBERESCHE: 01.04.–10.04. / 04.10.–13.10.

Die Eberesche ist eine muntere und gesellige Baumschönheit, die für jeden Spaß und Schabernack zu haben ist. Voller Unruhe und Neugier muss sie sich einfach in alle erdenklichen Situationen hinein begeben und kann diese auch gut meistern. Sie ist sehr romantisch und träumerisch, aber auch voller Leidenschaft. Die Eberesche ist immer auf der Suche nach dem „richtigen Partner" und schwört oft, dass beim nächsten alles besser wird. Zypresse, Pappel, Zeder, Linde und Eiche werden die Eberesche schnell ins Herz schließen.

 ### DER AHORN: 11.04.–20.04 / 14.10.–23.10.

Der Ahorn ist sehr großzügig und kann sich – stets auf der Suche nach neuen Ufern – gut auf sein Gegenüber einlassen. Zielstrebig geht er seinen Weg und hat durch sein waches und stetig zunehmendes Bewusstsein eine große Anziehungskraft auf andere. Tief in seinem Inneren bleibt er jedoch der schüchterne kleine Ahorn. Das merkt man ihm nicht an, denn nach außen hin muss er es sich beweisen. Feigenbaum und Haselnuss werden ihm helfen, seine innere Unsicherheit anzunehmen und die wahre Liebe zu entdecken. Flirten kann der Ahorn ohnehin gut!

 ### DER NUSSBAUM: 21.04.–30.04 / 24.10.–11.11.

Der Nussbaum braucht das Gefühl von Sicherheit. Ein Auffangnetz in allen Lebenslagen tut ihm gut und beruhigt ihn. Bevor er etwas Neues anfängt, muss er zunächst alles Mögliche durchchecken. Seine Familie und sein Zuhause dürfen unter keinen Umständen in Gefahr geraten. Obwohl der Nussbaum ehrgeizig ist, muss er sich durch sein Zögern manchmal anhören, er sei faul und feige. Entscheidungen trifft er trotz allem aber ganz spontan. Obwohl andere den Nussbaum oft als ungerecht empfinden, ist er ein treuer und liebevoller Partner. Kiefer und Birke wissen die treue und häusliche Art des Nussbaumes zu schätzen.

 ### DIE KASTANIE: 15.05.–24.05 / 12.11.–21.11.

Die Kastanie geht lebenslustig auf andere zu und gibt ihnen nicht nur ihre Lebenskraft und Energie, sondern teilt mit ihnen auch alles, was sie besitzt. Wie Robin Hood schart die Kastanie viele Gefährten und Helfer um sich und lebt nach ihren eigenen Vorsätzen. Unter ihrer stacheligen Schale versteckt sich jedoch ihre verletzliche Seite, die ein liebender Partner wie die Ulme oder der Nussbaum trösten kann. Dann wird die Kastanie zu einem treuen Weggefährten für die Ewigkeit und ihr Herz ist für immer vergeben.

DIE ESCHE: 25.05.–03.06. / 22.11.–01.12.

Die Esche ist ein wahrer Zappelphilipp und verträgt nicht einmal die kleinste Einengung ihrer Freiheit. Sie muss ständig unterwegs sein, um Land und Leute kennenzulernen. Ihr Ideenreichtum und ihr Gemeinschaftssinn helfen ihr, in allen Belangen eine gute Gesprächspartnerin zu sein. Einschränkungen aller Art sind der Esche zutiefst zuwider, dann ist sie schnell auf und davon und flattert einfach weiter. Das Gegenüber der Esche muss tolerant und pfiffig genug sein, um ihre Ansprüche zu erfüllen. Die Eiche und die Kastanie werden es mit ihr aufnehmen können und ihr stets interessanten Gesprächsstoff liefern.

 ## DIE HAINBUCHE: 04.06.–13.06 / 02.12.–11.12.

Die Hainbuche hat sehr viel Energie und ist dabei sehr zäh. Viele Situationen steht sie einfach durch, ohne dabei nach rechts oder links zu schauen. Sie ist idealistisch und hilft anderen gern. In ihrem Beruf bemüht sich die Hainbuche, immer das Beste zu geben. Kritik und mangelnde Anerkennung kann sie aber nicht ertragen. Sie braucht Bewunderung und Ansehen – und sehr viel Liebe. Ohne Wärme verkümmert die Hainbuche, daher ist sie stets auf der Suche nach der wahren Liebe. Besonders die Birke kann die tatkräftige Hainbuche verstehen.

 ## DER FEIGENBAUM: 14.06.–23.06. / 12.12.–21.12.

Der Feigenbaum hat oft tolle Ideen und stets gute Laune. Dadurch zieht er andere an wie ein Magnet. Hilfsbereit, kreativ und voller Harmonie begegnet der Feigenbaum seinem Gegenüber. Er kann sich bestens in andere Menschen hineinversetzen. Der Feigenbaum braucht einen festen Partner und ein Idol wie die Zypresse. Manchmal bleiben seine Gefühle jedoch an der Oberfläche und andere sind dann von dem sonnigen Feigenbaum sehr enttäuscht. Doch die Freiheit hat beim Feigenbaum immer das letzte Wort.

 ## DIE BIRKE: 24.06.

So ausgeprägte Gefühlsmenschen wie die Birke sind selten. Sie ist still und voller Romantik, liebt Träume und Reisen in ferne Länder. Als Lichtbringerin denkt sie stets positiv und ermuntert andere zum Nachdenken. Freundlich und stets zurückhaltend öffnet sie die Herzen der Menschen. Durch ihr äußerst bescheidenes Wesen braucht sie lange, um ihren idealen Partner zu finden. Der Lebenstraum der Birke, eine Familie zu gründen, hat mit dem Apfelbaum oder der Kiefer die größte Chance auf Erfüllung.

DER ÖLBAUM: 23.09.

Der Ölbaum setzt sich unentwegt für die ganze Menschheit ein. Er hat immer für andere Zeit und findet stets das richtige Wort. Doch neben seinem ausgeprägten Helfersyndrom kann er ein recht pedantischer Zeitgenosse sein. Andere können seine ständige Hilfsbereitschaft nicht immer verstehen und wollen es auch nicht. Dann ist der Ölbaum gekränkt und wird schnell humorlos. An Wohlstand und Luxus hat er keinen Spaß und auch menschliche Regungen berühren ihn kaum. Die Ulme kann dem Ölbaum zumindest in seiner therapeutischen Praxis helfen. Auf eine private Beziehung kann sich der Ölbaum am besten mit der Trauerweide oder der Zeder einlassen.

 ## DIE BUCHE: 22.12.

Die Buche ist der kräftigste unter den Bäumen. Sie lebt für die Wahrheit. Doch manchmal ist die Buche viel zu kopflastig. Aber wo bleibt das Herz? Für die Liebe interessiert sich die Buche nur wenig und sie braucht auch keine Mitstreiter, denn sie kann sich gut allein durchsetzen. Vielleicht traut sich eine andere Buche oder eine Eberesche an die Seite dieser echten Führungsnatur.

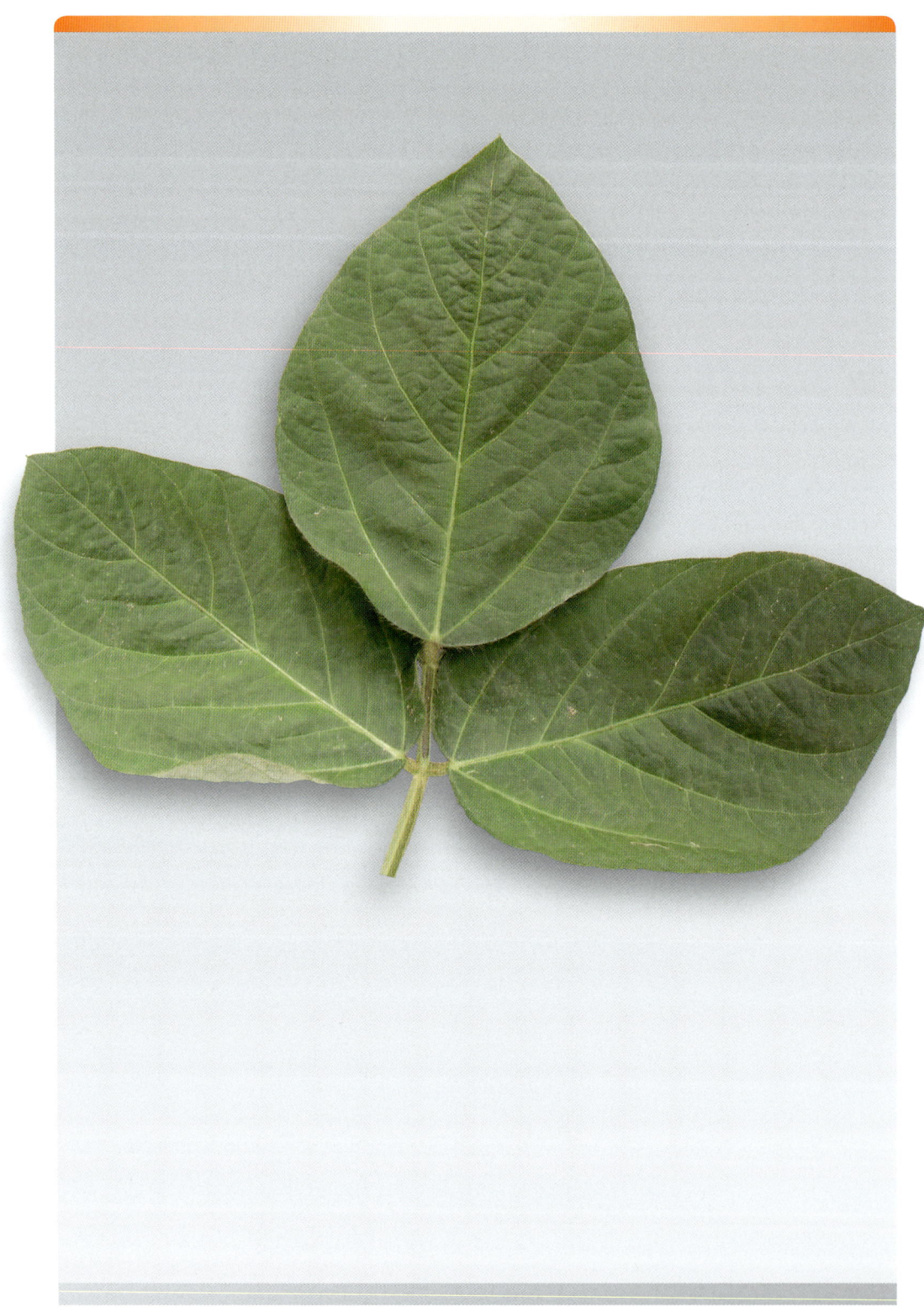

Naturheilkundliche Ansätze

Mit den Baum-Porträts, die wir in diesem Buch vorstellen, wollen wir dem Leser eine Hilfe an die Hand geben und ihm das Wissen vermitteln, wie er die Heilkraft der Bäume mit naturheilkundlichen Ansätzen nutzen kann. Die 26 vorgestellten Baumarten enthalten daher neben dem homöopathischen Porträt auch Angaben zu ihrer Bedeutung in der anthroposophischen Medizin und zur der entsprechenden Bach-Blüte. Darüber hinaus enthält jedes Porträt viele Tipps aus der Pflanzenheilkunde. Doch zunächst wollen wir die genannten naturheilkundlichen Verfahren im Einzelnen vorstellen.

Homöopathie

Die Homöopathie wurde von Christian Friedrich Samuel Hahnemann (1755–1843) begründet. Sein Lebensmotto lautete: „Wage, weise zu sein." Beeinflusst von Hippokrates und Paracelsus, verfolgte Hahnemann den Ansatz, dass durch die Anwendung des Ähnlichkeitsgesetzes, Krankheiten geheilt werden können. Er griff den Gedanken von Paracelsus auf, dass es eine Lebenskraft geben müsse, die den materiellen Körper belebt, und verfolgte auch dessen Prinzip einer nicht-materiellen Arzneiwirkung. 1779 arbeitete Hahnemann als Arzt in verschiedenen Orten in Sachsen. Während dieser Zeit stellten sich bei ihm immer größere Zweifel an der damaligen Schulmedizin ein. Bei einem Selbstversuch mit Chinarinde („in vier Quäntchen" täglich eingenommen) erkannte Hahnemann die großartige Heilwirkung des Mittels.

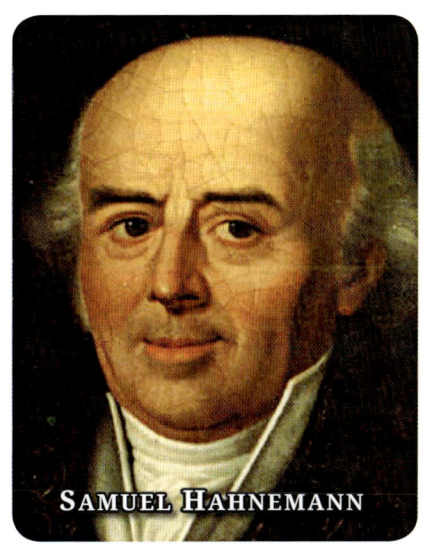

SAMUEL HAHNEMANN

Neu waren auch sein Gedanke, die Arznei müsse zunächst an einem Gesunden geprüft werden, sowie die Erkenntnis, dass im Krankheitsfall damit selbst chronische Krankheiten geheilt werden. „Similia similibus curentur" („Ähnliches werde durch Ähnliches geheilt") lautete Hahnemanns Fazit, das zum Leitgedanken seiner Arbeit wurde. In seinem Hauptwerk, dem „Organon der rationellen Heilkunde", stellte Hahnemann seine Forschungen vor. Das Organon gilt heute als Grundlagenwerk und Bibel der Homöopathie.

Die nachfolgenden Grundprinzipien kennzeichnen das Wesen der Homöopathie sowie ihre Anwendung und Wirkungsweise:

- **Ähnlichkeitsprinzip:** „Similia similibus curentur" – Ähnliches werde durch Ähnliches geheilt.

- **Nebenwirkungen:** Es gibt keine Nebenwirkungen bei richtiger Anwendung. Die Homöopathie stimuliert das körpereigene Abwehrsystem, unser Immunsystem.

- **Arzneimittelprüfung:** Pflanzliche, mineralische und tierische Substanzen, sogenannte Nosoden (homöopathisch aufbereitete Mittel, gewonnen aus Krankheiten verursachenden Stoffen wie Blut, Eiter oder Krankheitserregern), werden zunächst am gesunden Menschen ausprobiert. Die Symptome, die sich dabei zeigen, werden sorgfältig aufgezeichnet. Auf diese Weise entsteht das Arzneimittelbild der entsprechenden Substanz. Die homöopathische Arzneimittelprüfung ist ein streng wissenschaftliches System, das auf dem Ähnlichkeitsprinzip beruht. Dabei wird die Substanz wie beschrieben am Gesunden geprüft und durch Anwendung am Kranken bestätigt. Tierversuche werden nicht durchgeführt und sind nicht erforderlich.

- **Verdünnung und Potenzierung:** Die Wirkkräfte einer Substanz entfalten sich durch Verdünnen. Obwohl zu erwarten wäre, dass die Wirkung mit zunehmender Verdünnung abnimmt, ist das Gegenteil der Fall. Die Kräfte, also die Potenz, des Mittels nehmen zu, je weniger Materie der Substanz vorhanden ist.

  In der Homöopathie gibt es im Wesentlichen folgende Potenzen:
  D-Potenz: Verdünnung im Verhältnis 1:10
  C-Potenz: Verdünnung im Verhältnis 1:100
  M-Potenz: Verdünnung im Verhältnis 1:1.000
  Q-Potenz: Verdünnung im Verhältnis 1:50.000

Praktisch sieht das so aus, dass bei der D1-Potenz von der Ursubstanz, zum Beispiel von Urtica urens (kleine Brennnessel), in gelöster Form 1 Tropfen mit 9 Tropfen Alkohol verdünnt und verschüttelt wird.

Für die Herstellung einer D2-Potenz wird 1 Tropfen der D1-Potenz wiederum mit 9 Tropfen Alkohol verdünnt, sprich „potenziert".

Unterschiedliche Potenzen haben einen unterschiedlichen Einfluss auf die Krankheit und ihren Verlauf. Je höher die Potenz ist, desto sanfter, sicherer und schneller wirkt das Mittel im Allgemeinen.

D-Potenzen wirken eher auf der körperlichen Ebene und werden bis D12 als „Tiefpotenzen" bezeichnet.

D30 / C30-Potenzen wirken auf körperlicher und energetischer Ebene.

Ab D30 / C30 („Hochpotenz") wirken die Mittel vorwiegend auf energetischer Ebene.

Klassische Homöopathen ermitteln das richtige Mittel durch die Anamnese (Befragung) des Patienten. Sie umfasst alle Bereiche seines Lebens, die körperliche, seelische und geistige Ebene sowie seine Träume, Partnerschaft, Familie und seine berufliche Situation.

Die Gabe der homöopathischen Mittel erfolgt als Globuli sowie in Tabletten- oder Tropfenform. Da die Tropfen auf alkoholischer Basis hergestellt sind, ist bei Kindern und Alkoholkranken Vorsicht geboten.

Als Einnahmeempfehlung gilt im Allgemeinen: Von einem Mittel in der Potenz D3 werden häufig dreimal 3 Globuli am Tag genommen. Bei C30 dann 3 Globuli dreimal in der Woche und bei Q-Potenzen sogar nur einmal 3 Globuli. Diese Q-Hochpotenzen wirken nach der Einnahme in der Regel über sechs Wochen. Eine Überdosierung ist nicht sinnvoll.

Bei Besserung der Beschwerden wird das Mittel abgesetzt und es wird anschließend – falls erforderlich und angemessen – ein Folgemittel verabreicht. Doch nicht alle Mittel harmonieren miteinander. Daher sollte man im Zweifelsfall Rücksprache mit dem behandelnden Homöopathen halten.

Anthroposophische Medizin

Die Anthroposophie und die anthroposophische Medizin wurden von Rudolf Steiner (1861–1925) begründet. Steiner beschäftigte sich intensiv mit den Wirkkräften des Kosmos und den Geheimnissen der Natur. Er kannte die philosophischen Schriften Goethes gut, beschäftigte sich mit Ackerbau und der Pflanzenwelt und schrieb 1897 über die Metamorphose der Pflanzen und die biologisch-dynamische Methode in der Landwirtschaft. Steiner erkannte, dass die natürliche Kraft der Pflanzen vollkommen ausreichend ist und dass Insektizide daher vermeidbar sind.

Steiners anthroposophische Medizin ist ganzheitlich ausgerichtet. Er orientierte sich an den Entwicklungsgesetzmäßigkeiten des Menschen und versuchte, jeden Menschen individuell zu erfassen und zu therapieren. Die „Weisheit vom Menschen", so lautet die Übersetzung des Wortes „Anthroposophie", vereint Pflanzenheilkunde, Homöopathie, Spagyrik (auf der medizinischen Sichtweise von Paracelsus basierend), die Denkweise Goethes sowie die traditionelle volkstümliche Medizin unseres Kulturkreises. Steiners anthroposophisches Menschenbild ist die Grundlage für diese neue Medizin. Zwei dabei beachtete Prinzipien sind zum Beispiel die Viergliedrigkeit und das Prinzip der Dreigliederung.

Die Viergliedrigkeit: das Verhältnis des Menschen zur Natur. Der physisch-materielle Leib verbindet uns mit dem Reich des Minerals. Die Formenvielfalt und die Struktur von Mineralien finden sich im Körper des Menschen wieder. So sind zum Beispiel in unserer Zahn- und Knochenstruktur Kalzit und Fluor enthalten. Wir bestehen zu einem großen Teil aus Silicea (Kieselerde). Zudem bestimmen natürliche Rhythmen unser Leben: Tages- und Nachtzeiten, Jahreszeiten, Anspannung und Entspannung sowie Ein- und Ausatmung.

Unser Venen-, Arterien- und Lymphsystem sowie die Gewebeflüssigkeiten des Gehirns gehören zum Flüssigkeitsorganismus. Damit wir die Lebensorganisation verstehen können, ist es laut Steiner gut, dass wir uns mit den aufbauenden und regenerierenden Prozessen des Parasympathikus beschäftigen.

Die Seelenorganisation: Empfindungen wie Sympathie und Antipathie äußern sich durch unseren Körper. Auf diese Weise können wir unsere Seele und unser Bewusstsein sichtbar machen. Mithilfe unseres Luftorganismus, der Atmung, und den Stoffwechselprozessen des Sympathikus sind wir wie auch alle Tiere ein Abbild unserer organischen Befindlichkeit.

Ich-Organisation: Wir haben eine einzigartige und individuelle Geschichte. Unser Selbstbewusstsein und unsere Selbstbestimmung machen uns so besonders. Im Gegensatz zu anderen Lebewesen sind wir für unsere Freiheit selbst verantwortlich. Wir können unsere Talente und unsere Begabungen nutzen oder auch verschwenden. Wir können Wärme, Empathie, Mitgefühl und Begeisterung sowie Interesse verströmen.

Das Prinzip der Dreigliederung: Sal, Merkur und Sulfur sind spagyrisch gesehen mit uns verwoben. Das Vergangene, die Gegenwart und die Zukunft sowie die Entwicklung der Seele waren Steiner sehr wichtig. Er war der Ansicht, dass alle Erfahrungen der Vergangenheit und der Gegenwart im Menschen gespeichert werden.

Das Sinnes-Nerven-System: Es ist als Grundlage unseres Denkens und Bewusstseins elementar wichtig. Über dieses System erfolgt die Übermittlung aller Sinnesreize an den Körper.

Rhythmisches System: Die Lunge und das Herz arbeiten rhythmisch und verbinden alles im Körper. Die in unserem Körper erhaltenden Prinzipien, unsere Gesundheit und unsere Kraft werden auch durch unser Gefühlsleben beeinflusst.

Bewegungs- und Stoffwechselsystem: Die Ernährung und die Verwandlung der Nahrung oder Verdauung im Körper bewirken in uns und in der Umgebung eine Umgestaltung. Bewusstes Handeln ist erforderlich, um sich und andere Lebewesen zu schützen, daraus Erkenntnisse zu erlangen sowie im gegenwärtigen Augenblick und in Zukunft eine bessere Welt vorzufinden.

Die anthroposophische Medizin zielt auf eine Harmonie zwischen allen Elementen ab und auf ein Voranbringen unserer Entwicklung. Grundlage für diese ganzheitliche Therapie ist das Erkennen der Bedürfnisse des Menschen, seine besonderen Probleme und seine individuelle Entwicklung. Die Schulmedizin arbeitet meist nur auf symptomatischer Ebene. Die anthroposophische Medizin setzt symptomatisch bei akuten Beschwerden an (wie auch die Homöopathie, die Behandlung mit Schüßler-Salzen und die Bach-Blüten-Therapie), ursächlich bei chronischen Beschwerden (wie die Miasmenlehre in der Homöopathie) und arbeitet dann individuell und biografisch weiter. Sie fragt, woher der Mensch stammt und an welchem Punkt er in diesem Moment steht.

Anthroposophische Behandlungen verbinden Schulmedizin, Naturheilkunde und Homöopathie, ergänzt durch künstlerisches Gestalten, Gesprächstherapie und äußere Anwendungen. Anthroposophische Arzneimittel werden unter Berücksichtigung natürlicher Rhythmen wie etwa dem Mond- und Sonnenstand hergestellt. Es wird auch genau unterschieden, welcher Teil der Pflanze welche Verwendung findet. Die anthroposophische Medizin und die Behandlung auf der Basis von Pflanzenkräften zielen darauf ab, natürliche Prozesse wieder in Erinnerung zu rufen und den gesamten Organismus sanft in die harmonische Balance zu führen.

1919 schrieb Rudolf Steiner über den sagenhaften, verschwundenen Kontinent Atlantis. Steiner vertrat die Meinung, dass die Atlanter Pflanzen nicht nur als Nahrungsmittel anbauten, sondern die in ihren Samen schlummernden Kräfte auch zur Energiegewinnung nutzten. Schon in der Alchemie wurden Mineralien und Pflanzen konzentriert, um so die darin ruhende unsichtbare Energie freizusetzen.

Die auf Paracelsus zurückgehende Spagyrik weist viele Parallelen zu der anthroposophischen Medizin Steiners auf. Ihre alchimistischen Prinzipien sind die Basis der Anthroposophie. Paracelsus (Theophrastus Bombastus von Hohenheim) lebte von 1493 bis 1541 und war einer der wichtigsten Denker seiner Zeit. Die Geburt der Neuzeit, die Renaissance, brachte kluge Köpfe wie Leonardo da Vinci, Albrecht Dürer und Nostradamus hervor. Schon damals gab es Verbindungen zwischen dem Osten und dem Westen. Sie brachten Erkenntnisse der arabischen Kultur sowie Werke aus der Medizin und Alchemie in unseren Kulturkreis. Im Osten gab es uralte Texte, die durch Reisende nach Europa gelangten. Antikes medizinisches Wissen von Hippokrates, Galenos und Dioskurides sind bis heute in lateinischer Sprache in Klöstern erhalten. Doch erst durch den Buchdruck wurde dieses Wissen auch für die weniger Reichen zugänglich. Paracelsus las mit Vorliebe philosophische, naturheilkundliche, medizinische und alchemistische Werke.

Paracelsus wurde als Nachfahre eines verarmten Adelsgeschlechts in Einsiedeln (Schweiz) geboren. Nach dem Tod seiner Mutter, die eine Leibeigene des Klosters war, ließ sich sein Vater als Landarzt in Kärnten (Österreich) nieder. Einsiedeln liegt auf der Pilgerstrecke nach Santiago de Compostela und ist wegen der Schwarzen Madonna in der Gnadenkirche des Klosters Einsiedeln nach wie vor ein beliebtes Pilgerziel. Die Praxis von Paracelsus' Vater galt als Anlaufstelle vieler Pilger und Einheimischer. So konnte der kleine Theophrastus die Heilkunde schon früh aus nächster Nähe studieren. Von seinem Vater erlernte er die Grundlagen der medizinischen Praxis aus erster Hand. Zudem hatte er Zutritt zu den metallurgischen Laboratorien der Fugger und erlernte auch die Kunst der Alchemie.

Bis 1515 studierte Paracelsus Medizin in Deutschland, Italien und Frankreich und promovierte noch im gleichen Jahr in Medizin und Chirurgie. Danach hielt es ihn nie lange an einem Ort. Paracelsus musste und wollte weiter, er lernte verbissen und suchte das Neue und Unbekannte. Er kannte sich in der Signaturenlehre der Pflanzen gut aus und schrieb viele Bücher über ihre Heilwirkung und seine medizinischen Erkenntnisse. Selbst Könige wie Christian II. von Dänemark suchten den Rat von Paracelsus, der später auch an der medizinischen Fakultät der Universität in Basel in deutscher Sprache dozierte.

1524 wirkte Paracelsus als Arzt in Salzburg und richtete sich ein Labor ein. Die von ihm begründete Iatrochemie (auch als „Chymiatrie" bekannt) und die Alchemie wurden zu einem immer größeren Teil seiner Tätigkeit. Dies führte dazu, dass er in gewissen Kreisen als Scharlatan in Verruf kam. Seine Schriften wurden kaum gedruckt. Nur wenige mutige Verleger wagten es, seine Bücher, darunter "Die große Wundarzney", „Paragranum", „Paramirum" zu veröffentlichen. Paracelsus, der den Freimaurern angehörte, starb verarmt unter mysteriösen Umständen in Salzburg. Die genaue Todesursache konnte nicht geklärt werden.

Die Lehrmeinungen und Methoden von Paracelsus fanden jedoch bald rasche Verbreitung. Begeisterte Anhänger Paracelsus' sorgten für die Veröffentlichung seiner zahlreichen Werke über die Alchemie. Zu seinen Befürwortern zählten auch so wichtige Kräuterheilkundige wie Nicholas Culpeper (1616–1654).

Die wichtigsten Grundgedanken von Paracelsus:

- Die Lehre von der Quintessenz der gereinigten Materie, die aus vier Elementen besteht (Erde, Feuer, Wasser, Luft)

- Die Säulen der Heilkunst sollten aus Philosophie, Astronomie, Alchemie und Tugend bestehen.

- Die Signaturenlehre (Lehre der Merkmale von Heilmitteln)

- Die fünf Entien, die fünf Krankheitsursachen, die fünf Heilungswege und die fünf Arzneitypen. Als „Entien" (lat. *ens* = seiend) bezeichnete Paracelsus die Ursachen von Krankheiten, die auf den Körper wirken. Sie können bestehen aus krank machenden äußeren Faktoren (Umwelteinflüsse und Gifte, kosmische Strahlen, die krank machenden Gifte unserer Lebensweise und Ernährung sowie Toxine, die innere Fäulnis herbeiführen) sowie unserer Veranlagung und Konstitution.

- Die Lehre von den antipathischen und sympathischen Behandlungen

- Die drei Prinzipien in der Materie und die Anwendung der Prinzipienlehre der Krankheitsursachen, Heilwege und Herstellung der Arzneien sowie der Alchemie

Paracelsus hat uns eine Weisheit ans Herz gelegt: „Alle Erkenntnisse der Welt, die wir als Menschen auf Erden besitzen, stammen aus dem Licht in der Natur. Dieses Licht reicht vom Sichtbaren bis hin zum Unsichtbaren und ist überall wunderbar. Im Lichte der Natur ist das Unsichtbare sichtbar."

Im Folgenden stellen wir die fünf Krankheitsursachen und ihre Therapieansätze nach Paracelsus vor:

Paracelsus ging davon aus, dass jede Erkrankung von einer oder mehreren von fünf möglichen Ursachen ausgelöst wird. Die Aufgabe des Arztes sei es, diese zu erforschen und die entsprechende Therapie auszuwählen, damit Heilung erfolgen könne.

Ens astrale: Einflüsse des Wetters, der Umwelt, der Umgebung sowie kosmische und planetarische Einflüsse. Hier gilt es, Energie aufzubauen mit Tonika und Stimulanzien sowie Lebenselixieren, Räucherungen oder Moxibustion, mit Reiztherapien wie Eigenblutbehandlungen, Baunscheidtieren oder Akupunktieren.

Ens venale: Einflüsse durch das Zuführen giftiger Substanzen mit der Nahrung. Hier gilt es, den Körper zu entgiften mit Bitterstoffdrogen, Ausleitungsverfahren, Schröpfen, Aderlass, Laxanzien (Abführmitteln), Diuretika (Entwässerungsmitteln) und Darmkuren.

Ens naturale: Krankheitsursachen, die durch die Genetik oder die Konstitution bedingt sind. Hier kommen astromedizinische Gesichtspunkte, Elementelehre, Spagyrik, Homöopathie und Miasmenlehre zum Einsatz.

Ens spirituale: der Einfluss durch negatives Denken, mentale Beeinflussung durch Selbst- oder Fremdsuggestion sowie schwarze Magie. Hier kommen Geistheilung, Hypnose, weiße Magie, Räucherungen, Aromatherapie und Homöopathie zum Einsatz.

Ens dei: Einfluss durch das Göttliche oder die Seele. Hier kommen die Bewusstwerdung der Gesetze von Metaphysik, Quantenheilung, Geistheilung, Wundervollbringung und Beten zum Einsatz.

Schon die Alten Ägypter und Hermes Trismegistos heilten im spagyrischen Sinne. Das Wort „Spagyrik" (griech. *spao* = herausziehen und *ageiro* = vereinigen) bedeutet soviel wie Trennung und Zusammenfügung. Auch in der Spagyrik finden wir das ganzheitliche Denken und das Einbeziehen von Körper, Geist und Seele sowie der religiösen und astrologischen Gesetze, um die vollkommene Heilung des Patienten herbeizuführen. Es gilt, den Körper mit dem Geist und den Seelenanteilen in Einklang zu bringen. Die Heilmittel der Spagyrik werden alchemistisch hergestellt. Sie entstehen nach der Signaturenlehre von Paracelsus und dem Vorbild der Natur. Dabei müssen die Geheimnisse der Natur, die Sprache der Tiere, der Bäume und der Pflanzen verstanden werden. Durch eine genaue Beobachtung aller Lebewesen und das Erspüren ihrer Bedürfnisse können wir die Natur besser erkennen. Im alchemistischen Prozess geht es darum, Kräfte freizusetzen. Ist der Ausgangsstoff, die Ursubstanz, eine Pflanze, so müssen ihre Lebenskräfte entfesselt werden. Zu dieser Ursubstanz wird Hefe hinzugefügt, um einen Gärungsprozess in Gang zu setzen. Es entsteht Alkohol. Dann folgt die Destillation. Dabei trennen sich die Wasser- und die Alkoholanteile. Der nächste Schritt ist die Veraschung (Calcination), in der die mineralischen Bestandteile der Essenz gewonnen werden. Danach werden die Wasser- und Alkoholanteile wieder vereint. Das Endprodukt ist die alchemistische Essenz.

Bach-Blüten-Therapie

Edward Bach wurde am 24.09.1886 in Moseley bei Birmingham geboren. Er war zwar körperlich schwach, doch geistig voller Wissensdrang und Energie. Im Alter von zwanzig Jahren studierte er Medizin in Birmingham und London und wurde Arzt. Doch sein miserabler Gesundheitszustand (ausgelöst durch einen bösartigen Milztumor) veranlasste Bach 1917, neue Methoden zu erforschen. Er machte sich mit der Homöopathie von Samuel Hahnemann und dessen Hauptwerk, dem „Organon der rationellen Heilkunde", vertraut. Bach kannte die miasmatischen Zusammenhänge (Ursachen von Erkrankungen) in der Homöopathie und arbeitete auch mit Nosoden.

Bach wollte jedoch nicht kranke Energie in sich aufnehmen, sondern suchte nach reinen Essenzen und fand so die Blütenessenzen. Doch wie erklärt sich ihre Wirkung? Wir Menschen werden wie auch die Pflanzenwelt von Energie durchströmt. Der russische Forscher Kirlian (siehe auch Seite 30 ff.) und der deutsche Physiker Fritz-Albert Popp (siehe auch Seite 14) konnten diese Kräfte messen und mit einem Spezialverfahren fotografieren. „Biophotonen" nannte Popp die Lebens- oder Lichtenergie, die von jedem Lebewesen in einem jeweils einzigartigen Schwingungsmuster ausgestrahlt wird.

Auch Blüten sind einzigartig und haben bestimmte Energiemuster, die mit dem Menschen sowie seinen individuellen Erkrankungen und Problemen in Resonanz gehen können. 1928 beobachtete Edward Bach, dass auch seelische und geistige Probleme einen Einfluss auf Krankheit oder Genesung haben können. Bach gelang es in der Folge, verschiedene Persönlichkeitstypen herauszuarbeiten. Er erkannte, dass die von ihm entwickelten Blütenessenzen die entsprechenden krankhaften seelischen Symptome zum Verschwinden bringen konnten.

Edward Bach führte seine Untersuchungen stets in unberührter Natur durch, um die außergewöhnliche Kraft der Essenzen ungestört und in ihrer ganzen Reinheit zu erforschen. Er sammelte zunächst den Morgentau auf den Blüten. Dann legte er die Blüten in einen Behälter mit Quellwasser, stellte diese Pflanzenteile in die Sonne und ließ sie die Sonnenenergie aufnehmen. Die jeweilige Essenz wurde dann zu gleichen Teilen mit Alkohol versetzt und so haltbar gemacht.

Bach begab sich auf Vortragsreisen durch ganz England, um seine Erkenntnisse vorzustellen. So machte sich der Begründer der Bach-Blüten-Therapie einen Namen. Edward Bach starb 1936 im Alter von fünfzig Jahren an Herzversagen. Bachs Mitarbeiter Nora Weeks und Victor Bullen führten sein Werk nach seinem Tod fort.

Die ursprünglichen 38 Blütenessenzen nach Edward Bach in Kurzform:

 ### AGRIMONY, ODERMENNING:

Im blockierten Zustand quälende Gedanken und innere Unruhe. Dies wird durch eine Fassade von Sorglosigkeit und Fröhlichkeit überspielt. Das Leben in der Familie soll harmonisch sein und jeder Streit scheint krank zu machen. Auch Suchtprobleme werden verdrängt und verheimlicht.

Erlöster Zustand: Aufrichtigkeit und Offenheit sich selbst und anderen gegenüber, innere Entspannung, Konfliktbereitschaft

 ### ASPEN, ZITTERPAPPEL:

Lebensangst und Vorahnungen von drohendem Unheil. *Aspen* reagiert aus seiner intuitiven Sensibilität heraus auch auf kollektive Bedrohungen und übernimmt unbewusst die damit verbundenen Angstgefühle.

Erlöster Zustand: die eigene Sensitivität bewusst wahrnehmen und konstruktiv damit umgehen, furchtlos und vertrauensvoll durchs Leben gehen

 ### BEECH, ROTBUCHE:

Intoleranz und Kritiksucht sind typisch für *Beech*. Diesen Menschen fehlen Mitgefühl und das Gespür für ihr Gegenüber. Sie verhalten sich lehrerhaft und besserwisserisch. *Beech* kann andere sehr gut einschätzen, nutzt dieses Potenzial jedoch meist, um die Schwachstellen seines Gegenübers mit wenig Feingefühl bloßzustellen.

Erlöster Zustand: Toleranz, Großzügigkeit und Mitgefühl erlernen

 ### CENTAURY, TAUSENDGÜLDENKRAUT:

Persönlichkeits- und Willensschwäche, Ja-Sager, Wunschbefriediger, Helfersyndrom, eigene Wünsche bleiben ungelebt. *Centaury* gibt sich selbst für andere auf.

Erlöster Zustand: sich abgrenzen, eigene Bedürfnisse wahrnehmen und verwirklichen

 ### CERATO, BLEIWURZ:

Cerato hat kein Vertrauen in sich selbst. Er braucht ständig einen Ratgeber und Beschützer, glaubt an Autoritäten und vertraut auf die Kraft von anderen.

Erlöster Zustand: Vertrauen in die innere Stimme sowie die eigene Kraft und Intuition, selbstverantwortlich denken und handeln, eine eigene Meinung haben

CHERRY PLUM, KIRSCHPFLAUME:

Angst vor Kurzschlusshandlungen durch seelischen oder emotionalen Überdruck, Konflikt zwischen Gefühl und Verstand. *Cherry Plum* hat eine hohe innere Anspannung, kann nicht abschalten, reagiert schnell überdreht und hysterisch, verliert die Kontrolle und kann sich selbst kaum beruhigen.

Erlöster Zustand: Gefühl und Verstand verstehen und ernst nehmen, beide wirken sinnvoll zusammen; dem inneren Gefühlsstau Ausdruck verleihen durch künstlerische Tätigkeit

 ### CHESTNUT BUD, KASTANIENKNOSPE:

Erlebnisse und Erfahrungen werden nicht verarbeitet. *Chestnut Bud* macht immer wieder die gleichen Fehler, lernt nicht aus ihnen. Er ist unaufmerksam, zerstreut und hat oft Lernprobleme.

Erlöster Zustand: aufnehmen und verarbeiten von Eindrücken, Erfahrungen und Erkenntnissen; aus der Vergangenheit lernen

 ### CHICORY, WEGWARTE:

Besitzergreifendes Wesen, manipuliert andere und hat stets die eigenen Ziele vor Augen, will andere an sich binden und sie von sich abhängig machen; starke Persönlichkeit mit gekränkter Seele

Erlöster Zustand: spontane Gefühlszuwendung, echte Hingabe, bedingungslose Liebe; geben und sich um andere kümmern, ohne dafür eine Gegenleistung zu erwarten; eigene Bedürfnisse zulassen und selbst erfüllen

 ### CLEMATIS, WEISSE WALDREBE:

Clematis ist unaufmerksam und lebt in seiner Traumwelt. Er ist unkonzentriert und vergesslich. Das Umfeld interessiert diesen Typus wenig, ihm fehlt der Bezug zur Realität.

Erlöster Zustand: aktiv in der Gegenwart leben, eigene Lebensumstände und andere Menschen bewusst wahrnehmen, die eigenen Sinne einbringen und gestalterische Begabungen kreativ umsetzen

 ### CRAP APPLE, HOLZAPFEL:

Fühlt sich innerlich und äußerlich unrein, ist putzsüchtig und sehr ordnungsliebend. Zwanghaftes und übertriebenes Sauberkeitsbedürfnis. *Crap Apple* fürchtet sich vor Insekten, Bakterien, Schmutz und Krankheiten.

Erlöster Zustand: körperliche und seelische Bedürfnisse kennenlernen, Sinn für die eigene Körperlichkeit und innere Reinigung entwickeln

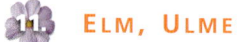 **ELM, ULME:**

Großes Verantwortungsgefühl und selbst auferlegter Leistungszwang. *Elm* kann selbst schwierige Aufgaben meistern, fühlt sich aber plötzlich überfordert und hat das Gefühl, seinen Aufgaben nicht gewachsen zu sein.

Erlöster Zustand: körperliche und psychische Leistungsfähigkeit besser einschätzen, persönliche Bedürfnisse wahrnehmen und zulassen, mehr Rücksicht auf sich selbst nehmen, Aufgaben delegieren

 GENTIAN, HERBSTENZIAN:

Skeptiker, Zweifler, Pessimist. *Gentian* lässt sich leicht entmutigen, ist willensschwach und hat wenig Durchhaltekraft. Besonders nach einen Schicksalsschlag oder großen Enttäuschungen neigt er zur Schwarzseherei und hadert mit seinem Leben.

Erlöster Zustand: Hindernisse im Leben als Wachstumschance begreifen und zuversichtlich neuen Mut schöpfen, positives Denken, optimistische Lebenseinstellung

 GORSE, STECHGINSTER:

Im blockierten Zustand gibt *Gorse* jede Hoffnung auf und resigniert innerlich wie äußerlich. Er findet sich passiv mit seinen Lebensumständen ab und wagt nicht den Neuanfang. Innere Erschöpfung. No-Future-Generation. Die Bach-Blüte *Gorse* kann bei Verlusten, Enttäuschungen oder schweren Krankheiten eine Trendwende herbeiführen und die Lebensflamme anfachen.

Erlöster Zustand: Hoffnung und Zuversicht, neue Möglichkeiten sehen

 HEATHER, HEIDEKRAUT:

Selbstbezogen, egozentrisch und geltungsbedürftig. *Heather* spricht am liebsten von sich selbst und braucht ein großes Publikum oder Mitläufer. Auch sein Denken kreist nur um sich selbst. Er kann nicht allein sein, fühlt sich seelisch „unterernährt" und bleibt das bedürftige Kleinkind.

Erlöster Zustand: anderen einfühlsam, verständnisvoll und aufmerksam begegnen; ein gesundes Selbstwertgefühl entwickeln

 HOLLY, STECHPALME:

Negative Emotionen quälen den *Holly*-Menschen. Er neigt zu Eifersucht und Misstrauen, trägt Hass und Zorn in sich. Wenn *Holly* enttäuscht oder gekränkt wird, reagiert er trotzig und aggressiv.

Erlöster Zustand: auf Probleme gelassen reagieren, neue Perspektiven und Ausdrucksmöglichkeiten entdecken, Herz und Verstand in sich vereinen, eigene Gefühle bewusst wahrnehmen und zulassen

16. HONEYSUCKLE, GEISSBLATT:

Honeysuckle kann sich nicht von der Vergangenheit lösen und sehnt sich wehmütig nach den „guten alten Zeiten". Nostalgie und Antiquitäten sind ihm wichtig. Heimweh nach der Heimat.

Erlöster Zustand: die eigene Vergangenheit aufarbeiten, aktiv in der Gegenwart leben und vertrauensvoll in die Zukunft blicken

 ### 17. HORNBEAM, HAINBUCHE:

Geistige und seelische Erschöpfung, Schwäche und Kraftlosigkeit. *Hornbeam* braucht Abwechslung. Bei eintönigen Tätigkeiten fühlt er sich unmotiviert und träge; besonders für Morgenmuffel und Menschen, die immer wieder unter Montagsdepression leiden.

Erlöster Zustand: geistige Frische, Freude und Selbstverwirklichung statt Zwang und Pflicht, das Gleichgewicht von Anspannung und Entspannung wahrnehmen und leben

 ### 18. IMPATIENS, SPRINGKRAUT:

Bei *Impatiens* stehen im blockierten Zustand Ungeduld und Gereiztheit an der Tagesordnung. Er kann einfach nicht warten und steht ständig unter Strom. Schon beim kleinsten Anlass kann *Impatiens* äußerst cholerisch werden. Auch sein Körper reagiert auf die innere Unruhe und Überreiztheit mit plötzlich auftretenden Spannungsschmerzen, nervösem Juckreiz oder Bluthochdruck.

Erlöster Zustand: die Langsamkeit entdecken, Geduld und Verständnis für sich und andere entwickeln

 ### 19. LARCH, LÄRCHE:

Schüchtern und zaghaft fühlt sich *Larch* anderen schnell unterlegen und gibt sein Vorhaben oder sich selbst auf. Er wird von Minderwertigkeitsgefühlen geplagt und ergeht sich in Selbstzweifeln. Oft haben *Larch*-Menschen eine schwere Kindheit hinter sich oder sie werden gemobbt.

Erlöster Zustand: Selbstvertrauen, sich von den Maßstäben anderer lösen, die eigenen Träume verwirklichen

 ### 20. MIMULUS, GEFLECKTE GAUKLERBLUME:

Mimulus ist sehr empfindsam und verletzlich. Er fürchtet sich ständig vor irgendetwas, schränkt sein Leben aus „Angst vor der Welt" ein und reagiert äußerst schüchtern und zurückhaltend. *Mimulus*-Menschen werden schnell rot, wenn man sie anspricht. Übersensibel, wie sie sind, wollen sie am liebsten in Ruhe gelassen werden.

Erlöster Zustand: Gefahren realistisch einschätzen lernen, der eigenen Angst mit Mut und Zuversicht begegnen

 ### 21. MUSTARD, ACKERSENF:

Grundlose Traurigkeit, Freudlosigkeit, Depression und seelische Antriebslosigkeit. *Mustard* hat im blockierten Zustand zu nichts mehr Lust, eine tiefe Melancholie macht ihn urplötzlich betrübt und niedergeschlagen. Introvertiert und deprimiert ist er in seelischer Trauer gefangen.

Erlöster Zustand: Freude am Leben, sich dem Strom des Lebens anvertrauen, inneres Gleichgewicht, Gelassenheit und Optimismus

 ### 22. OAK, EICHE:

Oak ist ein erschöpfter Kämpfer. Pflichtbewusst und unermüdlich gibt er nie auf und lädt weiter alle Verantwortung auf sich. *Oak*-Menschen verbeißen sich in ihrer Arbeit und können sich nicht mehr entspannen. Nicht selten führt der Dauerstress, dem sie sich aussetzen, zum nervösen Zusammenbruch.

Erlöster Zustand: inneres Loslassen, Verpflichtungen im Rahmen der Möglichkeiten erfüllen, eigene Leistungsgrenzen erkennen und Erholungspausen einplanen

 ### 23. OLIVE, OLIVE:

Olive fühlt sich körperlich und seelisch erschöpft, ausgelaugt und leer, verausgabt sich aber trotzdem weiter. Das Mittel der Wahl bei Schwächezuständen aller Art, besonders nach langer oder schwerer Krankheit und für Menschen aus unglücklichen familiären Verhältnissen.

Erlöster Zustand: eigene Belastungsgrenzen bewusst wahrnehmen, sich stärkende und kräftigende Erholungsphasen zugestehen, mit den eigenen Kraftreserven ökonomisch umgehen

 ### 24. PINE, KIEFER:

Unangebrachte und übertriebene Schuldgefühle führen zu Depression und Erschöpfung. *Pine*-Menschen fühlen sich wertlos und verurteilen sich selbst für jeden Fehler, den sie machen. Sie sind oft zwanghaft perfektionistisch und können nichts annehmen. Quälendes Unzulänglichkeitsgefühl, Opfertyp.

Erlöster Zustand: eigene Wertschätzung, selbstverantwortlich und lebensbejahend, kann Verantwortung abgeben und sich selbst mit all seinen Fehlern annehmen

25. RED CHESTNUT, ROTE KASTANIE:

Red Chestnut macht sich ständig Sorgen um andere. Überstarke Vater- und Mutterbindung, übertriebene Fürsorglichkeit.

Erlöster Zustand: bei sich selbst bleiben, die eigene Persönlichkeit ausleben, Balance zwischen Mitgefühl und Respekt vor der Eigenständigkeit anderer finden

 ### 26. ROCK ROSE, GELBES SONNENRÖSCHEN:

Rock Rose ist das Mittel für Notfälle, Panik und Schock. Nach Unfällen, begleitet die Prüfungen des Lebens, bei plötzlichen Angstzuständen und körperlichen Problemen wie Asthmaanfällen, Albträumen oder Herzrasen.

Erlöster Zustand: innere Ruhe; körperliche, geistige und seelische Gelassenheit; dem Leben offen und spielerisch gegenüberstehen

 ### 27. ROCK WATER, WASSER AUS HEILKRÄFTIGEN FELSQUELLEN:

Rock Water-Menschen sind mit sich selbst streng und unnachgiebig, unterdrücken ihre eigenen Bedürfnisse, verbieten sich jegliche Freude am Leben und neigen zu starrer Disziplin sowie Perfektionismus. *Rock Water* ist das Lebenselixier unter den Bach-Blüten.

Erlöster Zustand: das Leben bejahen, sich selbst annehmen und etwas gönnen, die innere und äußere Freiheit leben und genießen, absichtslose Meditation

 ### 28. SCLERANTHUS, EINJÄHRIGER KNÄUEL:

Die Bach-Blüte für Menschen, denen es schwerfällt, sich zu entscheiden. *Scleranthus* mangelt es an innerem Gleichgewicht und Harmonie. Er ist sprunghaft, unschlüssig, unkonzentriert und innerlich zerrissen. Ganz gleich ob himmelhoch jauchzend oder zu Tode betrübt, seine Stimmungsschwankungen lassen ihn nicht zur Ruhe kommen.

Erlöster Zustand: innere Ausgeglichenheit, eigene Entscheidungen treffen, Prioritäten setzen, Mut und Harmonie spüren

 ### 29. STAR OF BETHLEHEM, DOLDIGER MILCHSTERN:

Diese Bach-Blüte ist ein Seelentröster bei körperlicher und seelischer Erschütterung. Sie hilft uns dabei, Schockzustände aller Art – wie seelische Verletzungen, Kummer und Schuldgefühle – zu verarbeiten. Nach Unfällen und Operationen, wiederkehrenden Albträumen und bei chronischen Erkrankungen.

Erlöster Zustand: sensibel und gefühlsoffen durchs Leben gehen, innere und äußere Kraft spüren und leben

30. SWEET CHESTNUT, EDELKASTANIE:

Für Menschen, die keinen Ausweg mehr aus ihrer tiefen Verzweiflung wissen. Die Bach-Blüte bei Seelenqualen, in Lebenskrisen und bei schweren Depressionen. *Sweet Chestnut* steht kurz vor dem seelischen und körperlichen Zusammenbruch und sieht in seiner Hoffnungslosigkeit das Licht am Ende des Tunnels nicht mehr. Für alle, die plötzlich nicht mehr weiter wissen.

Erlöster Zustand: Probleme und Widrigkeiten als Wachstumschance begreifen, Selbstbewusstsein und Vertrauen in die eigenen Stärken entwickeln, Wandlung und Erlösung geschehen lassen

31. VERVAIN, EISENKRAUT:

Vervain ist reizbar, setzt sich fanatisch für eine Sache ein. In seinem Übereifer wird er schnell aufdringlich und missionarisch. *Vervain*-Menschen stehen unter einer hohen inneren Anspannung und verfolgen eine Sache selbst dann noch weiter, wenn sie mit ihren Kräften längst am Ende sind.

Erlöster Zustand: in allen Dingen das rechte Maß finden, mit sich selbst und anderen behutsam und tolerant umgehen, mit innerer und äußerer Achtsamkeit lernen loszulassen

32. VINE, WEINREBE:

Vine ist ein kleiner Tyrann, der andere rücksichtslos nach seiner Pfeife tanzen lässt. Er ist machtorientiert, rechthaberisch und intolerant. *Vine*-Menschen haben eine große Willenskraft und ein starkes Durchsetzungsvermögen. Sie sind schlechte Verlierer.

Erlöster Zustand: die Persönlichkeitsgrenzen anderer einfühlsam achten und respektieren, mit sich selbst und anderen aufgeschlossen und tolerant umgehen, Herz und Verstand gehen Hand in Hand und führen zu innerer Weisheit

33. WALNUT, WALNUSS:

Die Bach-Blüte für labile und gutgläubige Menschen, die sich leicht verunsichern lassen, und für Übergänge in neue Lebensphasen. *Walnut* steht vor einer großen Lebensumstellung oder macht eine persönliche Krise durch, kann sich aber nicht entscheiden und weiß nicht, wie er den Durchbruch angehen soll. Nach dem gelungenen Übergang hält er weiter an alten Gewohnheiten fest.

Erlöster Zustand: unbeirrt den eigenen Weg gehen, Mut und Kraft für den Neuanfang schöpfen und den entscheidenden Schritt tun.

34. WATER VIOLET, SUMPFWASSERFEDER:

Water Violet ist innerlich reserviert und fühlt sich anderen überlegen. Er kann nicht unbefangen auf Menschen zugehen, begegnet ihnen verschlossen und arrogant und ist im Grunde ein innerlich und äußerlich isolierter Einzelgänger.

Erlöster Zustand: Individualität und Eigenständigkeit leben und zugleich ein ausgewogenes Verhältnis von Nähe und Distanz zulassen, Mitgefühl für andere und Bereitschaft zur Kommunikation

35. WHITE CHESTNUT, WEISSE ROSSKASTANIE:

Die Gedanken von *White Chestnut* kreisen unaufhörlich um eine Sache. Auch von seinen fixen Ideen wird er regelmäßig überrannt. Er fühlt sich wie in einem Hamsterrad gefangen. In seinem Gedankenkarussell herrscht ein ständiges Geplapper, das *White Chestnut* in innere Überaktivität versetzt, ihm den Schlaf raubt und häufig zu Konzentrationsproblemen und Kopfschmerzen führt.

Erlöster Zustand: innere Ruhe und Geborgenheit, geistige Klarheit

36. WILD OAT, WALDTRESPE:

Wild Oat hat unklare Vorstellungen von seinen Zielen und leidet unter der Ziellosigkeit seines Lebens. Er sucht verzweifelt seine Lebensaufgabe und tanzt dabei mitunter auch auf mehreren Hochzeiten. Unzufrieden und frustriert kann er seine Möglichkeiten und sein Talent nicht nutzen.

Erlöster Zustand: die eigene innere Berufung und die seelischen Bedürfnisse erkennen, nach innen schauen und den Sinn des Lebens finden

37. WILD ROSE, HECKENROSE:

Wild Rose ist teilnahmslos und apathisch. Er kapituliert innerlich vor den ihm gestellten Aufgaben, fügt sich in sein Schicksal lässt sich resigniert durchs Leben treiben. Mangelnder Lebenswillen und innere Antriebslosigkeit schränken sein Leben ein und ersticken seine Lebensgeister.

Erlöster Zustand: sich dem eigenen Leben positiv und aktiv zuwenden und Freude daran empfinden, die Lebenschance ergreifen

38. WILLOW, WEIDE:

Bitterkeit und Groll sind zentrale Themen im Leben von *Willow*. Er fühlt sich dem Schicksal hilflos ausgeliefert, reagiert beleidigt und enttäuscht und ist davon überzeugt, dass andere Schuld daran haben.

Erlöster Zustand: eigenverantwortlich durchs Leben gehen, auf andere versöhnlich und verzeihend zugehen, positives Denken

Blütenessenzen

Blütenessenzen werden seit Jahrtausenden nicht nur im Osten geschätzt, doch wahrscheinlich reicht das Wissen um die Heilkraft der Blüten noch viel weiter zurück. Schon in Atlantis und Lemuria sollen vor über 400.000 Jahren Blütenessenzen genutzt worden sein. In unserem Lieblingsfilm „Avatar" verbinden sich Lebewesen miteinander. So könnte es sich im Anbeginn der Zeitrechnung auch in Atlantis zugetragen haben. Unsere Vorfahren, von denen die Mythen berichten, waren zarte ätherische, körperlose Geschöpfe. Sie erspürten Tiere und Pflanzen und nährten sich bei Bedarf mit ihrer reinen Energie.

Dieses Wissen um die große Kraft der Pflanzen und Bäume ist heute noch bei vielen Naturvölkern erhalten und wird von Medizinmännern und Schamanen gehütet. Und auch unseren keltischen Vorfahren und den Alchemisten war die heilende Kraft dieser Essenzen bekannt. In der Homöopathie nutzt man schon seit dem 19. Jahrhundert Essenzen aus tierischen Bestandteilen sowie aus Pflanzen, Steinen, Mineralien und Metallen. Edward Bach entdeckte, wie wir im Kapitel „Bach-Blüten-Therapie" bereits gesehen haben (siehe Seite 59), im letzten Jahrhundert die Kraft der Blütenessenzen neu. Zu Bachs Zeiten waren 38 Blütenessenzen im Einsatz. Doch Essenzen können aus allen Pflanzen gewonnen werden und so entwickelte sich die Blütenarznei mit Hunderten neu entwickelten Blütenessenzen weiter. Heute finden vielfältige Blütenessenzen eine breite therapeutische Anwendung.

1995 trugen Amanda Cochrane und Clare G. Harvey zahlreiche Blütenessenzen in einer Enzyklopädie zusammen (siehe „Literaturempfehlungen" ab Seite 217), die zu einer eingehenden Vertiefung in diese Materie einlädt. Auf der ganzen Welt gibt es inzwischen Arbeitsgruppen, die sich mit der Wirkung von Blütenessenzen beschäftigen. Selbst die Anwender traditioneller Heilverfahren tauschen ihre Erfahrungen aus und vernetzen sich.

Blüten symbolisieren nicht nur reine Liebe und Einzigartigkeit, sondern bringen uns schon durch ihren Anblick Glück und bereiten uns Freude. Wir alle genießen es, wenn nach den kalten Wintermonaten der Frühling Einzug hält und uns überreichlich mit seinen betörend riechenden Blüten beschenkt. In diesen Momenten spüren wir die Einheit von Körper, Geist und Seele und die Verbundenheit mit der Natur und ALLem, was ist. Wir können jede Blüte als Heilpflanze ansehen und uns mit ihrer Kraft verbinden, indem wir mit ihr Zwiesprache halten, ihren Duft einatmen und ihr unsere Liebe aus der Mitte unseres Herzens schenken.

Von Paracelsus wissen wir, dass keine Pflanze, kein Baum und kein Wildkraut zufällig in unserem Garten oder in unserer unmittelbaren Umgebung wachsen. Nach Paracelsus versorgt uns die Natur gezielt mit genau dem Heilkraut und der heilenden Essenz, die wir benötigen. Wir können achtsam schauen, welche seltenen Pflanzen und auch Baumschösslinge ganz von selbst in unserem Garten aufgehen oder welche Pflanzen darin überdurchschnittlich häufig vorkommen.

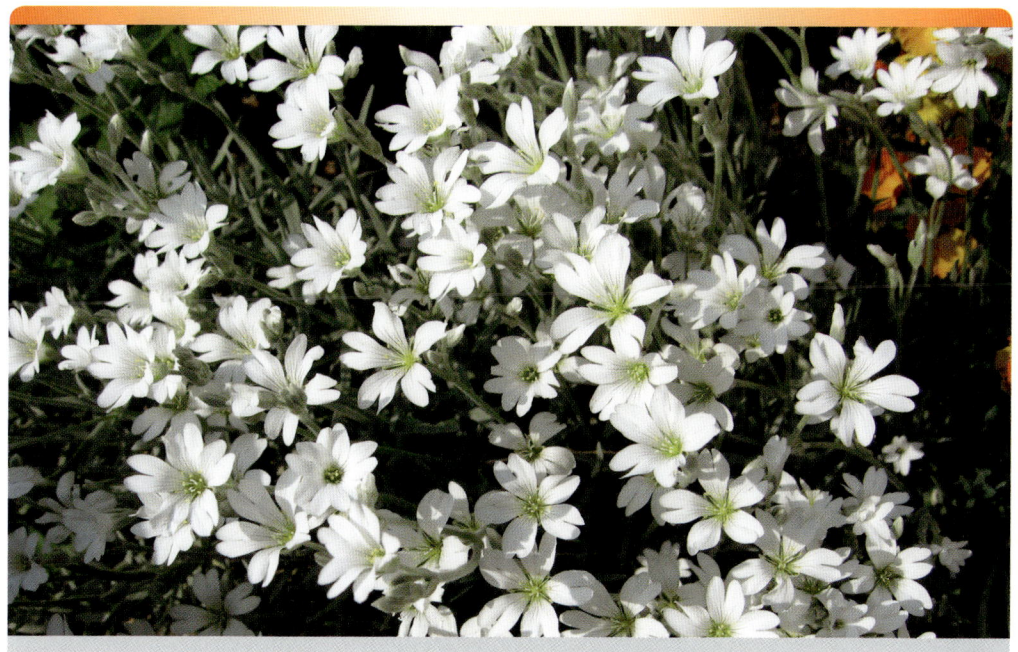

Die Pflanzen in unserem Garten versorgen uns mit ihrer Heilkraft.

Das ist oft ein Hinweis darauf, was wir oder ein Familienmitglied besonders benötigen.

Wir können dann dem Vorbild von Edward Bach folgen und nach seinem Verfahren unsere eigenen Blütenessenzen herstellen. Wir sammeln am frühen Morgen die noch mit Tau benetzten Blüten oder Blätter von Bäumen. Dann legen wir sie in eine Schale mit Quellwasser, stellen diese in die Sonne und lassen die Blüten oder Blätter Sonnenenergie aufnehmen. Unsere ganz persönliche Essenz füllen wir anschließend mit hochprozentigem Alkohol auf und machen sie so haltbar.

Aber wir können die Heilkraft der Bäume auch auf eine ganz besondere Weise nutzen. Die nachfolgende Erkenntnis stammt von der russischen Heilerin Anastasia, die als Einsiedlerin in den Wäldern der sibirischen Taiga lebt und dort kurz nach der Öffnung Russlands von dem russischen Geschäftsmann Wladimir Megre entdeckt wurde. Ihr uraltes Wissen wurde 1996 von Megre veröffentlicht (siehe „Literaturempfehlungen" ab Seite 217) und berührte weltweit die Herzen unzähliger Menschen. Auch Anastasia weiß von der überaus großen Liebe der Bäume und Pflanzen für die Menschen, die sich ihnen öffnen. „Unsere" Bäume lieben uns so sehr, dass sie uns mit einer besonderen Gabe beschenken und dadurch heilen möchten. Doch wie können wir dies praktisch umsetzen? Ganz einfach, indem wir eine Gießkanne mit Wasser füllen, hinein spucken und die Obstbäume und Sträucher in unserem Garten damit gießen. Die Pflanzen erkennen anhand unserer DNS, die ja in unserem Speichel enthalten ist, wie es um unseren Gesundheitszustand bestellt ist und was uns fehlt. Die Pflanze produziert nun genau die Vitamine, Mineralien, Spurenelemente und Stoffe, die wir benötigen, damit wir wieder gesund und vital werden. Wenn wir uns von diesen Früchten, Beeren, Blättern, Nüssen und Saaten ernähren, bekommen wir unsere ganz persönliche Medizin aus der Naturapotheke. Auf diese Weise haben wir die Erkenntnis von Paracelsus praktisch angewandt: „Eure Nahrung soll euer Heilmittel sein und euer Heilmittel soll eure Nahrung sein."

Räucherungen mit Baumauszügen

Im Alten Ägypten waren Weihrauch, Wacholder und Zypressenholz besonders für Räucherungen wichtig. Doch auch in unserem Kulturraum ist das Räuchern schon seit Tausenden von Jahren bekannt. Die Germanen räucherten beispielsweise gern mit Wacholder.

Im Mittelalter trugen Pestärzte Schutzmasken mit langen Schnäbeln. Diese präparierten sie mit Düften, um sich vor der ansteckenden und todbringenden Krankheit zu schützen.

In vielen Naturheilpraxen setzen Therapeuten auch heute hochwertige Öle und Essenzen als Aromatherapie ein. Räucherungen sorgen nicht nur für wohltuenden Raumduft, sie wirken wie auch die Aromatherapie ganzheitlich und setzen körperliche, psychische und spirituelle Prozesse in Gang.

Rudolf Steiner beschrieb dies in einem seiner Vorträge: „Der Duft ist eine Brücke zur beseelten Welt oder zur Weltseele." Pflanzendüfte wirken auf den Astralleib, auf das Ätherische und das Energie bringende. Der Geruchsnerv ist der erste Hirnnerv. Düfte werden von dem ältesten und tief liegendsten Teil unseres Gehirns aufgenommen, dem Reptiliengehirn. Es leitet den Duft in das limbische System und in den Hypothalamus weiter, dann zurück an das vegetative Nervensystem, das unser Drüsensystem anregt. Durch Düfte werden nicht nur unsere Urgefühle beeinflusst und Reflexe ausgelöst, sie beruhigen oder erregen je nach Duft auch unser Nervensystem. Gerüche beeinflussen zudem unsere Sexualhormone und unser Verhalten. Aber auch synthetische Düfte wie Parfums haben eine entsprechende Wirkung auf unseren gesamten Organismus, auf unser Agieren und Reagieren.

Düfte wecken Erinnerungen und Assoziationen. Der Geruch von Weihrauch erinnert zum Beispiel an alte Kirchen. Der Duft, der Heimatgefühle in uns weckt, kann ein modriger Kellermief sowie der Geruch von gekochten Kartoffeln oder des intensiven Reinigungsmittels unserer putzwütigen Großmutter sein. Bei Meike weckt beispielsweise der Duft von frischem Beifuß Heimatgefühle, denn in ihrer Praxis kommt Beißfuß bei der Moxibustion von Akupunkturpunkten zum Einsatz. Diese Duftbotschaften wirken auf Menschen, Tiere und Pflanzen.

Pflanzen können Duftbotschaften an Insekten und Tiere aussenden, um sie zu ihrer Bestäubung anzulocken. Und auch wir Menschen fühlen uns durch die

Duftbotschaften von Pflanzen oft berührt. Unser gesamter Organismus reagiert darauf. Auf diese Weise können innere Heilungsprozesse angeregt werden. Aromatherapie, Bach-Blüten und Homöopathie bringen uns mit ihrer feinen heilenden Schwingung auf den Weg zu ganzheitlicher Gesundheit. Pflanzen können uns einen Zugang zu tieferen Seelenschichten eröffnen. Auch Räucherungen helfen dabei.

So werden beim Räuchern mit Beifuß beispielsweise sämtliche Grenzen überschritten und eine Reise in das Totenreich und wieder zurück wird uns gestattet. Beifuß vertreibt Insekten und Dämonen.

Wacholder ist einer der sakralen Räucherstoffe, der in nahezu jedem Kulturkreis Verwendung findet, in Tibet ebenso wie in Sibirien, und auch bei uns wurde schon zur Zeit der Mammutjäger mit Wacholder geräuchert. In manchen Schwitzhüttenritualen kommen Wacholderzweige zum Einsatz. Wacholder wirkt regulierend auf Niere und Blase. Das magische Kraut soll zudem unruhige Geister vertreiben.

In unseren Breitengraden eignen sich auch der rote Hartriegel und die Kornelkirsche für Räucherungen, die eine verdauungsanregende Wirkung haben. Für die entsprechende Räuchermischung verwenden wir das getrocknete Holz, die Blätter oder die Blüten beider Baumarten.

Eine heilkräftige Wirkung geht auch von Tannen- und Fichtenharz aus. Der Rauch dieser Harze verbindet uns mit Urbildern, bringt uns inneren Frieden und fördert die Meditation. Das frisch geschlagene Holz von Tannen, Kiefern und Fichten erinnert uns an Weihnachten und versetzt uns in eine heitere Stimmung. Die Tanne gilt bei uns als Baum der Hoffnung und Zuversicht. Wenn wir ihr Harz verräuchern, fördert das unsere Hellsichtigkeit und verhilft uns insbesondere in den Raunächten (zwischen dem 21. Dezember und dem 6. Januar) zu guten und vorausschauenden Träumen.

DIE BAUM-PORTRÄTS

Ahorn, Acer

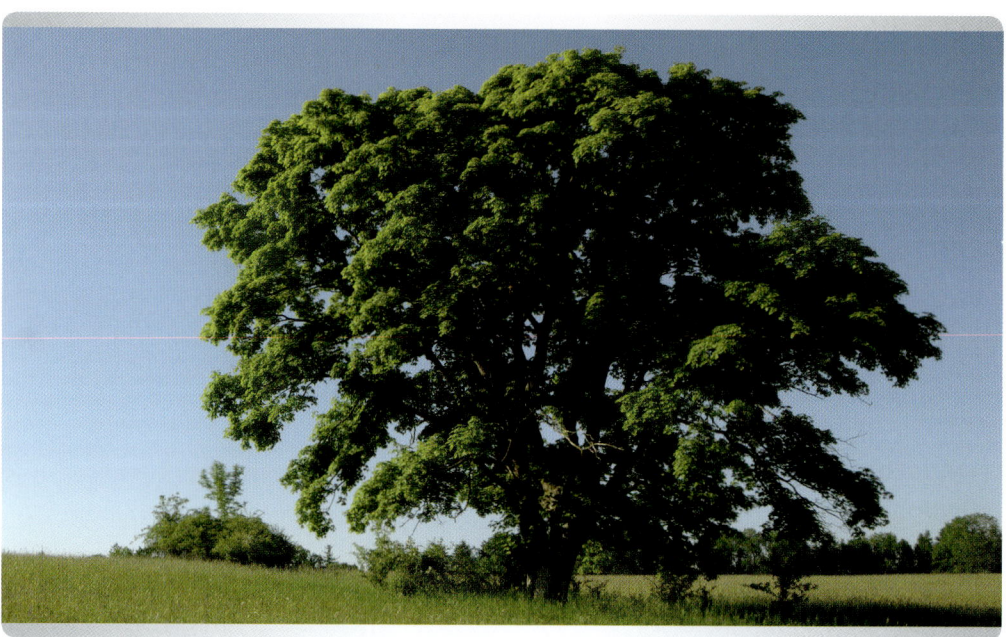

Familie: Ahorne, *Acer*

Vorkommen: Amerika, Europa, Kaukasus, Nordafrika, Ostasien

Beschreibung: bis zu 20 Meter hoch. Es gibt etwa 150 verschiedene Ahornarten wie den Feldahorn, den Spitzahorn oder den Bergahorn. Einige der Arten wachsen als Busch, andere als Baum. Starker, glatter graubrauner Stamm, dichtes dunkelgrünes Laub, das sich im Herbst rötlich-gelb verfärbt. Zweige mit geflügelten Früchten. Blätter gegenständig und bis zu 10 Zentimeter lang; fünflappiges Blatt, auf der Oberseite sehr glatt, auf der Unterseite behaart, grob gezähnt.

Blüte: im April; kleine gelblich-grüne, klebrige Blütenrispen oder Trugdolden am ansonsten kahlen Baum. Die Blüten werden von Insekten bestäubt. Es gibt getrenntgeschlechtige und zwittrige Blüten.

Früchte: ab Sommer; geflügelte Früchte, Flügel waagerecht bis stumpfwinklig abstehend

Nutzbare Pflanzenteile: Holz, Sirup aus dem Stamm, Blätter, Früchte, Blüten

Verwendung: Holz: Das feste, elastische und widerstandsfähige Holz des Ahorns zählt zu den Edellaubhölzern. Es wird verwendet für den Möbelbau sowie als Zier- und Resonanzholz für Musikinstrumente. Ahorn ist ein beliebtes Furnierholz und zeichnet sich durch seinen guten Klang aus.
Stamm: Durch Abzapfen des Pflanzensaftes wird Sirup gewonnen.

Junge Blätter: als Brotbelag oder Frühlingssalat, als Verband bei Insektenstichen. Ahornblätter können auch eingesetzt werden bei Rheuma und zur Fiebersenkung.

Früchte: als Marmeladenaufstrich

Blüten: als Frühlingssalat

Wirkstoffe: Flavonoide, Saponine, Gerbstoffe, Vitamin C, A und B, OPC, zuckerhaltiger Sirup

Wirkung: schweißtreibend, erwärmend, erfrischend, beruhigend, zusammenziehend

Geschichte und Mythologie

Fast überall auf der Welt belebt der Ahornbaum kahle Hänge, Felder oder ganze Landstriche und erfreut uns im Herbst mit seiner intensiven Laubfärbung: *Indian Summer*, in Gelb und Rot. Ahorngewächse existieren schon seit zehn Millionen Jahren. In den europäischen Wäldern wurde der Ahorn jedoch ab der Eiszeit durch andere Bäume ersetzt. Widerstandsfähigere Buchen und Eichen überstanden Kälteperioden besser.

Der Ahorn gräbt sich mit den Wurzeln tief in die Erde und kann daher als wirksamer Schutz vor Erosion dienen und spielt so eine wichtige Rolle als wertvoller und langlebiger Schutzwaldbaum. Es gibt Ahornbäume, die über 600 Jahre alt und zwanzig Meter hoch sind sowie einen Stammumfang von mindestens 16 Metern haben.

In Notzeiten dienten die Blätter des Ahorns als willkommene Abwechslung auf dem Speiseplan. Auch heute noch wird in manchen Regionen Ahornblättersauerkraut hergestellt. Und viele Tiere fressen die bunten Blätter mit Vorliebe. Die Heidschnucken in Meikes Garten fallen im Frühling regelmäßig über die zarten Blätter her und dezimieren sie stark.

Die Irokesen (ein nordamerikanischer Indianerstamm) glauben, dass eine Himmelsfrau im Ahorn lebte. Als diese schwanger wurde, gebar sie Zwillinge: den guten Geist, Ahorntrieb, und den bösen Geist, Feuerstein. Ahorntrieb schuf alles auf Erden, während sein Bruder alles niederbrannte und zerstörte.

Auch die Japaner verehren den Ahorn als heiligen Baum wegen seiner Schönheit, die sich besonders im Herbst zeigt. Der Hirsch trägt den japanischen Baum des Lebens und steht für seine Erneuerung. Wie der Hirsch jährlich sein Geweih verliert und neu wachsen lässt, so steht dieser Baum für die Wiedergeburt.

In vielen anderen Kulturen gibt es die Vorstellung von einem Lebensbaum, dessen Krone Getreide und Früchte im Überfluss hervorbringen kann.

Der Geist des Ahorns ist meist zwittrig oder androgyn. Er trägt die männliche und weibliche Kraft in sich und weiß daher viel über das Gleichgewicht von und die Verbindung zu Mutter Erde. Die weibliche Seite ist nährend, weckt die intuitiven und kreativen Kräfte, zieht Feen an und soll Hoffnungen und Wünsche erfüllen.

In Kanada wird der Ahorn besonders verehrt und ist als Blatt sogar auf der Flagge des Landes zu bewundern. Der Ahorn steht für Bescheidenheit und Harmonie, aber auch für die Vergänglichkeit des Lebens. Für uns steht er aber eindeutig für das Leben. Ahornsirup versüßt vielen Menschen das Leben und bringt uns durch seinen hohen Vitamin-C-Gehalt besonders in sonnenarmen Regionen und in den Wintermonaten nicht nur die Sonne zurück, sondern schützt auch vor Skorbut. Der gesunde Sirup wird gewonnen, indem man das Splintholz des Spitzahorns anbohrt und den leicht süßlichen Pflanzensaft auffängt. Der Baum darf

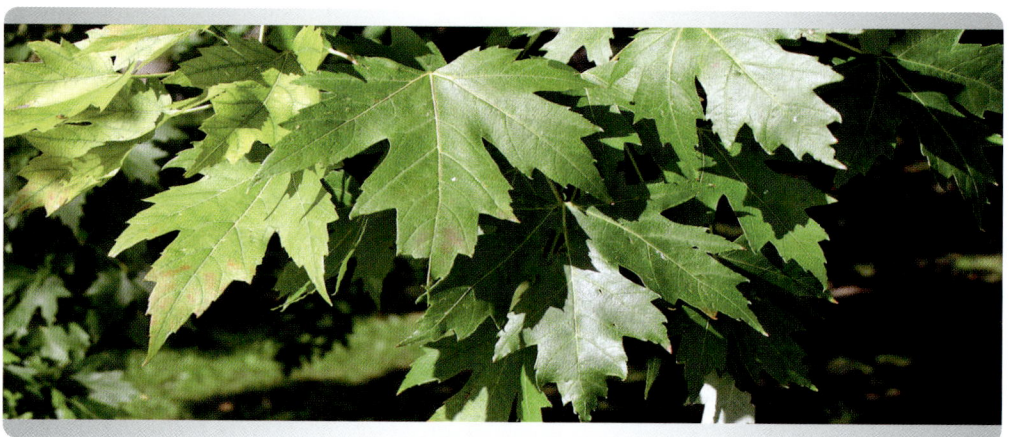

den Menschen sein Lebenselixier jedoch höchstens alle zwei Jahre spenden. Der gesammelte rohe Saft enthält sehr viele Mineralien wie Kalium, Magnesium, Silicea (Kieselsäure) und zahlreiche Vitamine. Durch Aufkochen wird der Ahornsaft dickflüssiger und süßer. Ein Baum produziert – je nach Größe – bis zu zwei Kilogramm Zucker.

Die kleinen Flügelfrüchte des Ahorns gelten als Symbol für Fruchtbarkeit. Alle Kinder kennen den Ahorn und lieben es, die kleinen Flügel im Herbst auf die Nase zu stecken und sich im Handumdrehen in Nashörner zu verwandeln. Die deutsche Bezeichnung „Ahorn" leitet sich von den spitz gefiederten Blättern einiger, in unseren Breiten heimischer Ahornarten ab. Der lateinische Begriff *acer* bedeutet „scharf" und bezieht sich auf das Holz, das sich gut anspitzen und zu Pfeilen verarbeiten lässt.

Geigen- und Gitarrenbauer verwenden das ausdrucksstarke Holz des Ahorns gern für die Resonanzböden der Musikinstrumente. Wird Ahornholz gut geschnitten und verarbeitet, sieht es wie geflammt aus. Tigeraugenmuster sind sehr beliebt, aber sündhaft teuer. Das schöne und beständige Ahornholz erfreut sich auch in der Spielzeugindustrie oder als Parkett guter Nachfrage.

Homöopathie: Die Acer-Persönlichkeit

In meiner Jugend war ich ein Tausendsassa, doch leider sind mir meine Lebensfreude, mein Temperament und meine schlagfertige Art abhandengekommen. Viele dunkle Jahre mit zahlreichen Todesfällen, meine Entlassung als Manager und auch die Krebserkrankung meiner Frau haben ihre Spuren hinterlassen. Noch immer hören mir Menschen gern zu, da ich ein guter Geschichtenerzähler und Redner bin. Doch seit einigen Jahren wurde die Kluft zwischen meinen Träumen und der Realität immer größer. Und plötzlich war ich verletzbar. Äußerlich nagte sich die Schuppenflechte durch meine Haut und ich litt häufig an Blasenentzündung oder auch an Depressionen. Im Grunde ist es die Süße des Lebens, die mir verloren gegangen ist. Ich wünsche mir ein unbelastetes Leben ohne diese fürchterlichen rheumatischen Schmerzen und möchte endlich wieder ohne Medikamente, Schmerzmittel oder Kortison leben. Doch leider bin ich von diesen Substanzen abhängig.

Ich mag besonders die unbeschwerten Filme mit Pierre Richard und Gérard Depardieu, aber auch Pop- und Rockmusik. Bei Marius Müller-Westernhagen und Herbert Grönemeyer kann ich neue Kraft tanken.

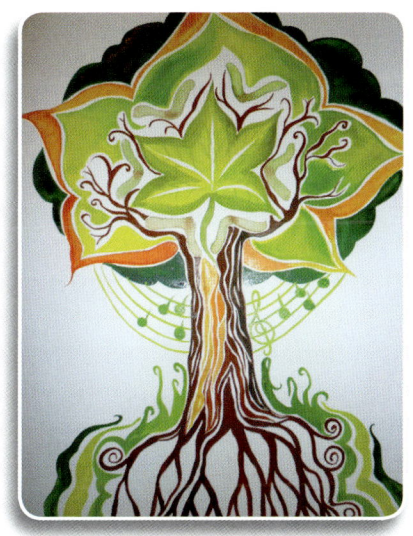

Der Ahorn
Dem Leben mit Freude und Lebenslust begegnen

Meditation: Ich entdecke meine Tatkraft wieder neu!

Erlöster Typ: Ich bin von Altlasten befreit.

Nahrungsvorlieben: Deftiges wie Steak oder Würstchen. *Acer* greift auch weiter zu, obwohl sein Hunger längst gestillt ist.

Erkrankungen: Erkältungskrankheiten, Blasenentzündung, Blasen- und Nierenschwäche, Rheuma, Hauterkrankungen, Ekzeme, Psoriasis (Schuppenflechte); Depression, die Süße des Lebens fehlt

Besserung: Wärme, Sonne, im Herbst, Arbeit

Verschlechterung: Kälte, Regen, Nebel, im Winter, zu viel Essen

Weiteres aus der Naturheilkunde

Die Blütenessenz *Norway Maple* wurde in Anlehnung an die klassischen Methoden der Bach-Blüten-Therapie von Edward Bach gesammelt und hergestellt. Es handelt sich dabei um eine *Miriama Fortem Flowers Essenz*. Die aus den Blüten des heilenden Spitzahorns gewonnene *Advanced Essence* hilft uns dabei, uns für die heilende, allumfassende Liebe zu öffnen. Sie fördert unsere Akzeptanz und wirkt heilsam bei Schockzuständen und Traumata. Diese Blütenessenz bringt mehr Freude, Entspannung und Leichtigkeit in unser Leben. Sie versorgt uns mit neuer Energie für einen spielerischen Neubeginn.

Der Anthroposoph Rudolf Steiner empfand die Heilwirkung der Mistel, die häufig auf dem Ahorn *(Acer)* wächst, als besonders stark. *Aceris*, die Mistel des Ahorns, wirkt laut Steiner besonders auf Lunge und Bronchien und kann selbst bei manchen Tumoren der Atemwege hilfreich sein.

Die Mistel wurde Anfang der 1920er-Jahre von Rudolf Steiner in die Krebstherapie eingeführt. Er erkannte ihre Geschwulst hemmende Wirkung im Laufe seiner geisteswissenschaftlichen Studien. Die Misteltherapie ist ungiftig und wirkt sich ganzheitlich auf den Körper aus. Bei welchen Tumorarten die Mistel angewendet wird, hängt entscheidend von der Wirtspflanze, hier dem Ahorn, ab. Bei der Misteltherapie umspritzen Therapeuten den Tumor fast täglich mit einem entsprechenden Mistelpräparat. Rudolf Steiner sprach der Mistel eine „den Tumor austrocknende" Wirkung zu. Sie verbessert das Allgemeinbefinden und verlängert das Leben.

Apfelbaum, Malus domestica

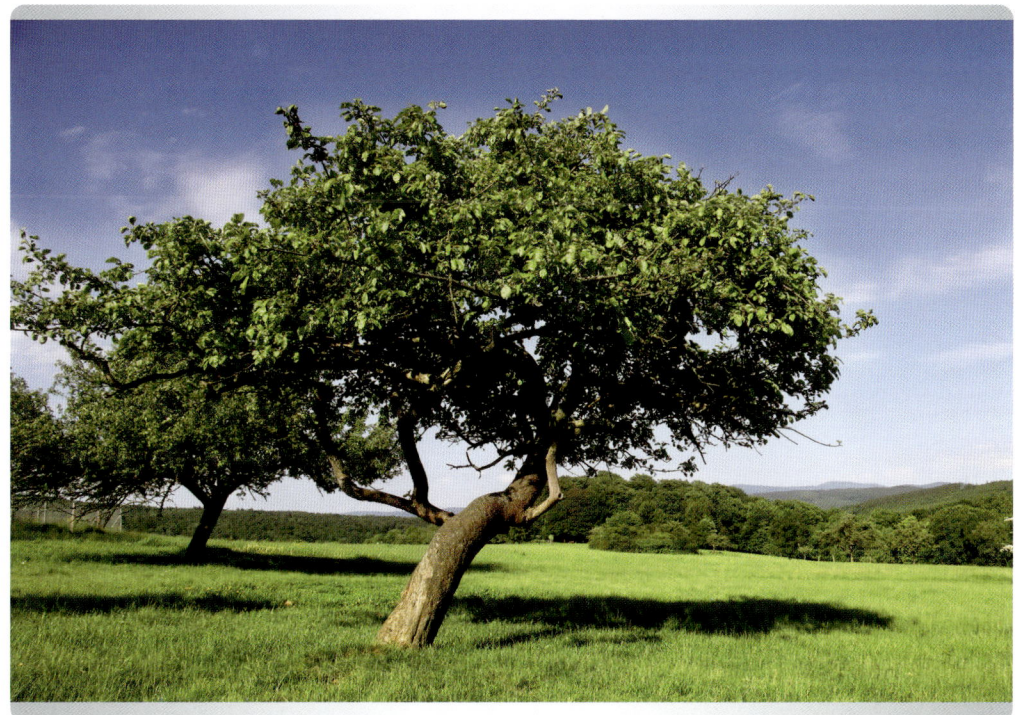

Familie: Rosengewächse, *Rosacae*

Vorkommen: Europa, Amerika, Asien

Beschreibung: bis zu 15 Meter hoch. Es gibt ungefähr fünfzig verschiedene *Malus*-Arten, von denen *Malus domestica*, der Kulturapfel, die bekannteste ist. Die Baumkrone ist bei frei stehenden Bäumen rundlich und ausladend. Gestielte Blätter, meist oval bis eiförmig und gesägt. Kulturapfel-Sorten befruchten sich nicht selbst und benötigen deshalb eine zweite Sorte als Pollenspender. Apfelbäume erreichen ein Lebensalter von circa 120 Jahren.

Blüte: von Mai bis Juni; weiß oder rosa auslaufende Blüten mit den typischen fünf Kronblättern eines Rosengewächses (wie auch bei Birnbaum, Weißdorn, Brombeere oder Himbeere)

Früchte: von August bis September; je nach Sorte in Farbe und Form unterschiedliche Äpfel

Nutzbare Pflanzenteile: Holz, Früchte, Fruchtschalen, in der Bach-Blüten-Therapie auch die Blüte

Verwendung: Holz: je nach Sorte von unterschiedlicher Qualität. Das harte und schwere Holz des Apfelbaumes gehört zu den heimischen Edelhölzern.

Früchte: beliebtes Obst zum Rohverzehr, als Mus gekocht oder als Kuchen gebacken.

Wirkstoffe: Pektin (schleimhaltige Droge), Vitamine und Mineralstoffe, Fruchtsäuren, Zucker (Glukose), Gerbstoffe, Quercetin, Enzyme, Amygdalin (Vitamin B 17 in den Kernen, dem eine Tumor vorbeugende und schrumpfende Wirkung nachgesagt wird).

Wirkung: entzündungshemmend, blutreinigend, entschlackend, stärkend, aufbauend, nährend, reguliert die Verdauung und regt den Stoffwechsel an; in der Traditionellen Chinesischen Medizin (TCM) eher nährend und durch den süßen Geschmack des Apfels Wirkung auf Milz und Magen

Geschichte und Mythologie

Der Apfel stammt ursprünglich aus dem Tianshan-Gebirge in Nordwestchina. Im himmlischen Gebirge, dem Herzen Asiens, waren die Bestände vor der rauen Witterung geschützt und konnten so ihre Süße entwickeln. Unsere heutigen Apfelsorten stammen von *Malus sieversii* ab. Vor ungefähr 6.000 Jahren haben unsere Vorfahren und auch zahlreiche Tiere, wie zum Beispiel Bären, diese wunderbare Frucht als schmackhaft erkannt und gern verzehrt. Insbesondere Vögel ließen so manchen Kern fallen und trugen auf diese Weise zur Verbreitung der beliebten Frucht bei. Von China aus gelangten ihre Samen auf natürlichem Wege bis in weit entlegene Gebiete. Zur Zeit Christi waren bereits 29 verschiedene Apfelsorten bekannt. Heute ist der Apfel weltweit bekannt und wird überall geschätzt. Seit dem 21. Oktober 1990 gibt es sogar den „Tag des Apfels".

Schon Homer war voller Bewunderung für den Apfel. Selbst die griechischen Götter und Göttinnen hatten eine enge Verbindung zu dieser Frucht. Sie war ihr „Zankapfel": Der schönsten Frau in Gestalt der Helena wurde die herrliche goldene Frucht als Liebeserklärung an die Auserwählte zugetragen und wurde schließlich zum Auslöser für den Trojanischen Krieg.

Die Römer erwiesen sich als exzellente Okulierer und Veredler. An dem Rom nahe gelegenen Hügel *Collis hortorum* legten sie prächtige Gärten für die Halbgötter, ihre Herrscher, an. Von den Römern stammt auch der Begriff *„malum"* für Apfel. Lucius Lucullus war nicht nur ein bekannter Feldherr, sondern kultivierte auch Kirschen und Äpfel. Reiche Römer beendeten ihr Mahl stets mit einem Apfel. Zumindest sie konnten sich dieses Obst, die Frucht der Vollendung, leisten.

Auch die Germanen kannten bereits Wildäpfel *(Malus sylvestris)*. So fanden Archäologen im Kreis Heilbronn bei jungsteinzeitlichen Ausgrabungen Apfelreste. In den folgenden Jahrhunderten kamen weitere Sorten dazu. Sie wurden vor allem in Klöstern angebaut und kultiviert.

Der große Mediziner, Astrologe und Philosoph Paracelsus (Theophrastus Bombastus von Hohenheim) beschrieb in seiner 1534 erschienenen Schrift „De historia plantarum" erstmals den Apfelbaum. Im Mittelalter kam die Mode auf, das Gesicht mit „Pomade" einzucremen. Dieses Gemisch aus Schweineschmalz, Rosenwasser und Apfelfruchtfleisch galt als Hautpflegemittel erster Güte.

In den Pomarien (Apfelgärten) der Fürsten wuchsen zur Zierde und zum Stolz des Gartenliebhabers die schönsten und größten Exemplare. Die Bäume wurden kunstvoll geschnitten und gezüchtet. Auch heute noch schneiden Gärtner Apfelbäume in kleinwüchsige, ertragreiche Formen. Kaiser Friedrich Wilhelm ließ von Brandenburg bis nach Pommern prächtige Apfelalleen anpflanzen. Sie dienten Reisenden als Schattenspender und Labsal. Weiterhin ordnete Friedrich Wilhelm an, dass jedes Brautpaar bei der Eheschließung mindestens sechs Apfelbäume pflanzen sollte. Auch heute noch ist es in manchen Gegenden bei Eheschließungen Brauch, Apfelbäume, Birnbäume oder Kirschbäume anzupflanzen. Dieser Brauch wird zudem noch bei anderen Anlässen wie der Taufe oder der Geburt eines Kindes gepflegt.

Meikes und Dagmars Großväter besaßen wunderbare und ertragreiche Obstgärten. Sie pflanzten dort vielerlei alte Apfelsorten an, die heute leider nicht mehr in aller Munde sind, darunter Berlepsch, Goldparmänen, Cox Orange und weiße Kläräpfel. Und sie beherrschten die Kunst des Pfropfens, der Veredelung von Obstbäumen, und stellten aus ihren Äpfeln und Birnen auch Most (vergorenen Saft) und Schnaps her.

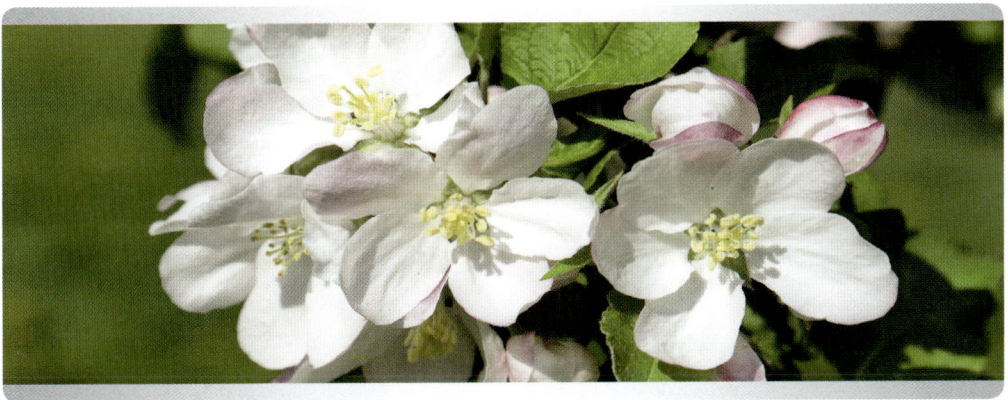

Der Apfel ist ein Symbol für die Liebe und die Fruchtbarkeit. Er ist Zeichen des Wortes, der Weltherrschaft (Warum wohl ließen sich Könige in alten Zeiten mit einem Apfel malen?) und der Rettung durch Christus. Der Reichsapfel wurde zum Sinnbild der Macht über die irdischen Dinge. Wie eine Weltkugel geformt, stellt der Apfel die Erde dar.

Der Apfel hat magische Eigenschaften. In der Mythologie ist der Apfelbaum ein wohliges Heim für die Feenwelt und das Einhorn. Seine reichhaltige Blüte zieht Feen an und übermittelt ihnen wahres Glück, ewige Jugend und innere Schönheit. Im Alten Ägypten wurde der Göttin Isis ein Apfel als Opfergabe gereicht. Pomona, die Göttin von Rom, galt als Herrscherin der Fruchtbäume und der Fruchtbarkeit. Dem Duft des Apfels verfielen die Mächtigen und Reichen, vor allem im Orient.

Die Frucht wurde auch in der Erotik verehrt. Die beiden Seiten des Apfels sehen aus wie Gesäßbacken und eine halbierte Frucht erinnert an das weibliche Geschlecht. Diese Ähnlichkeit führte schließlich zu dem Brauch, dass Brautleute zuerst einen Apfel und anschließend die Schlafkammer teilten.

Teilt man die Frucht horizontal, entsteht in der Mitte ein fünfseitiger Stern, ein Pentagramm. Es schütze einst vor Zauberern und Hexen und vor dem bösen Blick. Säuglingen legte man einen Apfel in die Hand. Sie sollten wie der Lebensbaum „Apfel" rote Bäckchen bekommen und überlebensfähig sein.

Angeblich hat Eva Adam im Paradies zum Biss in den Apfel verführt. Wissenschaftler sind allerdings der Ansicht, dass es sich dabei eher um eine Dattel, Feige oder einen Granatapfel gehandelt haben musste. Der Apfel der heidnischen Göttinnen ist seitdem verteufelt. Die Frau wurde zum Sinnbild der Verführung und Versuchung und wurde für die Erbsünde verantwortlich gemacht. Aber auch die jungfräuliche Maria hält auf vielen Bildern einen Apfel in der Hand. Sie hält die göttliche Liebe in ihrer Hand und in ihrem Bauch trug sie den Erlöser.

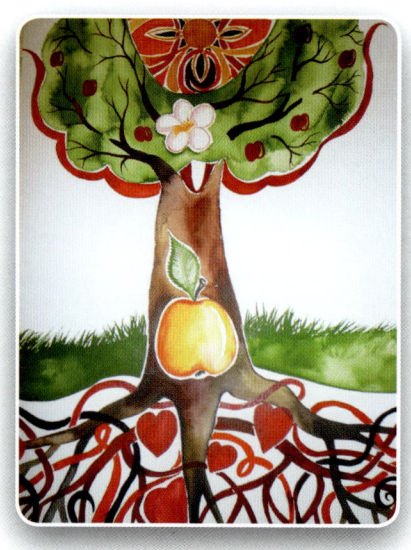

Der Apfelbaum
Die Frucht der Liebe

Meditation: Ich entdecke meine innere Wahrheit!
Erlöster Typ: in Liebe und Leidenschaft leben, sich auf das Wesentliche konzentrieren

Homöopathie: Die Malus domestica-Persönlichkeit

Ich bin immer für andere Menschen da. Aber ich selbst finde einfach keinen Ankerpunkt und auch keinen Menschen, der mir seine Gefühle zeigt und für mich sorgt. Ich wünsche mir ein Netz voller Fürsorglichkeit, in dem ich gut aufgehoben bin und aufgefangen werde. Wer kann mich bei der Heilung meiner geschundenen Seele unterstützen?

Ich ekle mich oft vor Schmutz und der Unsauberkeit anderer Menschen. Vielleicht habe ich auch einen Putzfimmel. Doch die schlechten Angewohnheiten meines Gegenübers kann man leider nicht einfach wegwischen. Ich leide unter Schleimabsonderungen, an Asthma, an fetten Stühlen und manchmal auch an Verstopfung. Mein Hautausschlag ist eher fettig und ich habe das Gefühl, dass ich dringend mal eine Fastenkur machen sollte. Die innere und äußere Säuberung ist einfach elementar.

Ich verzettele mich oft in Kleinigkeiten und sehe dann den Wald vor lauter Bäumen nicht mehr.

Auch meine innere Kurzsichtigkeit lässt mich manchmal die übergeordneten Zusammenhänge und die Sorgen der Welt vergessen. Wenn ich in meinem kleinen Kreis bleibe und mich um meine Mitmenschen kümmere, reicht das doch vollkommen aus. Mehr als das würde mich ohnehin zu sehr deprimieren. Außerdem komme ich auch aus meinem kleinen Dorf einfach nicht raus.

Manchmal glaube ich, dass ich wie Dornröschen seit hundert Jahren von Rosen umwoben bin und es nicht schaffe, aus meinen Gewohnheiten und Verhaltensmustern auszubrechen.

> *Nahrungsvorlieben:* Äpfel, süße Obstsorten, Erbsen, Süßigkeiten, Obstsäfte, Likör, Abneigung gegen hochprozentigen Alkohol
>
> *Erkrankungen:* Nervenerkrankungen, Neurosen, Asthma, Diarrhoe (Durchfall), Verstopfung, Magen-Darm-Erkrankungen, Hauterkrankungen, Adipositas; *Malus domestica* ist ein gutes Lernmittel.
>
> *Besserung:* Sonne, Ruhe, umsorgt werden
>
> *Verschlechterung:* Stress, psychische Belastungen, Alleinsein, Verlassensein, nachts

Weiteres aus der Naturheilkunde

Crab Apple ist eine Bach-Blüte für die Seele und für den kleinen Perfektionisten (siehe dazu auch das Kapitel „Bach-Blüten-Therapie", Seite 59-67). Die innere Ordnung wird wieder hergestellt. Putzzwänge werden abgemildert. Das verborgene Innere und das Übergeordnete werden erkannt. *Crap Apple*-Menschen leiden unter einer inneren Blockade und einem sie behindernden Ordnungs- und Reinheitsideal. Auf der anderen Seite kann *Crab Apple* gut übergeordnete Zusammenhänge erkennen und hat ein gepflegtes Äußeres. Seine übertriebene Sorge und Furcht vor Bakterien, Schmutz und ungepflegten Menschen erinnert an das homöopathische Mittel Arsenicum album.

Im erlösten Zustand wirkt *Crab Apple* stark reinigend und gilt daher auch als die Reinigungsblüte. *Crab Apple* kann bei folgenden Erkrankungen helfen: Wasch- oder Putzzwang, Neurosen, Schnupfen und Husten mit Auswurf, Erbrechen, Diarrhoe (Durchfall), Wundabsonderungen, Fisteln.

Rudolf Steiner sah den Apfel als Symbol der Liebe und der Vollkommenheit – als Symbol einer werbenden Liebe, die erobern will, um zu besitzen. Die Frucht von Maria war Jesus. Es ist ein Verlangen des Menschen, seine Fruchtbarkeit bis ins hohe Alter zu erhalten. Er wünscht sich ewige Jugend und die Überwindung des Todes. Doch bedeutet die Wiedergeburt nicht das ewige Leben? Ist der Tod nicht bloß ein Zugang zu einer anderen Welt?

Das Rosengewächs „Apfel" mit seinen typischen fünf Blütenblättern gibt es in unzähligen Formen, Geschmacksrichtungen und Farben. Apfelbäume sind normalerweise sehr anspruchslos. Allerdings sind für eine reiche Ernte optimale Bedingungen erforderlich. Der Apfelbaum dient nicht nur als Nahrung, sondern auch als Unterschlupf für Kleintiere wie Fledermäuse, Insekten und Vögel. Moose und Flechten besiedeln die Borke seines Stamms. Unter dem Apfelbaum wachsen Brennnessel, Gundermann, Lupine, Schnittlauch und allerlei andere Kräuter.

Als Kernobst besteht es zu 85 Prozent aus Wasser, Mineralien und vielen Vitaminen wie C, A, Folsäure, B, E, Pektinen, Fruchtsäuren und Ballaststoffen. Natürlich enthält ein gerade eben geernteter Apfel mehr Vitamine als ein lange gelagerter.

Die Heilwirkung des Apfels ist vielfältig. Er wirkt entzündungshemmend, blutreinigend, zusammenziehend und wird für seine verdauungsfördernde Wirkung gelobt. Auch beim Fastenbrechen ist der Apfel die erste Wahl. Auf Niere und Leber wirkt er belebend und ist ein gutes Heilmittel bei gestörter Magen-Darm-Funktion. Seine sekundären Pflanzenstoffe wirken vorbeugend gegen Herzinfarkt, Krebs und Schlaganfall. Dies geschieht in erster Linie durch die Basen bildenden Stoffe, die in ihm enthalten sind. Eine bereits bestehende Übersäuerung kann durch den Verzehr von Äpfeln abgemildert werden. Eine Apfelmaske kann empfindliche Gesichtshaut vor vorzeitiger Alterung schützen. Und bei offenen Beinen helfen Auflagen aus Apfelscheiben. Die Schleimstoffe des Apfels, die Apfelpektine, werden in der Medizin auch gegen Durchfall, bei Skorbut, Zahnfleischbluten und Fieber eingesetzt. Auch Apfelessig (am besten aus dem Reformhaus, dem Naturkostladen oder selbst hergestellt) wird gern zur innerlichen und äußerlichen Reinigung genutzt. Er ist zudem, als Spülung angewendet, ein sehr gutes Haarpflegemittel sowie ein gesunder Zusatz für Fußbäder. Apfelessig eignet sich auch zum Reinigen von Möbeln und anderen Einrichtungsgegenständen.

Süßes Apfelgemüse können Sie nach alter Tradition ausbacken und mit Zitronensaft und Agavendicksaft abschmecken. Ein frisches Apfelmüsli, mit Karotten gemischt, ist ein ebenso leckerer Vitamin-Kick wie ein Smoothie aus Äpfeln und jungen Blättern.

Birke, Betula

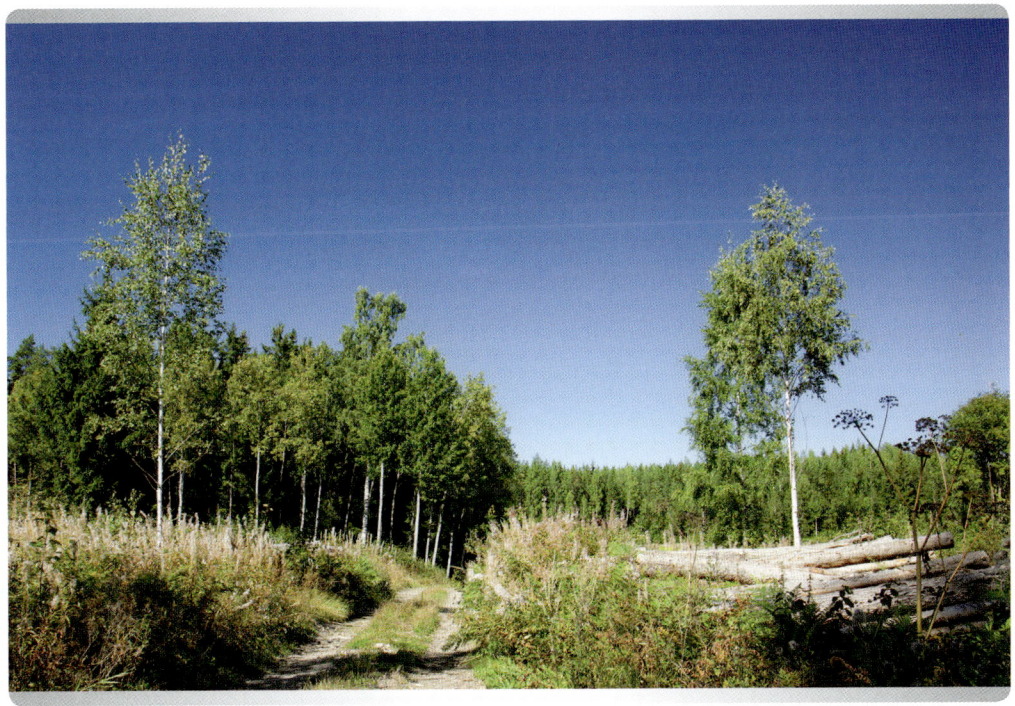

Familie: Birkengewächse, *Betulaceae*

Vorkommen: Europa, Amerika, Asien

Beschreibung: mittelgroßer Laubbaum, etwa 30 Meter hoch; zunächst mit charakteristisch weißer, später mit dicker schwarzer Borke, Blätter rautenförmig, Ränder doppelt gesägt

Blüte: von April bis Mai. Die weiblichen Kätzchen sind grünlich und rund, zunächst als Fruchtkätzchen hängend. Die männlichen Kätzchen sind gelb und hängend.

Früchte: ab August; etwa 3 Millimeter lange geflügelte Früchte

Nutzbare Pflanzenteile: Holz, Rinde, Blätter, Saft

Verwendung: Holz: je nach Birkenart Verwendung für den Möbelbau
Rinde: Das sogenannte Birkenleder wird gern für dekorative Verpackungszwecke genutzt, aber auch zur Herstellung von Behältern, Gefäßen und selbst Kanus. Durch seine antiseptischen Eigenschaften ist Birkenleder zudem geeignet als ökologischer Vorratsbehälter. Aus dem oberen Teil der Rinde lassen sich Birkenpech (eine Art prähistorischer Klebstoff) und Birkenöl gewinnen. Blätter, Blattknospen und Saft des Baumes (wird durch Anzapfen gewonnen):

Verwendung als Frühjahrskur, zur Blutreinigung sowie als Auflage bei Wunden und Geschwüren

Wirkstoffe: Flavonoide, Vitamin C, Vitamin P, ätherisches Öl, Mineralsalze, Saponine, Xylit, Harz

Wirkung: schweißtreibend, Galle bildend, Gallenfluss fördernd, entzündungshemmend, Wasser treibend, fiebersenkend

Geschichte und Mythologie

Die Birke ist besonders im Norden und in Russland beheimatet. In der Taiga wurde früher die Rinde der Birke auch als Bekleidung verwendet. Birkenmäntel schützten sicher vor Kälte, Regen und Wind. Auch Boote wurden mit Birkenpech abgedichtet. Nahezu alle Pflanzenteile der Birke wurden nutzbringend eingesetzt. Zweimal im Jahr konnte man den wertvollen Saft der Birke abzapfen. Doch nur sehr alte und dicke Bäume durften angebohrt werden. Die einstigen Bewohner der Taiga verwendeten Birkenblätter und auch ihre Rinde zum Einfärben von Stoffen und Wolle. Birkenblätter zeigen im Herbst die volle Farbenpracht mit Gelb-, Orange-, Rot- und Grüntönen. Im skandinavischen Raum wird das helle Birkenholz von der Möbelindustrie besonders geschätzt. Es ist nach wie vor in einem großen schwedischen und international vertretenen Möbelhaus zu finden. Birkenholz bleibt immer elastisch und trocknet nie ganz aus. Die langen dunklen Wintermonate fordern ihren Ausgleich für die Sinne, deshalb sind die Farben Weiß und Rot in Schweden und Norwegen besonders beliebt. Das weiße Birkenholz passt optimal zu dieser Farbkombination.

Die Birke gilt als Venuspflanze und diente unseren Vorfahren als Schutz gegen böse Dämonen und Hexen. Im Stall und auch im Haus aufgehängte Zweige sollten vor Blitzschlag schützen. Birkenkohle wird in Magierkreisen auch heute noch gern bei Ritualen geräuchert.

Der Frühlingsbaum Birke wird als kraftvoller, helfender Baum angesehen, der gegen alle Widrigkeiten schützt. So ist das Aufstellen des Maibaumes vor der Tür der Angebeteten als Zeichen des Werbens um ihre Gunst ein Symbol für den Neubeginn der Liebe und der erneuerbaren Kraft zu verstehen.

Thor, der germanische Donnergott, war der Herr der Gerechtigkeit. Dafür bürgte auch die Birke. Sie gleicht auch in ihrem Aussehen einer Lichtbringerin. Die Birke bringt den Menschen durch ihre helle Rinde und durch ihre elastischen Zweige, die im Herbst ein goldenes Kleid tragen, eine heitere Fröhlichkeit. Das Nervenkostüm des Menschen wird durch die Birke eingehüllt und beruhigt. Sie hilft, enttäuschte und verbitterte Seelen aufzurichten und ihnen neuen Lebensmut zuzusprechen.

Die Birke ist ein magischer Baum und als Schwelle zum Zwischenreich eine ideale Wohnstätte für eine alte Waldfrau. Die Birke verbindet alle Wesen miteinander. Waldnymphen hausen, so geht die Mär, gern in Birken. Ihre Rinde darf daher nie ohne Erlaubnis entfernt werden. Mithilfe eines Birkenstabs kann man auf dem Hexenbesen reisen, wenn auch nur in der Vorstellung oder als innere Reise.

Auch das Lichtmessfest am 2. Februar (bzw. das keltische *Imbolc*) weist eine Verbindung zur Birke auf. Im Februar, wenn die Sonne in den Wassermann tritt und der Winter endlich den Rückzug antritt, ist das Reich der Tiefe von Morgane und der schwarzen Göttin beendet. Brigit, die junge, schöne Göttin, kehrt zurück aus der Erde und reitet als Jungfrau auf einem Hirsch, erweckt die Samen und Pflanzen aus ihrem Winterschlaf und lässt die Säfte fließen. Das Fest der Brigit ist das Fest der Reinigung. Der Schmutz des Alten und der finsteren Zeit wird weggewaschen oder weggefegt. Auch in China wird – je nach Mondstand – zwischen dem 21. Januar und dem 06. Februar der Tag des neuen Jahres gefeiert.

Das Schneeglöckchen ist das Lichtmessblümchen und zeigt die Wiederkunft der Göttin an. In der Zeit der Lichtmess kleiden sich Jungfrauen in herrliche wei-

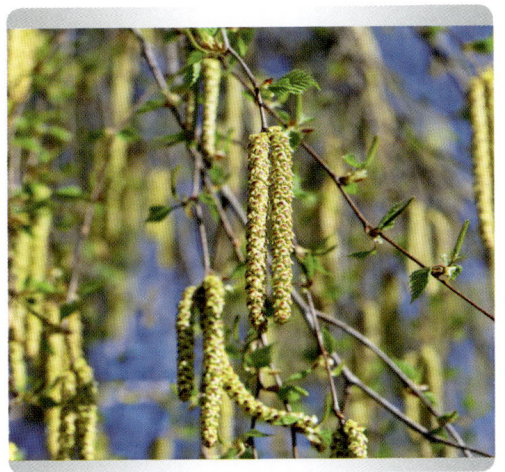

ße, wallende Gewänder, tragen Blumenschmuck mit Kerzen im Haar und tanzen auf Lichtmessumzügen. Im Alemannischen wird zur Fastnachtszeit im Februar oder März das Alte ausgetrieben und das Neue gefeiert. In der anschließenden Fastenzeit vermeiden die Menschen süßes Naschwerk und auch Fleisch. Kräuter, Gemüse und alles Heilende sollen den Körper reinigen. Erst zu Ostern, an *Ostara*, ist die innere und äußere Reinigung abgeschlossen.

Die Birke ist der Baum der Lichtgöttin. Wir können den Frühling mit einem Birkenritual in unser Herz einziehen lassen. Dazu bereiten wir uns einen grünen Smoothie aus frischen Birkenblättern zu und gehen damit zu der Birke, die uns das lebendige Grün geschenkt hat. Wir umarmen sie und danken ihr. Dann setzen wir uns unter den Baum und lehnen uns an den Stamm. Wir spüren mit unserem Rücken ganz bewusst in die Kraft des Baumes hinein. Jetzt trinken wir den Birkenblätter-Smoothie und kosten intensiv jeden Schluck des nähренden Getränks. Wir gehen in unseren Herzensraum der Liebe und nehmen wahr, wie uns die unendliche Liebe des Baumes durch den Smoothie nährt. Es ist ein heiliges Mahl: Mit ihrem lebendigen Saft vermählen wir uns mit der Birke, mit Mutter Erde und mit dem gesamten Kosmos. Wir spüren diese Einheit mit ALLem, was da ist, in uns und mit uns. Und dafür sind wir dankbar. Wir verweilen noch einige Minuten lang in Stille und spüren nach.

Homöopathie: Die Betula-Persönlichkeit

Oft stecke ich im Sumpf meiner Gefühle fest. Wie ein Fähnchen im Wind kann ich mich dann einfach nicht auf eine Richtung festlegen. Manchmal verlässt mich aber auch der Mut. Außerdem fällt es mir unglaublich schwer, das Wort „Nein" über die Lippen zu bringen. Deshalb lasse ich mich schnell ausnutzen und breche schließlich unter der immer größer werdenden Last zusammen. Dann wird mir alles zu viel und ich heule einfach los. Oft fühle ich mich schutzlos, lasse aber trotzdem alles an mich heran. Sie werden es nicht glauben: Ich kann anderen auch die kalte Schulter zeigen, das fällt mir jedoch sehr schwer, denn im Grunde sehne ich mich nach Nähe und innerer Wärme. Besonders in solchen Situationen machen mir dann Blasen- und Nierenerkrankungen zu schaffen.

In meinen Beziehungen zu anderen Menschen schätze ich am meisten die gegenseitige Akzeptanz und die Versöhnung. Meine Selbstachtung ist mir sehr wichtig und ich würde gern Frieden mit meinem Leben schließen. Wie Yin und Yang möchte ich beide Seiten vereinen – das Weibliche und das Männliche, unten und oben, die Kühle und die Wärme, den Schatten und das Licht. In Schocksituationen kann ich andere mit meiner Sanftmut schnell beruhigen.

Mein Lieblingsberuf ist Krankenpfleger. Auch die Arbeit in einer Hilfsorganisation stelle ich mir sehr spannend vor.

Am liebsten höre ich klassische Musik oder Musikstücke mit einer spirituellen Botschaft. Ich bevorzuge helle und klare Farben und bin geradezu vernarrt in den Einrichtungs- und Möbelstil der Schweden.

Die Birke
Das Gold des Nordens

Meditation: Ich verlasse mich auf meine großen Gefühle!

Erlöster Typ: Gefühl und Verstand werden eins, das ist Weisheit.

Nahrungsvorlieben: Kekse, Süßigkeiten, Honig, Milchprodukte, Abneigung gegen Hackfleisch

Erkrankungen: Erkrankungen der Galle, Blasen- und Nierenerkrankungen, Gicht, Rheuma, Ödeme, Ekzeme, Schuppenflechte, Adipositas

Besserung: feuchtkaltes Wetter, Nebel, in Gesellschaft; leichte und wärmende Nahrungsmittel wie Hirse, Reis, Tee; tagsüber

Verschlechterung: große Trockenheit, Wind, deftige Hausmannskost, Kaffee, Rauchen

Weiteres aus der Naturheilkunde

Die Birke ist der Baum des Nordens. Fast überall auf der Welt ist die Heilwirkung der Birke beliebt, da man alle ihre Bestandteile verwenden kann und keinerlei Nebenwirkungen auftreten. Üblicherweise werden vor allem die jungen Blätter oder die jungen Knospen mit ihren erwachenden Frühlingskräften im Frühjahr geerntet. Wenn der durch die dunklen Wintermonate ausgezehrte und energiearme Körper des Menschen nach Chlorophyll und Nährstoffen nur so lechzt, verleiht eine Frühjahrskur mit frischem Birkensaft neue Kraft. Der gesamte Stoffwechsel wird durch den leicht süßlich-bitteren Saft angeregt. Zudem fördert der Birkensaft die Ausscheidung von Nierensteinen, vorausgesetzt wir trinken dazu reichlich Wasser.

In China gilt Birkenrinde schon seit vielen Jahrhunderten als großes Heilmittel. Birkenrinde hilft, überschüssigen Schleim aus dem Körper zu befördern und ihn gleichzeitig zu tonisieren. Ein hoher Cholesterinspiegel, übermäßiges Bauchfett und auch unterdrückter Schweiß sowie schädliche Säuren werden reduziert. Durch den hohen Basengehalt der Birke können wir mit geschnittener Birkenrinde auch Basenbäder zur Ausschwemmung von Harnsäurekristallen machen.

Birkenhaarwasser hilft, ausgelaugten und sauren Haarboden wieder zu beleben. Und unser Gesicht freut sich über Aufgusskompressen aus Birkentee, die Sie ganz einfach selbst herstellen können, indem Sie Birkenblätter mit heißem Wasser überbrühen. Fettige und unreine Haut wird so auf sanfte Weise gereinigt.

Eibe, Taxus

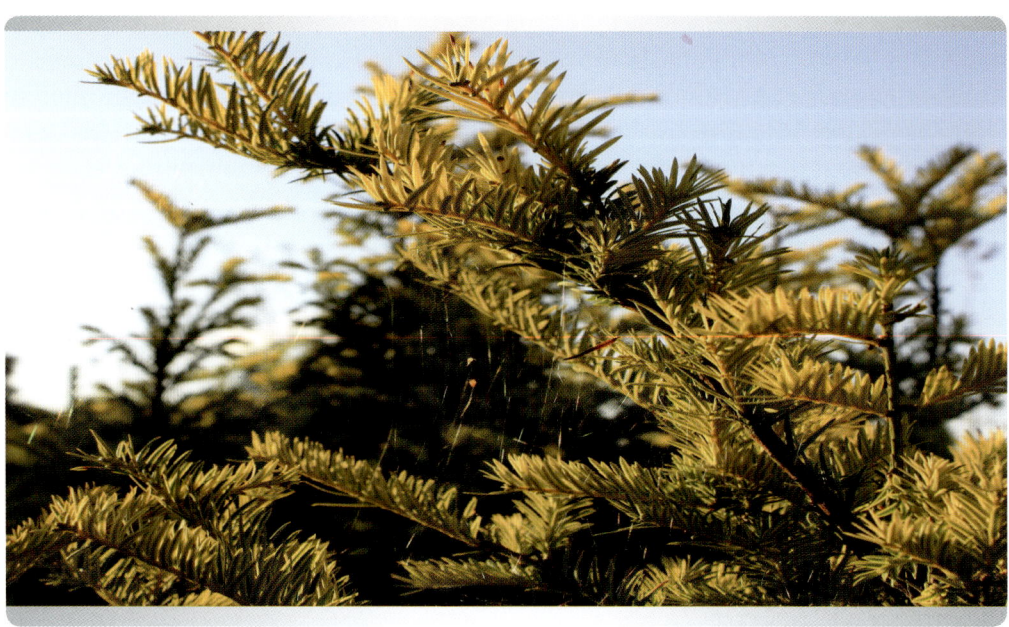

Familie: Eibengewächse, *Taxaceae*

Vorkommen: Europa, Asien, Amerika

Beschreibung: bis zu 15 Meter hoch; immergrüner, langsam wachsender Baum oder auch Strauch; sieht der Fichte ähnlich, ist aber dunkler und wächst buschiger; oft mehrstämmig mit graubrauner oder rötlicher Rinde. Die 2 bis 3 Zentimeter langen Nadeln sind dicht nebeneinander gereiht.

Blüte: von März bis April. Die kugeligen männlichen Blüten sind gelblich und hängen einzeln. Die weiblichen Blüten sind sehr klein und unscheinbar. Männliche und weibliche Blüten wachsen auf separaten Pflanzen.

Früchte: im Herbst; leuchtend rote weibliche Samen mit becherartiger Scheinbeere

Nutzbare Pflanzenteile: Rinde, Zweige, Nadeln, Samenmantel

Vorsicht: **Alle Pflanzenteile mit Ausnahme des roten Samenmantels sind giftig. Sie führen zu hochgradigen Vergiftungen mit starkem Erbrechen (zunächst zu beschleunigtem Atem und dann zur Atemlähmung, zu Bewusstseinsveränderungen aller Art sowie zu Krämpfen), die auch tödlich verlaufen können.**

Verwendung: nur als homöopathisches Mittel einsetzbar; von der Pharmaindustrie wird der Inhaltsstoff Taxol zur Behandlung von Brust- und Eierstockkrebs eingesetzt.

Wirkstoffe: Das in Rinde, Nadeln und Samen der Eibe enthaltene Alkaloid Taxol hemmt als chemischer Auszug das Tumorwachstum. **Niemals roh verzehren!**

Wirkung: stärkt als homöopathisches Mittel die Verdauung, regt den Lymphfluss an und hemmt das Tumorwachstum

Geschichte und Mythologie

Die Eibe ist ein Nadelbaum, der in nahezu jedem Kontinent beheimatet ist. Viele Vögel, wie Drosseln oder Stare, fressen die roten Eibenarilli und sind somit die besten Verbreiter der Eibe. Sie schlucken diese als Ganzes mitsamt den Samen und lassen sie an anderer Stelle unverdaut wieder fallen.

Die Vorläufer der heutigen Eibenart *Taxus baccata* gibt es schon seit dem Jurazeitalter, also seit 140 Millionen Jahren. Taxus-Pollenkörner wurden in Torfsedimenten aus der Eiszeit gefunden. Seit 1983 hat sich die Eibe eine eigene Gattung erobert. Sie gehört nun zu der Unterklasse der Taxusgewächse, zu den *Taxidae* (den Eibenartigen).

Die Eibe ist zwar nicht die größte Baumart in Deutschland und Europa, aber die älteste. Durch ihre erstaunliche Anpassungsfähigkeit konnte die Eibe der Umweltverschmutzung und auch Ausrottungsversuchen des Menschen standhalten. Es gibt Baumveteranen, die schon seit über 2.000 Jahren als Zeitzeugen den Lauf der Welt beobachten.

Nicht weit von Meikes Wohnort entfernt residierte im 16. Jahrhundert Götz von Berlichingen auf der Burg Hornberg bei Neckarzimmern. Die Burganlage thront über dem Neckar und viele Besucher kommen von weit her angereist, um die Burg des Reichsritters zu bewundern. Doch ganz unbeachtet steht dort eine 500 Jahre alte Eibe, die wohl von Götz selbst gepflanzt wurde. Meike war in ihrer Kindheit oft mit den Schulklassen ihrer Mutter, die als Lehrerin arbeitete, dort und bestaunte nicht nur die Burg selbst, sondern auch die Bäume und Pflanzen rund um die Burg.

Diese Eibe sieht dunkel und gewaltig aus. Sie wirkt erhaben und fast schon überlegen und begrüßt vom oberen Gemäuer aus alle Besucher der Burg. Wenn wir uns vorstellen, wie viele Menschen oder Generationen ihre rötliche Rinde schon angefasst und gestreichelt haben, oder dass ganze Vogelkolonien sich von den giftigen Beeren ernährt haben, kann bei uns ein ganz besonderes Gefühl aufkommen. In diesen Momenten kommt uns das eigene irdische Leben kurz vor, was uns doch sehr nachdenklich machen kann. Viele werden die Eibe einfach nicht beachten, da sie ja eigentlich gekommen sind, um die Burg zu besichtigen, den edlen Tropfen der Burg in geselliger Runde genießen oder doch lieber den herrlichen Ausblick auf den Neckar bestaunen wollen. Besonders in der Abendsonne glitzert der wilde Fluss wie pures Flussgold. Die Eibe steht am Flankierungsturm und wird schon manchen Burggeist erlebt haben. Vielleicht begegnen

Sie dieser Eibe ja auch einmal in einer lauen Sommernacht. Einen Besuch ist sie auf jeden Fall wert.

Eiben wachsen in den Bergen besonders langsam. Die Jahresringe stehen sehr eng, das Holz der Eibe ist deshalb schwer und hart. Im Kaukasus soll es Baumriesen mit einem Stammdurchmesser von 32 Metern geben.

Die Eibe bevorzugt gemäßigte Temperaturen, doch Feuchtigkeit macht ihr nur wenig aus. Bei großer Hitze kann sie ihr Holz öffnen und zur Belüftung kleine Spalten bilden. Das Wurzelwerk der Eibe ist beachtlich und kann so manchen Wasser- und Nährstoffmangel abpuffern. Bekannte Beispiele dafür sind die uralten Eiben von *Bridge Sollars* in Herefordshire (England) mit ihrem außergewöhnlichen Wurzelsystem.

Wenn der Stamm einer Eibe ausgehöhlt ist, übernehmen die Innenwurzeln die Aufgabe der Nährstoffversorgung und Statik des Baumes. Manche Eibenarten können daher auch über 3.000 Jahre alt werden.

Der immergrüne, harzlose Baum mit seinen intensiv rot leuchtenden Beeren wächst sehr langsam, daher ist sein Holz sehr hart und wurde deshalb früher in England für die besten Speere und Armbrüste verwendet. In Deutschland stehen die Wildbestände der Eibe unter Artenschutz.

Die Eibe hat eine rötliche, verholzte Borke, die einen leicht bitteren und zusammenziehenden Geschmack haben soll. Wir raten jedoch eindringlich von einem Geschmackstest ab. Alle Pflanzenteile der Eibe (mit Ausnahme des roten Samenmantels der Beeren) sind mit dem äußerst giftigen Alkaloid Taxol „durchtränkt", das Schädlinge wie Insekten und Holzwürmer fernhält. Diesem Gift trotzt jedoch die Eibengallmücke, die vor allem in Europa junge Pflanzenzellen schädigen kann. Pilze wie der Gemeine Schwefelporling oder der Flache Lackporling zersetzen den Stamm der Eibe.

Trotz ihrer hochgradigen Giftigkeit werden die Rinde, die Früchte und auch die Beeren der Eibe von vielen Tieren gefressen. Säugetiere wie Rehe und Hasen können die jungen Triebe und die weiche Rinde der Eibe offenbar gut verstoffwechseln.

Die Eibe gilt als Symbol für die Unsterblichkeit und auch für den Tod. Bereits die Kelten pflanzten Eiben auf ihre Begräbnisstätten. Der Übergang der Seele ins Totenreich gelingt, so glaubten die Kelten, unter dem Baumriesen einfacher und schneller. In England gab es die Tradition, Eiben in geheiligten Boden zu pflanzen. Die immergrüne Umarmung der Eibe spendete Trost und Schutz. Charles Darwin wünschte sich, nach seinem Tod unter einer alten Eibe zu liegen. Auch Robin Hood verlangte, neben einer Eibe begraben werden.

Schon viele Gottheiten wurden mit Geburt oder Wiedergeburt in Verbindung gebracht. In allen Kulturen und Glaubensrichtungen wird der Tod nicht als Ende, sondern als Übergang verstanden. Platon beschrieb, wie die unsterbliche Seele den Göttern in das Himmelsgewölbe folgt und dort eine unendliche Pracht erlebt.

Viele Belege zeugen davon, dass die Eibe ein Lebensbaum ist. Ihr wird nachgesagt, dass sie unsterbliche Jugend verleihen soll. Die Eibe ist selbst im Winter voller Leben oder besser voller Energie. Ihre orange-roten Beeren sehen so entzückend aus, lassen jedoch bei Verzehr jede Lebensenergie versiegen. Früher verwendete man als Weihnachtsbaum vor allem Eiben, auch hier wieder als Symbol des ewigen Lebens.

Die Ureinwohner Nordamerikas sehen in der Natur einen heiligen Garten, einen heiligen Raum, der alle Wesen (Mensch, Tier und Pflanze) umfasst und zugleich verbindet. Diese natur- und menschenverbundenen Völker stimmen sich immer wieder bewusst auf die Urkräfte des Lebens ein. Eibenflöten begleiten ihr Wirken und kleine Trommeln aus Eibenholz geben den Takt an.

In Jakutien (im Osten Sibiriens) wird die Herrin des heiligen Baumes als alte Weise und Göttin verehrt. Jedem Verdurstenden reicht sie das heilende Wasser des Lebens zur Erquickung.

Im Alten Ägypten wurden vor allem Grabmöbel und Sarkophage aus dem beständigen Eibenholz angefertigt, sie sollten Jahrtausende überdauern. Die griechischen Götterstatuen wurden ebenfalls aus Eibenholz hergestellt. Und auch Musikinstrumente wie Flöten, Gitarren und Lauten verdankten ihren legendären Ton dem *Taxus*.

Obwohl fast alle Bestandteile der Eibe giftig sind, verwendeten die Indianer die Eibe bei Menstruationsbeschwerden, Rheuma, Erkältungserkrankheiten oder auch zur Förderung der Harnausscheidung. Manche Pflanzenbestandteile der Eibe wurden als Urbier verbraut. Die Ureinwohner entdeckten schließlich ihre blutreinigende und Hautkrebs hemmende Wirkung. Die Eibe diente ihnen auch als Wundauflage, zur Linderung von Insektenstichen, zur Wurmbehandlung und als Stärkungsmittel.

Hildegard von Bingen setzte Eibenrauch bei Husten und Erkältungen ein. Die Tibeter bereiteten aus dem Saft von Eibennadeln ein heilsames Getränk, das gegen Husten und Asthma, Herzrhythmusstörungen und auch Magenkoliken wirkte. In Indien ist seit Langem die Krebsbehandlung mit Eibe bekannt. 1964 gelangte die Erkenntnis, dass Taxol eine Tumor hemmende Wirkung hat, schließlich auch in den Westen.

Wir möchten noch einmal eindringlich vor dem direkten Verzehr von Pflanzenteilen der Eibe warnen. Eine Überdosierung der Eibenstoffe führt zum Tod. Doch nach Paracelsus macht die Dosis die Giftigkeit aus. In der Homöopathie wird die Eibe durch Verdünnung und Potenzierung jedoch ihres Gifts beraubt. Es spricht also nichts dagegen, die homöopathische Wirkung der Eibe auszuprobieren.

Homöopathie: Die Taxus-Persönlichkeit

Ich bin sehr engagiert und in vielen nützlichen oder auch weniger nützlichen Hilfsorganisationen eingebunden. Wenn ich ganz ehrlich bin, muss ich zugeben, dass ich unter einem Helfersyndrom leide. Außerdem kann ich mich einfach nicht richtig schützen und werde oft wie aus heiterem Himmel krank. Dann fühlt sich mein Körper betäubt und ganz kalt an.

Einerseits will ich allein gelassen werden, fühle mich dann aber bald schon einsam. Und manchmal habe ich das Gefühl, total verlassen zu sein. Dann werde ich melancholisch und depressiv. Oft bin ich schon nach dem Aufstehen müde und alle meine Glieder sind schwer und wie zerschlagen. Nachts rauben mir meine innere Unruhe und meine trübsinnigen Gedanken den Schlaf. Wenn mir alles zu viel wird, sehne ich mich nach dem Tod.

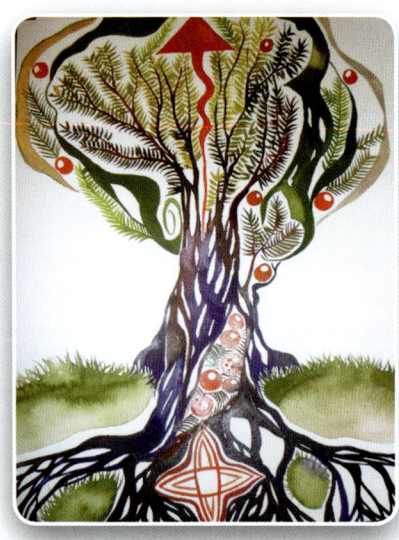

Die Eibe
Der Transformator

Meditation: Ich stehe zu meinen Schattenseiten und entdecke die Sonne in mir!

Erlöster Typ: jederzeit voller Kraft und Energie für sich und andere wirken

Nahrungsvorlieben: warme Speisen, heißer Tee und Kaffee; deftiges Gemüse, stark gewürzt; Verlangen nach kaltem Wasser, das aber nicht vertragen wird

Erkrankungen: Depression, Burn-out-Syndrom, Müdigkeit, Epilepsie, Konjunktivitis (Bindehautentzündung), Trockenheit der Schleimhäute, Verdauungsschwäche, Krämpfe des Magen-Darm-Trakts, Leber- und Gallenbeschwerden, Muskelkrämpfe, Hauterkrankungen, Ekzeme, Warzen, Geschwüre, Menstruationsbeschwerden, Hämorrhoiden; verschiedene Krebsarten im Anfangsstadium wie Eierstock-, Gebärmutter-, Brust- oder Bronchialkrebs

Besserung: ausreichend Schlaf, Erholung, liebevoller Zuspruch, in Gesellschaft von Freunden und Bekannten

Verschlechterung: direkte Sonneneinstrahlung, Trockenheit, Stress, abends

Weiteres aus der Naturheilkunde

Die Blütenessenz *Yew* wurde in Anlehnung an die klassischen Methoden der Bach-Blüten-Therapie von Edward Bach gesammelt und hergestellt. Es handelt sich dabei ist eine *Advanced Essence*, also gewissermaßen um eine moderne Bach-Blüte (siehe dazu auch das Kapitel „Bach-Blüten-Therapie", Seite 56-67). *Yew* wirkt auf spiritueller Ebene. Sie verleiht neue Spannkraft und Energie zum Weitermachen. Dies ist besonders dann hilfreich und heilsam, wenn man das Gefühl hat, überall sei es dunkel und alles sei ausweglos. Dann hilft *Yew* mit neuem, hellem Licht.

Yew schützt vor Schaden aller Art und stärkt zudem das Gedächtnis und das Immunsystem.

Bei folgenden persönlichen Themen kann Eibe helfen: Problemen mit Distanz oder Distanzlosigkeit, Überwinden von alten Gedanken- und Verhaltensmustern, Ärger mit Vorgesetzten oder Lehrern.

Schon Rudolf Steiner erkannte die hochgradige Giftigkeit der Eibe. Nur ein geringer Bestandteil der Eibe, das Mäntelchen um den giftigen Samen, ist ungiftig. Distanz und Unnahbarkeit sind für die Eibe lebenswichtig. Auch wir verbergen in unserem Inneren wahrscheinlich ein paar giftige Samen. Neben ihrer Giftigkeit strahlt die Eibe eine gewisse Dunkelheit aus. Jeder Bereich im Leben eines Menschen hat nicht nur Lichtseiten, sondern von Zeit zu Zeit muss sich jeder auch seinem Schatten und seinen dunklen Seiten stellen. Die Aufarbeitung unseres Inneren ist eine wichtige Lebensaufgabe.

Der Eibe wird Hemmung des Tumorwachstums zugeschrieben. Für medizinische Zwecke wurden daher früher zahlreiche Eiben gerodet. Wir warnen ausdrücklich vor selbst hergestellten Mischungen aus jeglichen Pflanzenbestandteilen der Eibe und verweisen auf die in Apotheken erhältlichen hochwertigen Taxine!

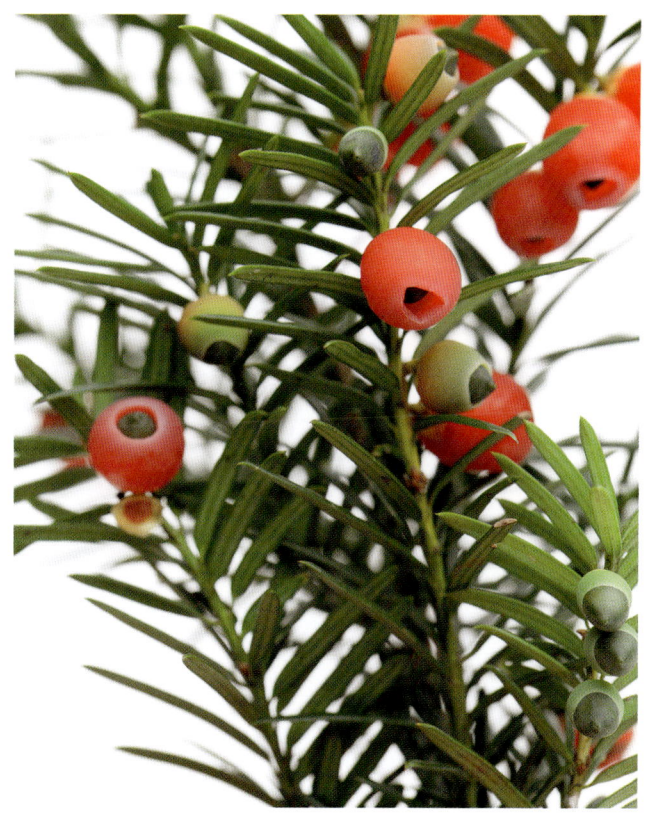

Eiche, Quercus robur

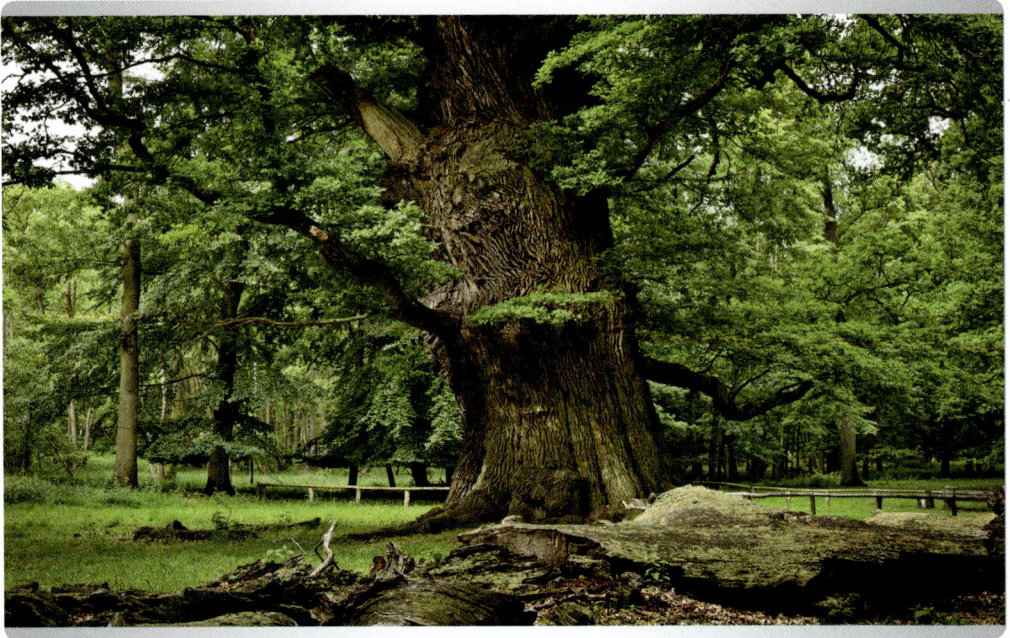

Familie: Buchengewächse, *Fagaceae*

Vorkommen: Europa, Amerika

Beschreibung: mächtiger und ausladender Baum, mit einer Breite von bis zu 25 Metern und einer Höhe von bis zu 40 Metern; Wuchs und Erscheinungsbild eher knorrig und starr; graubraune, tief gefurchte Borke. Die Blätter sind kurz gestielt, verkehrt eiförmig und wellig gelappt.

Blüte: im April. Die gelben männlichen Blüten sind vielblütig, dünn und schlaff hängend. Die weiblichen Blüten wachsen an lang gestielten Ähren und haben meist 3 bis 6 Fruchtblätter und Stempel.

Früchte: ab August. Eicheln zählen zu den Nussfrüchten; eiförmig, etwa 2 Zentimeter lang mit einem flachen Becher, auf 4 bis 6 Zentimeter langem Stiel

Nutzbare Pflanzenteile: Holz, Rinde, Blätter, Eicheln

Verwendung: Holz: hart, zäh und strapazierfähig; vielseitig verwendbar als Bauholz, für den Innenausbau und als Brennholz
Rinde: hoher Gerbstoffgehalt; Abkochung und Sud der Rinde für medizinische Sitzbäder
Blätter: hoher Gerbstoffgehalt; als Tee bei Haut- und Schleimhauterkrankungen, Ekzemen und Magen-Darm-Erkrankungen

Eicheln: Eichelkaffee, Eichelmehl und daraus zubereitetes Brot, äußerlich als Bad und Auflage nutzbar

Wirkstoffe: bis zu 20 Prozent Gerbstoffe in Rinde und Blättern, Quercitol, Triterpene; in den Eicheln auch Vitamine und Mineralstoffe

Wirkung: zusammenziehend, erwärmend, fiebersenkend, Stein auflösend

Geschichte und Mythologie

Das sehr harte Holz der Eiche sorgt für große Festigkeit und zugleich für Elastizität. Im Brücken- oder Schiffsbau konnten durch die lange Haltbarkeit des Eichenholzes berühmte Werke geschaffen werden. „Stark wie eine Eiche zu sein" ist nicht nur eine Redensart. Es ist kein Zufall, dass ein Eichenblatt blatt die deut-

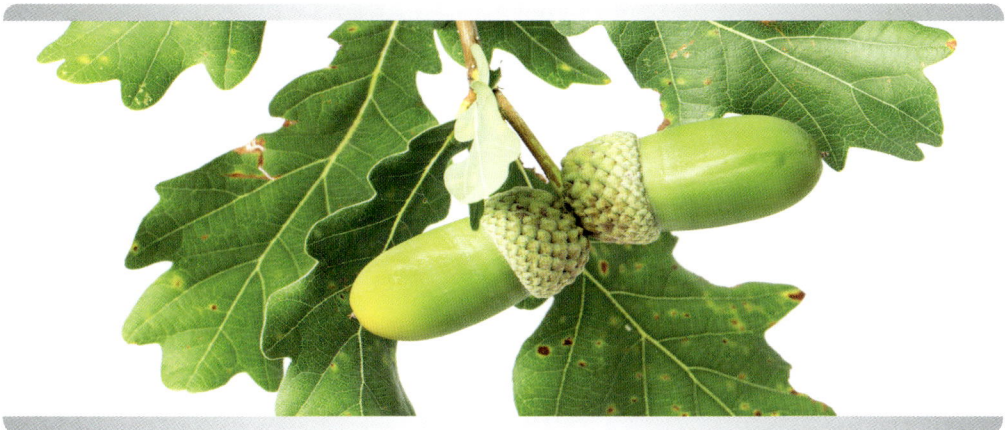

schen Euro-Münzen ziert. Schließlich soll das deutsche Volk – nach den geläufigen Wertvorstellungen – genauso hart und solide arbeiten und hohe moralische Werte pflegen. Die Eiche gilt zudem als Sinnbild für Ruhm und königlichen Stolz, für Heldentum und konservatives Denken.

Mit der gemahlenen Rinde der Eiche, die einen hohen Gerbstoffgehalt hat, wurde früher Leder gegerbt. Eichenrindenmulch und Eichenlaub sind ein hervorragender Naturdünger für ausgezehrte Böden.

Die Vorfahren der Eiche stammen aus dem Atlantikum, auch „Eichenzeit" oder „Mittlere Wärmezeit" genannt, einer sehr warmen und feuchten Temperaturperiode, die circa 8.000 bis 4.000 v. Chr. in Nordeuropa herrschte.

Eichen prägen die Landschaft mit ihrer besonderen Schönheit. Einst wie heute dienen sie als Sturmbrecher, als natürliche Landschaftshecken und als Gehöfteingrünung. Die Eiche benötigt keinen humusreichen Boden, ihr reicht auch ein karger Grund vollkommen aus.

Die Kelten empfanden die Eiche als Sinnbild für Stärke und Kraft. Sie waren ein kämpferisches Volk und zugleich sehr naturverbunden. Wer grundlos eine Eiche fällte, musste mit der Todesstrafe rechnen. Die Kelten glaubten, dass die Götter den Baumfäller seiner gerechten Strafe zuführen würden, denn die Eiche galt als heiliger Baum. In ihr lebten nicht nur Tiere und Pflanzen, sondern auch die Götter. Das Wort „Druide" bedeutet auch „Eichenkundiger". Die Eiche war der Orakelbaum der Druiden schlechthin und galt bei den Kelten als „der Held" unter den Pflanzen. Dieser Druidenbaum beheimatet einen mächtigen Geist von großer Kraft, der altes Wissen in sich trägt. Wenn wir der Eiche und ihrem Geist nahe sind, können wir eine Stärkung unserer Aura erfahren. Jede Eichel trägt die Essenz dieser Kraft in sich und gibt sie an die nächste Generation weiter. Der Sage nach wohnen in der Krone von Eichen Waldelfen. Mistelzweige auf männlichen Eichen bieten Feen Schutz und Heimat. Diese Mistelzweige sollen das innere Kind und die reichen Talente, die in jedem von uns schlummern, hervorlocken und stärken. Wenn wir uns mit der Mistel der Eiche verbinden, können wir die Zukunftsvisionen unserer Seele wecken.

Die Germanen weihten *Quercus robur*, die Steileiche, dem Gott Donar. Die Eiche ist demnach eine Marspflanze und dem Marsprinzip untergeordnet. In Meikes Heimat Mosbach steht eine alte „Donnereiche". Im Laufe der Jahrhunderte überstand sie schon so manche Gewitter und kam auf diese Weise vielleicht zu ihrem volkstümlichen Namen. Doch ursprünglich hieß sie sicherlich „Donareiche".

Sokrates soll bei der Eiche geschworen haben. Dies ist naheliegend, gilt die Eiche doch auch als Symbol der Treue und der festen Überzeugung von einer Sache. Eiche und Pistazie heißen auf Hebräisch *allon* und *elah*. Sie symbolisieren in der Bibel Stärke und Glanz.

Das Christentum wollte den Eichenkult ausrotten. Daher sorgten viele der Missionare für das Fällen der alten Bäume. Die vollständige Ausrottung gelang jedoch nicht. Und so deutete man die Eiche einfach als christlichen Baum um, der für Tugend und Gesundheit steht.

Homöopathie: Die Quercus robur-Persönlichkeit

Mit meinem ausgeprägten Verantwortungsgefühl und den hohen Anforderungen, die ich an mich selbst und andere stelle, überfordere ich oft meine Mitmenschen. Aber aus meiner inneren Sicherheit heraus schöpfe ich viel Kraft und Stärke und daher helfe ich auch anderen Menschen gern. Ich bin der Erstgeborene, die Führungspersönlichkeit und der Geschäftemacher, gehe dabei jedoch nicht über Leichen. Ich habe eine Benefizveranstaltung ins Leben gerufen und bin Sponsor von zahlreichen wohltätigen Projekten.

Meine Eltern sind leider in jungen Jahren verstorben, so musste ich mir und meinen jüngeren Geschwistern ein Auskommen sichern. Aber das hat mich nur noch stärker gemacht. Manchmal quälen mich Erkrankungen wie Rückenschmerzen, Heuschnupfen und Mandelentzündung. Ich überfordere mich schnell und finde oft kaum Ruhe. Jetzt im Alter fahre ich die Ernte meines Lebens mit reichen Früchten ein und sorge für die Zukunft meiner Nachkommen. Alle meine Träume sind wahr geworden. Ich lebe nur noch im Hier und Jetzt und denke nicht mehr an Vergangenes oder an die Zukunft. Ich freue mich über die Gegenwart einer lieben Gefährtin, die für mich sorgt und mich jeden Tag liebevoll bekocht. Ich brauche keine Modepuppe und schon gar nicht eine Frau, die sich auf Biegen und Brechen mit ihrer Selbstverwirklichung beschäftigt.

Nahrungsvorlieben: üppige Hausmannskost, deftige Fleischgerichte und Eintöpfe, Rotwein, Abneigung gegen vegetarische Speisen

Erkrankungen: Augenentzündungen, Zahnfleischbluten, Heuschnupfen, Mandelentzündung, Diarrhoe (Durchfall), Darmerkrankungen, Magen-Darm-Blutung, Bluterbrechen, Hepatitis, Rückenbeschwerden, Unterschenkelgeschwüre, Ausfluss, Afterprolaps, Hämorrhoiden, Hautausschlag, Ekzeme, Hautflechten, Hautpilze, Wunden, Erfrierungen, Verbrennungen, Pilzvergiftung

Besserung: Wärme, Arbeiten, Sicherheit empfinden

Verschlechterung: Trockenheit, Hitze, Kälte

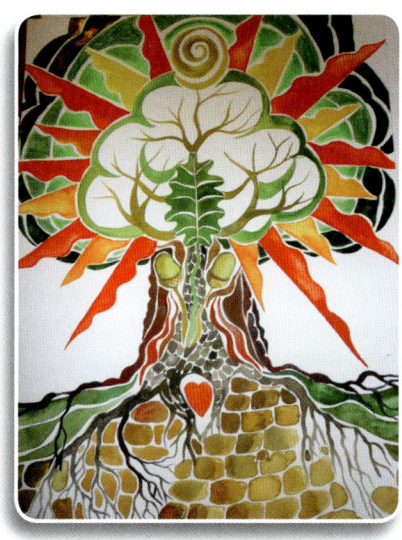

Die Eiche
Die innere Stärke bewahren

Meditation: Ich gehe in das Ich-bin-Bewusstsein!

Erlöster Typ: als weiser Lehrer oder Druide wirken

Weiteres aus der Naturheilkunde

Oak ist die Bach-Blüte für Pflichtbewusste (siehe dazu auch das Kapitel „Bach-Blüten-Therapie", Seite 59-67). Sie hilft, die eigenen Wurzeln und die eigentlichen Ziele zu erkennen und zu verwirklichen. Sie vermittelt Stärke, Sicherheit, Durchhaltevermögen, Gerechtigkeitsgefühl, Klarheit und Zielorientierung. *Oak* ist niedergeschlagen und erschöpft, kämpft aber trotzdem weiter. Dieser Persönlichkeitstyp ist ein Workaholic und bringt alles bis zum Ende oder bis zu seinem Tod. Pflichtbewusst und zuverlässig können *Oak*-Menschen jede Firma optimieren. Im erlösten Zustand erkennt und akzeptiert *Oak* seine eigenen Leistungsgrenzen und trägt Verantwortung für sich selbst. *Oak* ist auch hilfreich bei Muskelverspannungen, Schlafstörungen, allgemeiner Schwäche sowie Leber- und Gallenproblemen.

Rudolf Steiner sah in der Eiche, dem mächtigen, aber gelassenen Riesen, ein vorwärtsstrebendes Wachstum und starke Lebenskräfte. Ihr Wachstum ist zwar langsam, aber unaufhaltsam. Das Kräftespiel der polaren Gegensätze spiegelt sich auch in der Form des Eichenblattes wieder, in seiner Ausdehnung und seinem Zusammenziehen. Der wellige Rand des Blattes macht dies auf eindrückliche Weise deutlich. Auch der knorrige Baum zeugt von diesem Kräftekampf, von der unermüdlichen und stets neu ansetzenden, aber immer wieder abgedämpften Lebenskraft.

Steiner war der Ansicht, dass der Eiche eine starke Mineralisierung und das Erdige zu eigen sind. Ihr schweres, hartes Holz, ihre dicke Borke und die sehr späte Fruchtblüte (die erst nach mehr als achtzig Jahren Wachstum erfolgt) stehen laut Steiner für das Erdelement. Zudem erscheinen auch ihre schwere Frucht und die unscheinbare Blüte alles andere als luftig.

Zahlreiche Tiere finden eine Behausung in einer Eiche. An den Blättern von Rotbuchen, Eichen, Feigen oder Weiden wachsen oft kugelige Wucherungen mit gelblich-roter Färbung. Es handelt sich dabei um sogenannte Gallen. Insekten stechen in ein Blatt hinein, legen ihre Eier ab und verschwinden anschließend wieder. Diese Insektenwiege enthält Pflanzenhormone, die die Bäume dazu veranlassen, sie zu nähren. Das Blatt versorgt die wachsenden Insekten dann bestens mit Nährstoffen.

Kein anderer Baum beherbergt so viele Gallwespen, Gallmücken, Eichelhäher, Hirschkäfer, Spinnen, Insekten oder sonstige kleine Klettertiere wie die Eiche. Aus dem Boden holt sie sich den für ihr Wachstum erforderlichen Kalk. So kann alte Eichenrinde beim Verbrennen bis zu 90 Prozent Kalziumoxid enthalten. Rudolf Steiner sieht Kalzium für den Menschen als sehr wichtig an. Es dämpft die Lebenskräfte, das Ätherische, da ab, wo dieses sich wuchernd ausbreiten möchte. Diese mineralische, metallische Daseinsform hat eine starke Beziehung zu der Inkarnation des Astralischen, zum Stickstoff.

Die Korkeiche ist ein Beispiel dafür, dass Eichen über mehrere Jahre hinweg immer wieder neue Rinde bilden können. Doch woher schöpfen sie diese Kraft?

Mit Heilmitteln aus der Eiche will die anthroposophische Medizin das Ich und den Astralleib stärken, das Physische formen, das Wuchernde eindämmen und die Knochenbildung verbessern. Eiche ist zudem ein Basisheilmittel zur Harmonisierung und Rhythmisierung eines gestörten Menstruationszyklus, ergänzt durch andere Kräuter wie Hirtentäschel, Brennnessel und Schafgarbe.

Darüber hinaus sind Sitzbäder mit Eichenrindenabsud sehr wirksam bei Hämorrhoiden oder nach Entbindungen und ein mit dem Sud getränkter Nasentampon vermag Nasenbluten zu stoppen.

Erle, Alnus

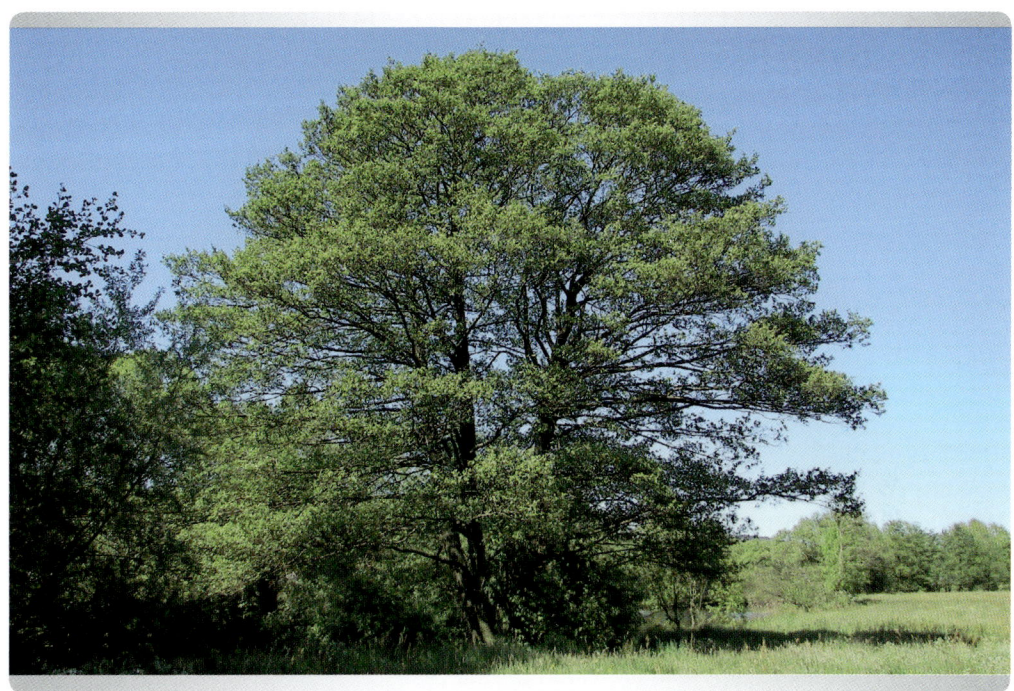

Familie: Birkengewächse, *Betulaceae*

Vorkommen: Europa, Asien, Amerika

Beschreibung: bis zu 25 Meter hoch; zunächst mit glattem Stamm, später mit rissig-brauner Borke. Die Blätter sind rundlich und etwas herzförmig, klebrig und wechselständig eiförmig, schwach gesägt.

Blüte: ab Februar. Die männlichen Blüten bestehen aus hängenden, gestielten Kätzchen. Die kleineren weiblichen Blüten sind oval und stehen aufrecht.

Früchte: ab Mai; kleine dunkelbraune und länglich-kugelige Zapfen. Jeweils drei bis sechs Stück stehen zusammen.

Nutzbare Pflanzenteile: Holz, Rinde, Blätter, Blüten

Verwendung: Holz: gleichmäßig und fein strukturiert, mit rötlich-goldener Einfärbung. In der Möbelbranche ist Erlenholz sehr beliebt. Es ist rötlicher als Buchenholz und strahlt daher mehr Wärme aus. Wasserräder und Haushaltsgegenstände werden ebenfalls aus dem robusten Erlenholz hergestellt. Erlenholz ist aber auch als Resonanzkörper für Musikinstrumente geeignet.
Rinde: hoher Gerbstoffgehalt, gutes Färbemittel; äußerliche Anwendung bei Fissuren

Blätter: hoher Gerbstoffgehalt; geeignet als Gerb- und Färbemittel; äußerliche Anwendung bei Ekzemen und Fissuren

Blüten: als Tee bei Erkältungskrankheiten, Entzündungen des Nasen- und Rachenraums, bei Magen-Darm-Blutungen sowie äußerlich bei Hautausschlägen

Wirkstoffe: Gerbstoffe, Fett, Öl, Harze, Emodin, Alnulin

Wirkung: gerbend, färbend, zusammenziehend, kühlend, entzündungshemmend

Geschichte und Mythologie

Die Erle liebt nicht nur einen nährstoffreichen Boden und etwas Feuchtigkeit, sondern auch viel Sonne. Unter Wasser ist Erlenholz äußerst beständig. Bereits in der Jungsteinzeit wurde es daher für Pfahlbauten verwendet.

Wenn wir an die Erle denken, kommen uns automatisch der Erlkönig, Nebel, Flusslandschaften und Mystik in den Sinn. Die Erle ist geheimnisvoll, von ihr geht ein Zauber aus. Zudem symbolisiert sie das Urweib und repräsentiert die Sonnenseite des Lebens. Das rote Holz steht für das Element Feuer und die grü-

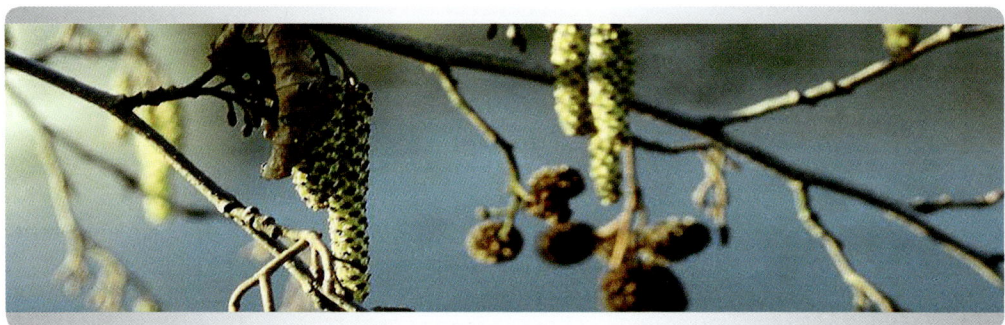

nen Blüten sind verbunden mit den Elementen Erde und Wasser. Aus der Mythologie ist zu erfahren, dass diesem Baum ein Schutzgeist innewohnt, der über ein großes Zukunft deutendes Wissen verfügt.

Wenn wir uns müde und kraftlos fühlen, kann dies ein Zeichen für einen körperlichen Mangel oder auch für eine energetische Störung in unserem Umfeld sein. Wir können frische Erlenknospen als Kapern verwenden und uns so frische Vitamine voller natürlicher Nährstoffe einverleiben. Früher versuchten die Menschen, mit Erlenzweigen Dämonen fernzuhalten und abzuwehren. Wir können Räuchermischungen mit Erle zur energetischen Reinigung von Räumen und zur Klärung der Raumluft verwenden. Nach diesem Ritual werden wir uns harmonischer, kraftvoller und vitaler fühlen. Als Jupiterpflanze wirkt die Erle ausgesprochen stärkend.

Homöopathie: Die Alnus-Persönlichkeit

Ich habe schon viel in meinem Leben gesehen, aber ich staune, dass mich trotzdem immer wieder etwas umhauen kann. Ich bin in ärmlichen Verhältnissen aufgewachsen und habe nie meine Wurzeln vergessen. Jetzt bin ich selbstständig und selbstbewusst und möchte gern im letzten Jahrzehnt meines Lebens die Schönheit des Daseins und die Freude in vollen Zügen genießen.

Am liebsten würde ich eine Weltreise machen, doch so manche Umstände hindern mich daran. Ich bin zwar nicht mehr beruflich eingespannt, habe aber eine große Familie, die ich unterstütze, wo und wann ich kann. Meine Enkel und Kinder freuen sich stets über eine „Geldspritze" und dann freue ich mich, dass ich etwas geben kann.

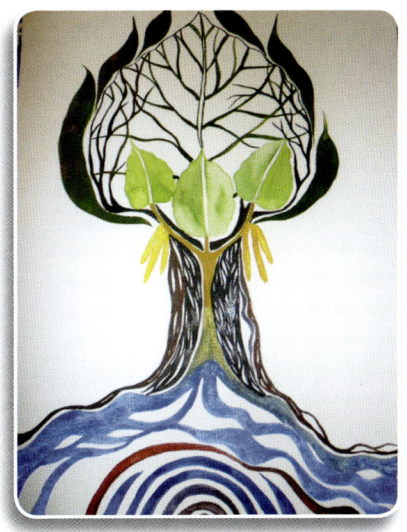

Nahrungsvorlieben: kräftigende und durchwärmende Speisen, Sauerkraut und Rotkraut, Rotwein

Erkrankungen: Fieber, Hals- und Rachenentzündung, Mandelentzündung, Bronchitis, Asthma, Magen- und Darmentzündungen, Hauterkrankungen, schwache Nerven; zum Abstillen

Besserung: Sonne, Feuchtigkeit, gutes Essen

Verschlechterung: Wind, Kälte

Die Schwarzerle
Der Erlkönig

Meditation: Ich lebe mein Leben!

Erlöster Typ: strotzt vor Selbstbewusstsein

Weiteres aus der Naturheilkunde

Die Blütenessenz *Alder* wurde in Anlehnung an die klassischen Methoden der Bach-Blüten-Therapie von Edward Bach gesammelt und hergestellt. Es handelt sich dabei um eine *Advanced Essence*, also gewissermaßen um eine moderne Bach-Blüte (siehe dazu auch das Kapitel „Bach-Blüten-Therapie", Seite 59-67). *Alder* lindert oder beseitigt Nervosität, durch Stress bedingte Gewohnheiten und Angstzustände. Sie bringt uns geistige Klarheit und stärkt unsere Lebenskräfte. Auch bei Schulkopfschmerzen kann *Alder* eine gute und verlässliche Unterstützung sein.

Auch Rudolf Steiner kannte und schätzte die Erle und äußerte Folgendes über sie: „Die Erle ist ein Kätzchenträger. Ihre männlichen und weiblichen Blütenstände nehmen das verfestigende Erdelement in sich auf und streben nach dem Luftelement, das die Pollen zerstäubt und verbreitet. Wenn die Luft mit dem erwachenden Frühling in Bewegung kommt, ist die Blütezeit der Kätzchenträger gekommen. Zudem durchdringt ein starker, nicht giftiger Gerbstoffprozess die Blätter."

Viele Menschen unterschätzen die Heilkraft der Erle. Da sie an Flussufern wächst, speichert sie relativ viel Feuchtigkeit und gibt diese später an den Menschen wieder ab. Sie löscht das innere Feuer insbesondere bei Bronchial- und Lungenerkrankungen, Entzündungen aller Art sowie bei Darm- und Magenschleimhautentzündung. Auch beim Abstillen ist Erle ein guter Helfer. Ein Umschlag aus frischen Blättern, mit Quark vermischt und auf die Brust aufgebracht, bringt Erleichterung.

Bei Rheuma und Hitzewallungen soll die Erle ebenso helfen. Erlenknospen können dafür als Tee aufgekocht und getrunken werden.

Falls unsere Haare kraftlos sind, können wir einen Aufguss aus Erlenblättern darauf verteilen, einwirken lassen und auf ihre leicht färbenden Eigenschaften vertrauen. Die Erle pflegt die Haare und sorgt für ein frischeres Aussehen.

Esche, Fraxinus excelsior

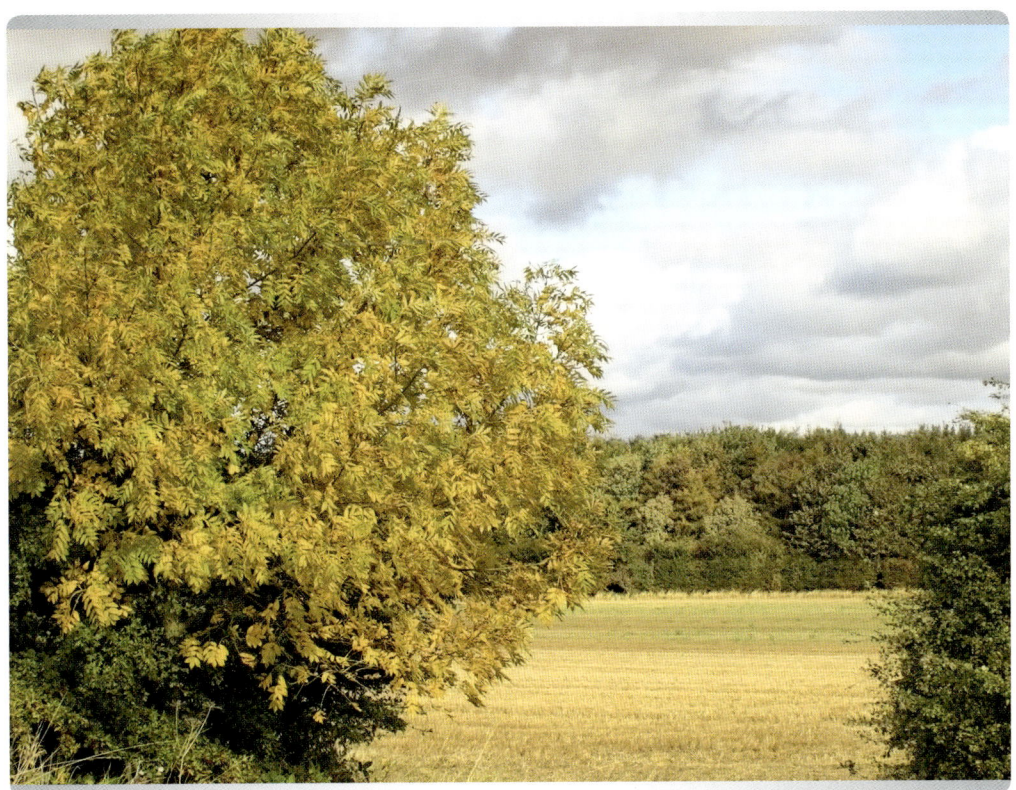

Familie: Ölbaumgewächse, *Oleaceae*

Vorkommen: Europa, Amerika, Asien

Beschreibung: bis zu 40 Meter hoher Baum; mit tief greifendem Wurzelwerk, hoher Wuchs mit lichter Krone; graubraune Rinde mit längs verlaufenden Rillen; Blätter unpaarig gefiedert, lanzettenförmig zugespitzt, am Rand gesägt

Blüte: im April; schwarze Knospen mit hängenden rötlichen Blütenbüscheln als männliche, weibliche oder zwittrige Blüten

Früchte: ab August; Rispen an dünnen Ästchen. Sie werden vom Wind weggetragen.

Nutzbare Pflanzenteile: Rinde, Blätter, Blüten und Früchte, das Manna (der getrocknete Saft) der Eschen

Verwendung: Rinde: äußerliche Anwendung als Bad bei Fissuren und Wunden; innerliche Anwendung als harntreibendes Mittel, Abführmittel oder bei Impotenz

Blätter: als Brotbelag und als Tee; bewährtes Hausmittel gegen Magen-Darm-Erkrankungen, bei Leber- und Gallenleiden sowie Gicht; äußerliche Anwendung als Wundauflage

Blüten und Früchte: zerkleinert als Tee oder Badezusatz. Die darin enthaltenen Gerbstoffe sind auch wirksam bei Hämorrhoiden und Fissuren.

Eschensirup: bei Erkältungskrankheiten, Heiserkeit und Stimmverlust

Wirkstoffe: Gerbstoffe, Mineralien und Vitamine, im Manna sind Zucker und Vitamine enthalten, Flavonoide

Wirkung: entzündungshemmend, zusammenziehend, reinigend, harntreibend, abführend, wärmend

Geschichte und Mythologie

Eschen sind Spätblüher und auch zögerlich beim Laubaustrieb. Erst mit über vierzig Jahren sind sie tragend. Haben sie jedoch die eher schwierige Anfangszeit erst einmal überstanden, entwickeln sie sich zu einem sehr stattlichen und robusten Baumriesen, der über 300 Jahre alt werden kann.

„Fraxinus" ist der lateinische Name der Esche. Im Griechischen bedeutet ihr Name „Umzäunung" und „Ableitung". Tatsächlich konnte man aus *Ask*, so der nordische Name für die Esche, die stärksten Pfähle für Palisaden schnitzen und baute daraus einen undurchdringlichen Wall. Die Edda-Sage der nordisch-germanischen Mythologie berichtet von einem ans Meerufer gespülten Ulmenstamm, der durch den göttlichen Hauch zur Frau wurde, ebenso wie der Mann aus der Esche hervorging. Die Esche *(Ask)* und die Ulme *(Embla)* standen für die Stammeltern der Menschheit. Beide gehörten als Baumpaar zusammen wie Mann und Frau, Yin und Yang, Schatten und Licht – wie Gegensätze, die einander anziehen und ergänzen.

Die Weißesche *(Fraxinus americana)* ist ein schlanker und beachtlich hochgewachsener Baum, der an einen Speer erinnert. Vielleicht haben die Urvölker gerade deshalb diesen Baum als Weltenbaum auserkoren. Der Weltenbaum Yggdrasil verkörpert den gesamten Kosmos. Er hat die Kraft, die Welt und die Welten zusammenzuführen. Er kämpft um und für die Welt, ohne den Einsatz von Waffen.

In fast allen Urreligionen gab es einen Weltenbaum, der die Weltenmitte bildete. Fast immer war es die Esche Yggdrasil, die den Himmel mit der Erde verband. In der Edda-Sage wurde die Esche verehrt. Ihre Zweige umfassen mitsamt der Krone die Welt. Ihre Krone reicht bis nach Asgard oder Walhall, dem Göttersitz, und ihre Wurzeln reichen bis in die Unterwelt und nähren sich von den drei Quellen: Urd sowie Mitgard, dem Menschenreich, und Urgard, dem Reich der Dämonen und Riesen. Yggdrasil wird von den Schicksalsgöttinnen aus der

Quelle Urd genährt. Der Adler oben in der Krone ist das Sinnbild des Guten. Der Neiddrache Nidhögg unten ist das Sinnbild des Bösen. Ratatosk verbindet als flinkes Eichhörnchen beide Anteile miteinander.

Bei den Kelten verkörperte die Esche die Wassermacht. Sie zaubert den wertvollen Regen herbei und kann ein gewaltiges Unwetter bewirken. Manche der keltischen Druiden benutzten einen Eschenzauberstab, um das Wetter zu beeinflussen.

Die Esche ist die Schwelle zum Feenreich. Der Geist dieses Baumes ist mächtig und verbindet die Lebewesen auf eine besondere Art und Weise miteinander.

Doch was hat all das mit uns zu tun? Yggdrasil verkörpert in jeder Hinsicht die Schöpfung. Der Weltenbaum ist das Zentrum der Welt, ist ihre Verbindung und ihr Bewahrer. In der Traditionellen Chinesischen Medizin (TCM) und auch im Qigong verbinden wir als Menschen den Himmel mit der Erde. Ohne eine Kraft wie Yggdrasil würde auch unsere Welt in Schutt und Asche fallen. Eine Pflanze vergeht und erneuert sich auf ihre Weise immer wieder. Sie bekommt Kindel oder verbreitet ihre Samen und Früchte weit und breit. Somit ist die Unsterblichkeit

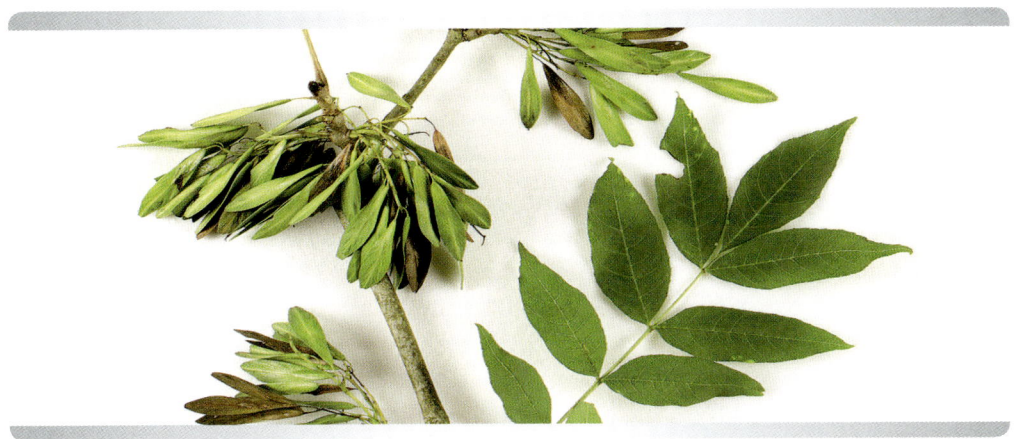

ihre einzige Wahrheit. Das Wissen der einzelnen Welten, der Kontinente und Planeten sowie aller Wesen – auch der Menschen, Tiere und Pflanzen – ist unsterblich. Es bleibt in morphogenetischen Feldern erhalten und ist von dort jederzeit abrufbar.

Heute stehen wir vor vielen Aufgaben und Herausforderungen. Unser gemeinsamer Geist muss sich vernünftig und bewusst verbinden, so wie die Weltenesche die Welten. Es geht letztlich darum, dass wir im Einheitsbewusstsein leben und uns im Kollektiv verbinden, zusammenstehen, gemeinsam beten, tanzen und arbeiten und uns dabei wieder neu entdecken.

Manna-Eschen *(Fraxinus ornus)* vertrauen ihr kostbares Baumelixier dem Menschen an. In Kleinasien und in Südeuropa werden diese Manna-Bäume angebaut. Aus der eingeschnittenen Rinde quillt das gelbe, später klebrig werdende

Manna hervor. Viele Menschen haben diese hochwertige Nahrung schon zu sich genommen und dadurch Heilung erfahren. In Bayern wird das Holz der Esche als Wundholz genutzt. An Karfreitag wird es behutsam von einem Jüngling abgesägt und kann dann auf gleichsam zauberhafte Weise tiefe Wunden heilen. Das Geheimnis der Stillung von Wunden liegt in dem hohen Gerbstoffgehalt dieses Baumes begründet. Darüber hinaus wird die Rinde der Esche als europäische Chinarinde bei Fieber und Erkältungskrankheiten eingesetzt.

Die Blätter der Esche können zu einem Salat verarbeitet werden. Eschensamen und Pinienkerne, mit Zimt, Vanille, Safran, Myrrhe und Ambra verfeinert, sollen auch Impotenz heilen. Damit trägt die Esche zu einem köstlichen Liebessalat bei.

Homöopathie: Die Fraxinus excelsior-Persönlichkeit

Ich war schon immer ein Hüne. Keiner kann mir das Wasser reichen, nicht in der Größe, nicht im Talent und auch nicht im Wissen. Ich bin! Mit Leichtigkeit und Glück kommen und gehen viele Themen und ich arbeite meine Ziele ab. Ich stehe in Verbindung mit meinen Brüdern und Schwestern im Geist, die sozusagen mein Eschenwald sind. Obwohl ich meinen Standpunkt und meinen Ort nicht verändern kann, kommt alles zu mir und alle suchen bei mir Rat. Nun habe ich erreicht, was ich schon immer wollte. Mein Traumberuf ist Berater oder Lehrer.

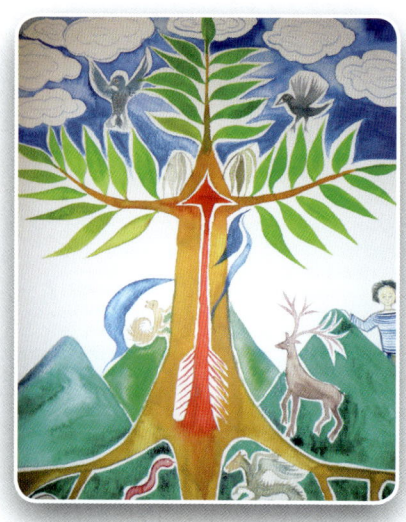

Die Esche
Elastizität bis ins hohe Alter

Meditation: Ich bin in meiner Kraft!
Erlöster Typ: inneres und äußeres Wachstum erfolgreich meistern

Am Anfang meiner Zeit, als kleiner Junge, war es schwer, mich selbst und meine Meinung durchzusetzen. Ich musste mir meinen Platz in der Welt erkämpfen. Als zu früh Geborener lag ich im Brutkasten und war darauf angewiesen, dass mich jemand füttert und versorgt. So etwas passiert mir nicht noch einmal, das schwöre ich. Als Kind war ich ein exzellenter Turner. Jetzt ist die Zeit reif für meine große Chance. Ich ergreife die Möglichkeiten und pflücke die Früchte meines Lebens.

Ich habe ein großes Repertoire an Hobbys. Meist erhole ich mich, indem ich meine Runden im Golfclub drehe. Dort mache ich ein paar Schläge und knüpfe dabei Kontakte zu gefragten Geschäftsleuten. Es bestätigt mich in meinem Tun, Menschen mit Klasse an meiner Seite zu wissen. Es macht mir aber auch eine große Freude, mit meinen Hunden Cerberus und Midgard die Gegend unsicher zu machen. Wie Löwen oder Wächter bewachen sie mein Anwesen, das mit kostbaren und edlen Statuen geschmückt ist.

Nahrungsvorlieben: alles Stärkende, warme Suppen, Rohkost, Saft

Erkrankungen: Fieber, Lippenbläschen, Uterusvergrößerung, Myome, Uterusfibrome, Ausfluss, Verkrampfungen in den Füßen, Wachstumsstörungen, Ekzeme bei Kleinkindern, Unruhe; Angst vor dem Weltuntergang

Besserung: leichter Nebel, Wärme, genügend Wasser, ein ruhiges Umfeld

Verschlechterung: Hitze, Kälte, Trockenheit, zu viel Wasser, entwurzelt sein, das Rudel verlieren, Mobbing, nachmittags, nachts

Weiteres aus der Naturheilkunde

Die Blütenessenz *Ash* wurde in Anlehnung an die klassischen Methoden der Bach-Blüten-Therapie von Edward Bach gesammelt und hergestellt. Es handelt sich dabei um eine *Advanced Essence*, also gewissermaßen um eine moderne Bach-Blüte (siehe dazu auch das Kapitel „Bach-Blüten-Therapie", Seite 59-67). *Ash* verleiht Stärke und das Gefühl, mit der Umwelt harmonischer als bisher verbunden zu sein, und zudem innere Flexibilität sowie Sicherheit im Umgang mit sich selbst und anderen Menschen.

Nach Rudolf Steiner zeigt uns die edle und hochstrebende Esche mit ihren feinen gefiederten Blättern, ihrem hochelastischen Holz und den Flügelfrüchten die Erdsubstanz, die sich durch die Verwandlungskräfte der kosmischen Lichtregion ergreifen lässt. Dieser Licht- und Sonnenbaum begrüßt das Jahr. Bereits unsere Urahnen sahen in der Esche einen Weltenzustand der Erde, der die Sonne und den ganzen Kosmos vereinigt. Der Mensch ist ein Kind der Erde.

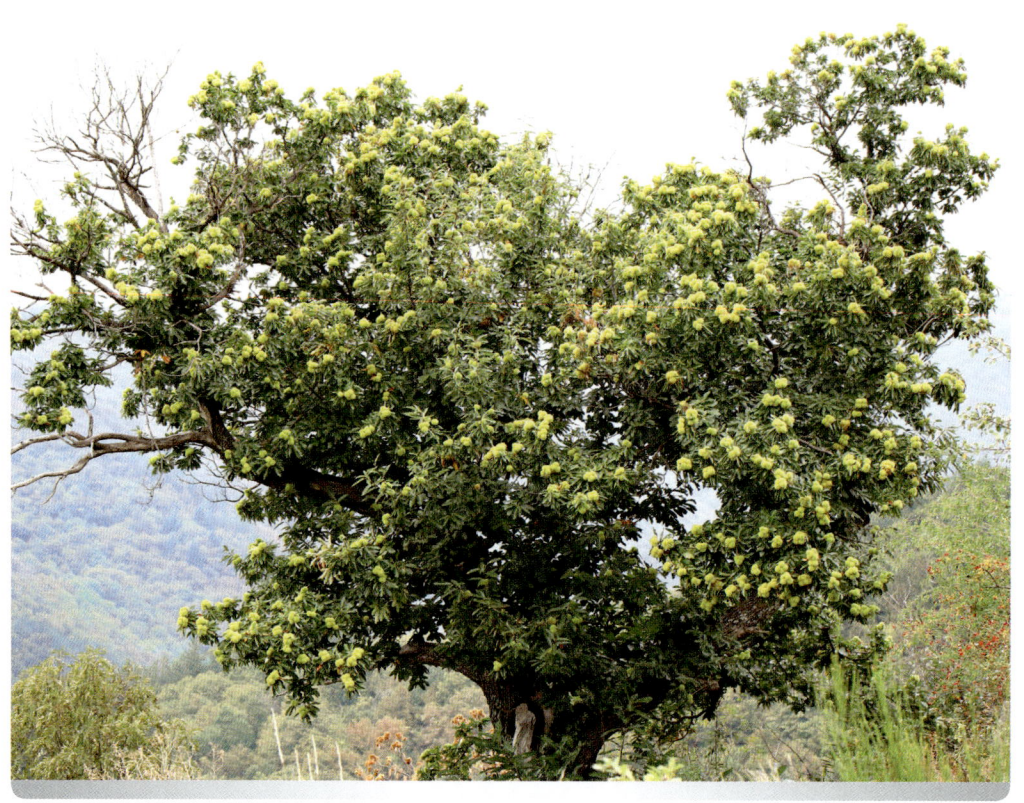

Familie: Buchengewächse, *Fagaceae*

Vorkommen: Europa, Afrika, Asien

Beschreibung: bis zu 35 Meter hoher Baum; graubraune, borkige Rinde; ausladende Krone mit lanzettenförmigen, mehrfarbigen, gesägten Blättern, die bis zu 30 Zentimeter lang sind

Blüte: von Juni bis Juli; rosarote kerzenförmige Blütenstände

Früchte: ab Mitte September; glänzende, dunkelbraune Nüsse in stacheligem Fruchtbecher

Nutzbare Pflanzenteile: Holz, Rinde, Blätter, Früchte

Verwendung: Holz: witterungsbeständiges Bau- und Möbelholz; das goldbraune, fäulnisresistente Holz wird auch heute noch zum Fässerbau genutzt
Rinde: hoher Gerbstoffgehalt; wurde früher zum Gerben von Leder verwendet
Blätter: hoher Gerbstoffgehalt; äußerliche Anwendung bei Furunkeln, Ekze-

men und anderen Hauterkrankungen; innerliche Anwendung als Tee bei Magen-Darm-Erkrankungen und zur Nieren- und Blasenstärkung
Früchte: breite Verwendung der Nussfrucht als Nahrungsmittel (als Beilage, glutenfreies Kastanienmehl, Maronenmus oder -marmelade, Kastanienbier etc.)

Wirkstoffe: Gerbstoffe, Saponoide, Flavonoide, Vitamine wie E, C, B in den Früchten

Wirkung: reinigend, zusammenziehend, desinfizierend, wärmend

Geschichte und Mythologie

Die Esskastanie gehört zur Familie der Buchengewächse, die Rosskastanie hingegen zu den Seifenbaumgewächsen. Deshalb ist es kaum verwunderlich, dass die Rosskastanie nur von Tieren genossen wird, die Esskastanie jedoch auch von Menschen. So haben sich insbesondere in Notzeiten schon Millionen von Menschen neben Kartoffeln und Getreide auch von Maronen ernährt.

Ein Esskastanienbaum kann ein stattliches Alter von bis zu 1.500 Jahren erreichen, wenn nicht der Mensch, der Kastanienkrebs oder auch die Tintenkrankheit ihn beseitigt oder besiegt. Leider gibt es nur noch wenige kleine Esskastanienwälder. Wir sprechen uns deshalb mit Nachdruck für die Förderung und Wiederbelebung der Esskastanienkultur sowie für eine nachhaltige Fortwirtschaft aus.

Das Holz der Esskastanie ist etwas weicher als das der Eiche, wächst jedoch schneller und ist so eher nutzbar. Zudem ist es elastischer und widerstandsfähiger als Eichenholz. Noch heute wird Esskastanienholz gern für den Fässerbau genutzt, da es äußerst fäulnisresistent ist.

Der mächtige Stamm der Esskastanie bietet vielen Tieren Unterschlupf und zahlreichen Pflanzen ein Zuhause. Der heilige Paul von Latros überlebte einen bedrohlichen Brand in einer Esskastanie. Der berühmte Baumriese gedieh einst auch auf dem Ätna und hatte einen Stammumfang von 61 Metern. Dieser Esskastanien-Greis war schon zu Zeiten von Platon bekannt und überlebte bis ins letzte Jahrhundert hinein. Solch riesige Bäume machten den Menschen aber auch Angst. Sie stellten sich vor und glaubten, der hohle Stamm eines Baumriesen sei der Durchgang zum Fegefeuer.

Die Esskastanie gilt als Sinnbild für Vorsorge und Fruchtbarkeit. Schon die Kelten sahen in der Kastanie eine Beschützerin. Die Esskastanie wurde zumeist als starker Mann angesehen, der über eine unbändige Kraft verfügt. Die auch als „Marone" bekannte Nussfrucht der Esskastanie galt als potenzsteigernd. Für die Reise ins Jenseits legten nicht nur die Alten Ägypter ihren Toten Proviant bei, auch in unserem Kulturkreis gab es derartige Bräuche. So war es früher üblich, am Martinstag Kastanien zu rösten und daraus für sich und alle Verstorbenen ein Festessen zuzubereiten.

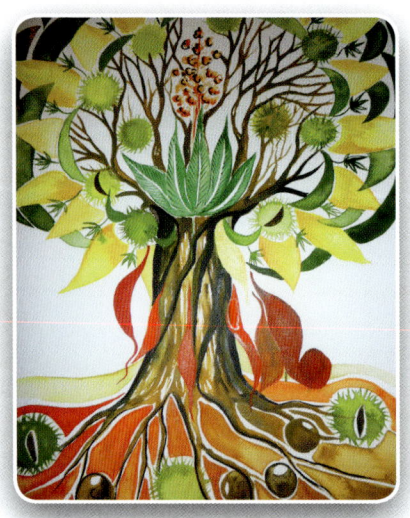

Die Esskastanie
Das Mitgefühl

Meditation: Ich zeige
meine Früchte!
Erlöster Typ: sich selbst und
andere mit Fröhlichkeit
und Geselligkeit nähren

Ich komme innerlich einfach nicht zur Ruhe und leide nachts oft unter Albträumen. Im Traum muss ich ständig auf die Toilette, allerdings ohne Erfolg. Dann wache ich schweißgebadet auf, trinke wie ein Verdurstender und warte darauf, dass ich endlich wieder einschlafen kann. Doch jetzt machen mir auch noch Rückenschmerzen zu schaffen und ein äußerst drängender und erschöpfender Schmerz scheint meinen gesamten Darm zu durchbohren.

Tagsüber leide ich oft unter trockenem Husten, der mir in plötzlichen Anfällen den Atem nimmt und meinen Darm wie bei einer Kolik zusammenschnürt. Doch trotz all meiner Wehwehchen lasse ich mich nicht unterkriegen, denn ich bin ein Karrieremensch und muss doch schließlich meine Praxis in bester Innenstadtlage am Laufen halten. Und außerdem will ich meinen Ruf als „erste Adresse" in meinem Fachgebiet nicht verlieren. Manchmal frage ich mich, ob das nicht der wahre Grund für meine Albträume ist?

Nahrungsvorlieben: Esskastanien, Sprossen, chinesische Frühlingsrollen, gewürzter Rollbraten, großer Durst auf leicht angewärmtes Wasser

Erkrankungen: Nasenkatarrh (Rhinitis), trockener oder krampfartiger Husten, Keuchhusten, Appetitlosigkeit, Darmkoliken, Diarrhoe (Durchfall), spärlicher Urin, Hexenschuss, Schweiße, Ruhelosigkeit, nächtliche Nervosität, Albträume

Besserung: Ruhe, im Liegen, nach dem Stuhlgang, Essen, warme Getränke

Verschlechterung: Schmerzen, Stress

Weiteres aus der Naturheilkunde

Die Bach-Blüte *Sweet Chestnut*, die Edel- oder Esskastanie, ist ein gutes Heilmittel für Menschen, die kurz vor dem seelischen und körperlichen Zusammenbruch stehen und keinen Ausweg mehr aus ihrer tiefen Verzweiflung wissen (siehe dazu auch das Kapitel „Bach-Blüten-Therapie", Seite 59-67). *Sweet Chestnut* ist die Bach-Blüte bei Seelenqualen, in Lebenskrisen und bei schweren Depressionen. Sie hilft uns, Probleme und Widrigkeiten als Wachstumschance zu begreifen, Selbstbewusstsein und Vertrauen in die eigenen Stärken zu entwickeln sowie Wandlung und Erlösung geschehen zu lassen.

Heute werden in Nobelrestaurants Maronen als Spezialität serviert. Wir können die stacheligen Früchte aber auch selbst sammeln oder die braunen Nüsse lose auf dem regionalen Wochenmarkt kaufen. Doch es bereitet schon einige Mühe, an die leckeren Früchte heranzukommen. Zunächst muss der stachelige Mantel

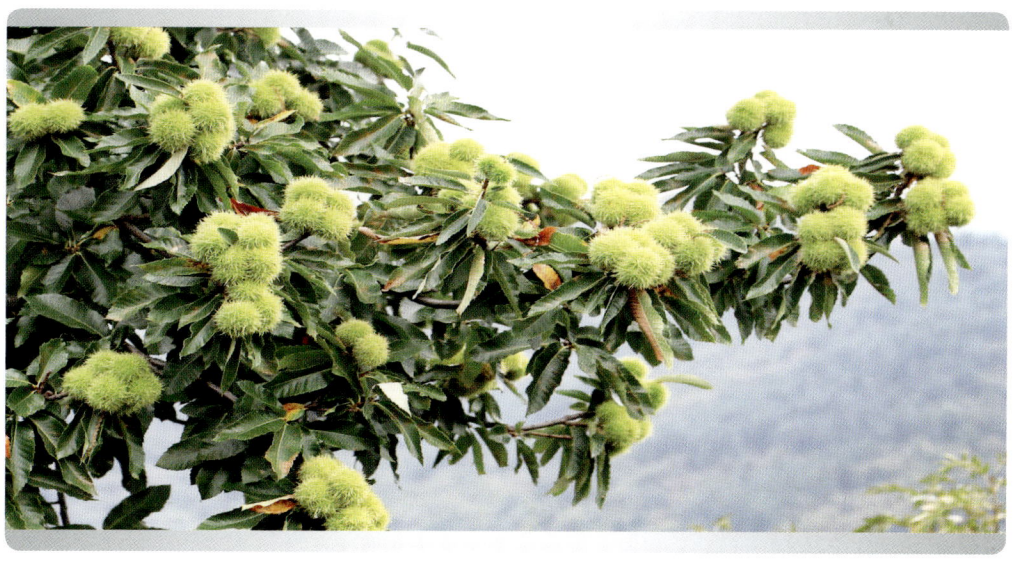

der frischen Frucht aufgebrochen werden und nach dem Erhitzen muss auch noch die zuvor eingeritzte Schale der Nuss entfernt werden. Sehr große Bäume können bis zu 200 Kilo Maronen pro Jahr abwerfen. Wenn wir Maronen über eine möglichst lange Zeit hinweg genießen wollen, lagern wir sie entweder unter einer Laubschicht im Freien oder wässern sie mindestens eine Woche lang in frischem Wasser und räuchern sie anschließend behutsam in einem Räucherofen oder Räucherhaus. Die leckeren Früchte lassen sich aber auch gut einfrieren. Dann können wir sie bei Bedarf direkt in kochendes Wasser geben und wie gewünscht weiterverarbeiten.

Feigenbaum, Ficus carica

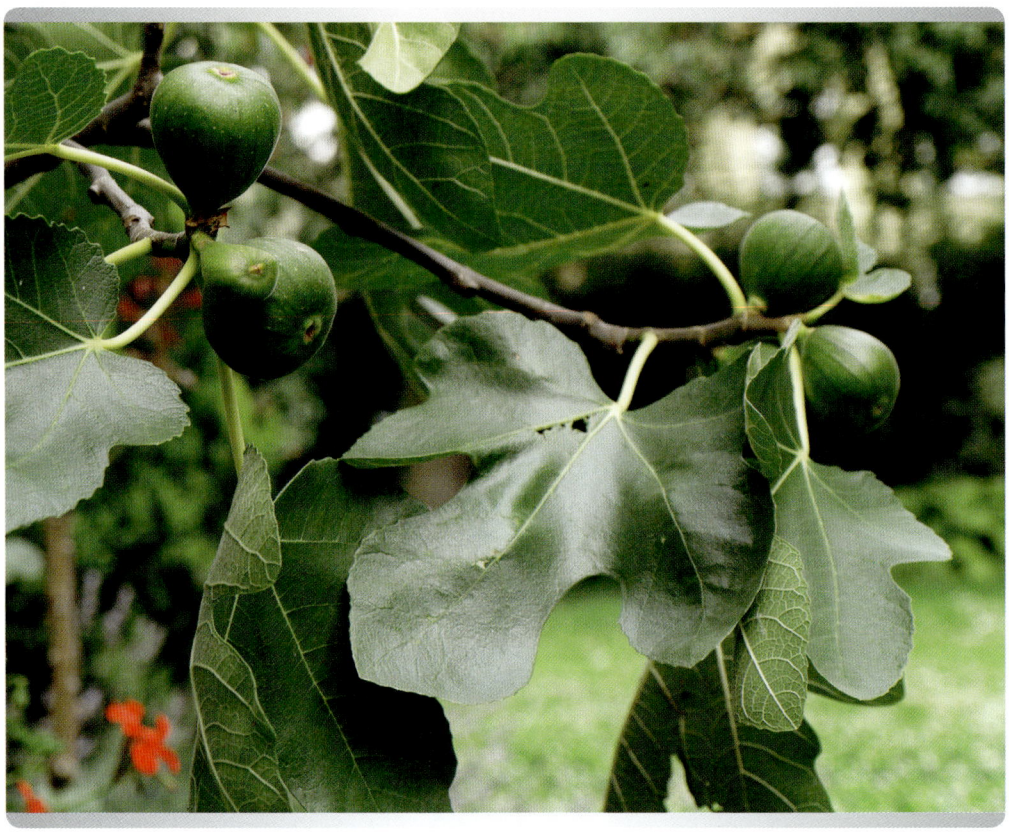

Familie: Maulbeergewächse, *Moraceae*

Vorkommen: im gesamten Mittelmeergebiet, Arabien, Asien, Kaukasus, in Europa kultiviert

Beschreibung: bis zu 10 Meter hoher Strauch oder kleiner Baum; graubraune, eher glatte Blätter; die wechselständig stehenden Blätter sehen aus wie Weinblätter.

Blütezeit: von Mai bis August. Die weiß-gelben Blüten sind sehr klein und von einer unscheinbaren Blütenhülle umgeben. Sie werden von Gallwespen bestäubt.

Früchte: im Sommer, je nach Sorte bis in den Herbst hinein; bis zu 8 Zentimeter groß. Feigen sind grün bis violett; leicht süß schmeckende Scheinfrüchte mit rotem Fruchtfleisch, das mit kleinen braunen Kernen durchsetzt ist.

Nutzbare Pflanzenteile: Rinde, Feigenblätter, junge Blattknospen, Feigen

Verwendung: Früchte: frische oder getrocknete Feigen als Rohkost, gekocht als Mus oder Feigenmarmelade

Wirkstoffe: Früchte: Pektin, Ballaststoffe, Mineralien wie Kalium, Kalzium, Phosphor, Magnesium, Phosphor, Eisen, Vitamine wie C, E, B (besonders Vitamin B3). Unreife Feigen enthalten Spuren von Furocumarinen, die zu Allergien und Hautausschlägen führen können.

Wirkung: blutbildend, abführend, nährend, entschlackend, den Blutzuckerspiegel erhöhend, leicht erwärmend

Geschichte und Mythologie

Der Feigenbaum gehört zu den ältesten kultivierten Nutzpflanzen der Welt. Seine köstliche Frucht, die Feige, kam einst aus dem Nahen Osten zu uns. Sie diente im Altertum als Hauptnahrungsmittel. Im antiken Athen galt die Feige aufgrund ihres hohen Gehaltes an Fruchtzucker, Mineralien und Vitaminen sogar als „Dopingmittel". Als getrocknete Frucht ernährte sie viele Generationen von Menschen in Kleinasien und in Südeuropa. Die frischen Feigen wurden schonend aufgefädelt oder in einer Art Dörrofen getrocknet.

Feigenbäume wurden schon vor 5.000 Jahren in Ägypten kultiviert. Und auch in der Bibel wird der Feigenbaum erwähnt. Adam und Eva bedeckten sich mit Feigenblättern, um ihre Nacktheit zu verhüllen. So wurde der Feigenbaum zum Sinnbild von Fruchtbarkeit, Überfluss und körperlicher Liebe. Buddha fand unter einem Bodhibaum, einer Pappel-Feige, Erleuchtung. Die Römer weihten den Feigenbaum dem Gott Bacchus. Der römische Geschichtsschreiber Plinius berichtete, dass der Feigenbaum die Verbindung zwischen Himmel und Erde herstelle. Hildegard von Bingen schätzte diese heilige und heile Frucht. Sie riet gesunden Menschen aber davon ab, diese Frucht zu essen, denn: „Sie zu essen taugen sie einem Gesunden nicht, da sie ihn gelüstig und aufgeblasen machen, sodass ihn der Ehrgeiz packt und die Habgier, sodass er sittlich haltlos wird. ... Alle Fleischpartien fließen auseinander und alle guten Säfte werden bös durcheinandergebracht. Einem geschwächten, körperlich heruntergekommenen Menschen sind Feigen gut zu essen, bis es ihm besser geht, und nachher esse er sie nicht mehr." Aus den Blättern und der Rinde des Feigenbaumes bereitete sie Salben zur Behandlung von Wunden und Ekzemen zu.

Aus esoterischer Sicht steht der Feigenbaum für das Venusprinzip, für den Frieden und für die zwischenmenschlichen Beziehungen. Der Paradiesbaum hilft überreizten und ausgelaugten Menschen, neue Kraft zu schöpfen und schenkt ihnen Erholung. Seine kühlende Wirkung lässt sie ruhen und regeneriert ihren Geist.

Homöopathie: Die Ficus-Persönlichkeit

Ich mag mich einfach nicht bewegen, obwohl ich so unruhig bin. Außerdem fühle ich mich innerlich schwach und melancholisch. Ich komme mir so blutleer vor, als wäre ich gerade von einem Vampir ausgesaugt worden. Um mich herum gibt es viele Blutsauger und auch eine gewisse Macht. Sie alle halten mich in Schach und kontrollieren mich. Außerdem plagen mich heftige Kopfschmerzen. Obwohl ich es überhaupt nicht mag, Nasenbluten, blutige Hämorrhoiden oder Blutstuhl zu haben, verbessern sich dadurch meine Kopfschmerzsymptome.

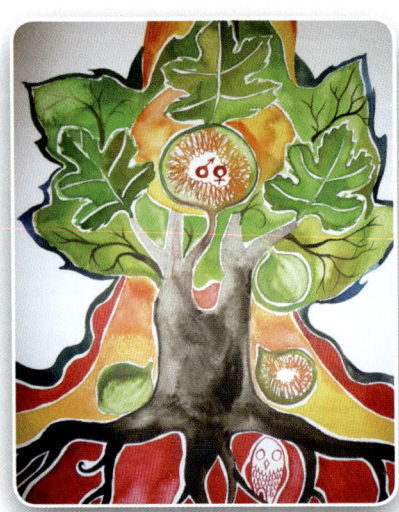

Der Feigenbaum
Die Romantik

Meditation: Ich komme zur Ruhe!
Erlöster Typ: gelassen in sich ruhen und Probleme aus einer anderen Sicht wahrnehmen

Nahrungsvorlieben: Südfrüchte, Süßspeisen, Zimt und Zucker, Safranreis

Erkrankungen: Nasenbluten, Atemnot, Bluthusten, Herzrhythmusstörungen, Übelkeit, Erbrechen, blutiger Stuhl, Blasen- und Nierenerkrankungen, Hämaturie (Blut im Urin), Menorrhagie (zu starke und lang andauernde Menstruation), Hämorrhoiden, Blutungen, Ängste, Melancholie

Besserung: Ruhe, Blutungen (wie Nasenbluten), morgens

Verschlechterung: bei Beobachtung durch Ärzte und Therapeuten, nachts

Weiteres aus der Naturheilkunde

Die Blütenessenz *Fig Tree* wurde in Anlehnung an die klassischen Methoden der Bach-Blüten-Therapie von Edward Bach gesammelt und hergestellt. Es handelt sich dabei um eine *Advanced Essence*, also gewissermaßen um eine moderne Bach-Blüte (siehe dazu auch das Kapitel „Bach-Blüten-Therapie", Seite 59-67). *Fig Tree* hilft uns, mit den Erfordernissen des modernen Lebens ruhig und selbstsicher umzugehen. Sie verbessert unsere Selbstkontrolle und auch die innere Klarheit, verleiht uns Selbstvertrauen und verhilft uns zu einem guten Gedächtnis. Sie befreit von Ängsten und kann eine gute Unterstützung beim Lösen von Partnerproblemen sein.

Rudolf Steiner sah die Maulbeergewächse, also auch den Feigenbaum, als Eroberer der gemäßigten Zone an. Alle Pflanzen dieser Familie tragen einen kätzchenartigen Blütenstand mit nur Kelche bildenden, kleinen Blüten. Die weiblichen Blütenstände verschmelzen während der Fruchtbildung zu einer Einheit, der Maulbeere. Die Blätter der Maulbeere dienen noch immer der Zucht von Seidenraupen. Die wichtigste Gattung in dieser Familie ist jedoch die Feige *(Ficus)*, von der es allein an die tausend verschiedene Arten gibt. Einige der *Ficus*-Arten, wie etwa der als *Ficus elastica* bekannte Gummibaum, enthalten einen milchigen Saft, aus dem Kautschuk gewonnen werden kann.

Winzige Gallwespen leben in Symbiose mit der Feige. Ende März kommen die zwei Millimeter großen Gallwespenweibchen zu ihren Wirten, stechen die Fruchtknoten an und belegen sie mit ihren Eiern. Die ungeflügelten Männchen befreien sich später aus der pflanzlichen Mutterhülle, kriechen zu den Fruchtknotengallen, in denen sich die Weibchen noch befinden, nagen eine Öffnung hinein und befruchten die Weibchen. Erst dann durchbrechen auch die Weibchen diese Hülle, entschlüpfen der Vorfeige und streifen dabei die Pollen der Staubblüten ab. Doch nur die Weibchen überleben, die Männchen sterben später ab, denn sie haben ihre Aufgabe der Befruchtung des Weibchens erfüllt. Die Gallen entstehen, die Larven entwickeln sich und überwintern, wieder suchen die Weibchen Vorfeigen auf und der Kreislauf schließt sich.

Die Insektenwelt ist also in der Feigenfrucht verborgen und gehört auf eine sehr intime Art zu ihr. In Gegensatz zu anderen Pflanzen, deren farbig duftende Blüten von Insekten umschwirrt werden, ist die Feige Blüte und Insektenhaus zugleich. Tier und Pflanze bilden eine Einheit und sind wie füreinander geschaffen.

Rudolf Steiner sieht in den Feigengewächsen daher Pflanzen, in deren Bildekräfteorganisation der Lebensäther und der chemische Äther die Überhand haben. Luft- und Lichtwesen sowie Wärmemächte umwirken diese Pflanze. Solche Gewächse weisen auf alte Erdzustände und tiefe Bewusstseinszustände hin.

In der Traditionellen Chinesischen Medizin (TCM) werden Feigen eingesetzt, um Gifte auszuleiten, Furunkel zu entfernen und der Übersäuerung des Körpers entgegenzuwirken sowie diese auszugleichen. Bei Asthma und Halsschmerzen wird eine Feigensuppe gekocht. Und bei Zahnschmerzen kann man Feigen durch Reiben einfach auf das Zahnfleisch auftragen. Da Feigen eine stark basische Wirkung haben, sind sie auch ideal für eine Basenkur.

Frische Feigen enthalten einen milchigen, gummiartigen Saft, der bei empfindlichen Menschen zu Mundschleimhaut- und Hautausschlägen führen kann. In diesem Fall meidet man am besten die frischen Früchte und greift besser zu den Trockenfrüchten. Getrocknete Feigen sind eine gute pflanzliche Quelle für unser Knochenaufbauprogramm. Insbesondere Vegetarier und Veganer brauchen eine hochwertige Kalziumzufuhr. Und in der Pubertät ist es besonders wichtig, den körpereigenen Kalziumspeicher aufzufüllen, um so nach den Wechseljahren einer Osteoporose vorzubeugen.

Innerlich angewendet helfen Feigen bei Milz- und Lebererkrankungen, bei Magenschleimhautentzündung und als natürliches Abführmittel. Sie entgiften unser Blut- und Lymphsystem, helfen bei chronischer Verstopfung, bei Wurmerkrankungen (durch die Wirkung von Cardina, einem Enzym, das dem Papain ähnlich ist), Anämie, Zahnfleischentzündung sowie zur Vorbeugung von Osteoporose. Äußerlich angewendet sind Feigen geeignet als Wundverband und Wundauflage.

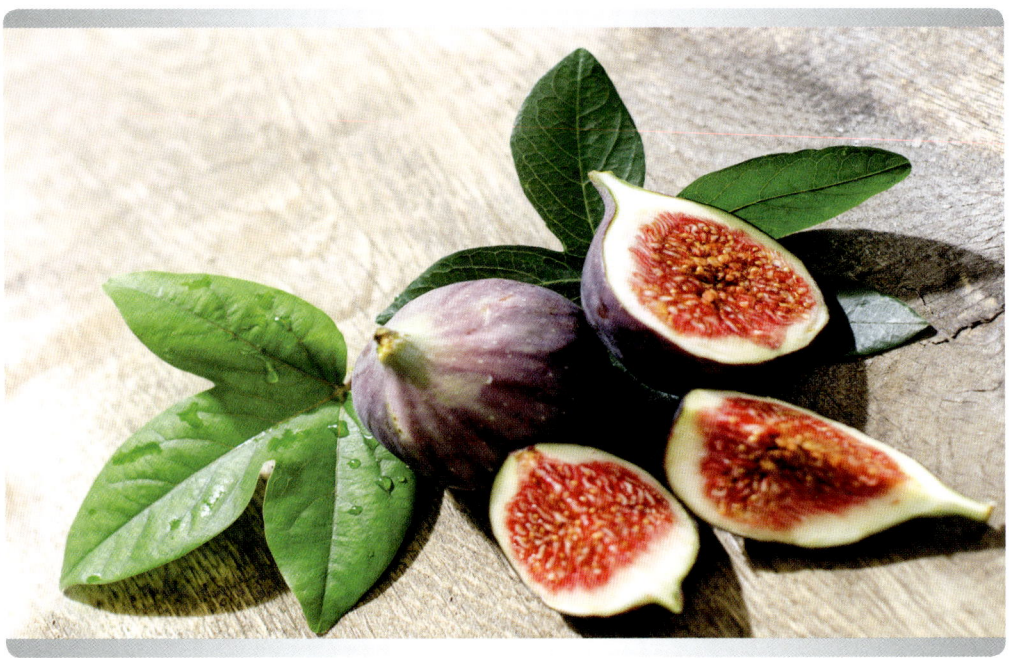

Fichte, Picea

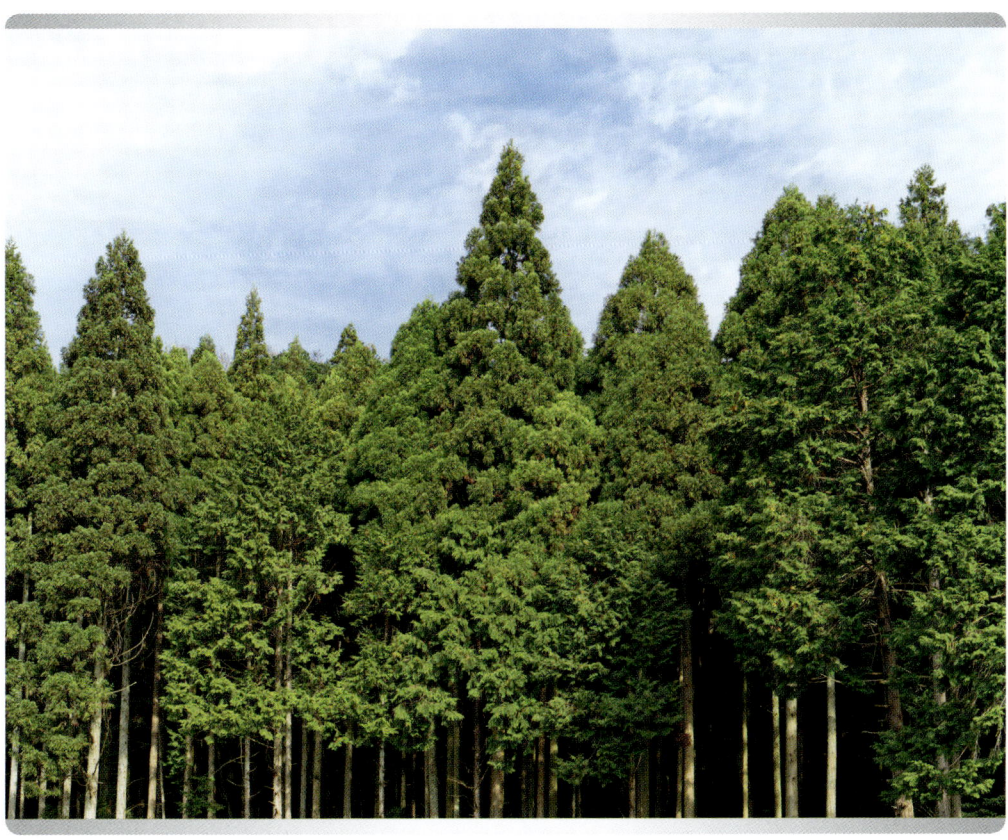

Familie: Kieferngewächse, *Pineaceae*

Vorkommen: Europa, Asien, Amerika

Beschreibung: bis zu 60 Meter hoher, immergrüner Baum. Die Fichte kann bis zu 700 Jahre alt werden. Sie hat einen hohen, schlanken Wuchs, eine harzige Borkenschuppe und relativ spitze grüne Nadeln. An den oberen Ästen hängen Zapfen, die als Ganzes herunterfallen (im Gegensatz dazu werden heruntergefallene Tannenzapfen in alle Einzelteile zerstreut).

Blüte: im April. Die kleinen rötlichen weiblichen Blüten wachsen aufstrebend und hängen nach der Bestäubung nach unten. Die männlichen Blüten haben zunächst eine rötliche Farbe und sind später gelb-braun.

Früchte: Zapfen, die nach der Bestäubung entstehen, nach unten hängen und im Herbst herunterfallen

Nutzbare Pflanzenteile: Holz, Pech oder Harz des Baumes, Nadeln

Verwendung: Holz: wird in großen Mengen für den Gebäude- und Möbelbau verwendet, aber auch als Resonanzkörper für Musikinstrumente genutzt
Harz: innerliche Anwendung bei Husten- und Bronchialerkrankungen
Nadeln: innerliche Anwendung als Fichtennadelhonig, der bei Erkältungskrankheiten hilfreich ist; eingelegte Fichtensprossen; äußerliche Anwendung als Fichtennadelbad bei Erschöpfung, Rheuma und Erkältungskrankheiten

Wirkstoffe: Gerbstoffe, Harzstoffe, Saponine, ätherisches Öl, Tannin

Wirkung: schleimlösend, reinigend, kräftigend, antibakteriell, durchblutungsfördernd, erwärmend

Geschichte und Mythologie

Picea abies, der wissenschaftliche Name der Gemeinen Fichte, leitet sich vom lateinischen *Pix* ab, was „Pech" oder „Harz" bedeutet. Dieses heilsame Harz (in Form von Terpentin und Kolophonium) wird bei Husten- und Bronchialerkrankungen genutzt. Früher diente das Fichtenharz als Pech oder Abdichtmittel für Wein- oder Bierfässer. Es kam auch in der Malerei als Terpentin zur Anwendung.

Die Fichte wuchs ursprünglich in Bergregionen und war vor allem in den höheren Lagen verbreitet. Sie ist sehr genügsam und kann auch auf kargen Böden sowie sowohl mit zu viel Feuchtigkeit als auch mit Trockenheit gut überleben. Je nach Standort kann sie bis zu sechzig Meter hoch werden. Im Gebirge wächst sie als kleiner strauchförmiger Baum, der meist nur Kniehöhe erreicht. An extremen Kältetagen zieht sich die Fichte in die Erde zurück und stellt Fotosynthese sowie Wachstum vollkommen ein.

Die Fichte verdrängte erfolgreich den Laub- und Mischwald. Ihr Holz ist aufgrund des schnellen Wachstums der Fichte sehr beliebt in der industriellen Holzproduktion. Daher ist sie weit verbreitet und wird oft in Monokulturen in Reih und Glied angepflanzt. Als „Mastbaum" der Forstwirtschaft wird die Fichte immer noch gern als Brennholz genutzt.

Das Holz der Fichte wird gern in der Möbelindustrie verarbeitet. Doch anspruchsvolle Möbelfirmen verwenden die schöne Bergfichte zur Fertigung hochwertiger Möbel. Insbesondere im Schwarzwald findet man alte Bauernschränke mit der typischen Maserung der Fichte. Im bayerischen Mittenwald, der Hochburg der Geigenbauer, werden wertvolle Fichtendecken zu Geigen, Celli, Kontrabässen oder auch Gitarren verarbeitet. Der warme Klang dieser besonderen Instrumente erfreut nicht nur professionelle Musiker aus der ganzen Welt. Auch die bekannte Stradivari hatte eine solche Fichtendecke.

Da Fichten Flachwurzler sind, droht ihnen bei Sturm eine hohe Gefahr der Entwurzelung. Weiterhin machen der Fichte viele Erkrankungen wie Rotfäule und Borkenkäfer zu schaffen. Deshalb wurde in den letzten hundert Jahren vermehrt die Douglasie angepflanzt. Ihr noch schnelleres Wachstum, der noch geradere Wuchs und die größere Produktivität lassen diese Baumart zunehmend zum Liebling der Förster werden. In Meikes Heimat Mosbach stand bis vor Kurzem eine besonders schöne Fichte, die leider dem letzten Holzeinschlag zum Opfer fiel. Dieser rechtsgedrehte Baumriese hätte mit Sicherheit eine beeindruckende Figur in dem Film „Herr der Ringe" abgegeben.

Die Fichte, wegen der rötlichen Rinde auch „Rottanne" genannt, kann bis zu 700 Jahre alt werden. Sie ist der Heiligen Afra gewidmet. Die Indianer verehrten die Fichte als den magischsten aller Bäume. Wir Europäer schätzen die Fichte als Lichtbringer besonders zur Weihnachtszeit. Sie ist ein Symbol für Sexualität und Fortpflanzung. Vielleicht liegt das an ihren phallusförmigen Zapfen oder auch an ihrer stark wärmenden Kraft.

Hildegard von Bingen behandelte Skorbut (früher „Scharbock" genannt) mit der Heilkraft der Fichte. Krankheiten wie Rheuma und Gicht werden dadurch ebenfalls günstig beeinflusst. Die belebende Wirkung eines Vollbades mit Fichtennadelextrakt haben wir alle bestimmt schon genossen. Fichtennadel- und Latschenkieferextrakt ist als Franzbranntwein wohlbekannt. Aus den jungen Nadeln der Fichte können wir auch einen Husten- und Erkältungstee zubereiten. Und auch Fichtennadelhonig oder -sirup hilft bei Bronchialerkrankungen. Vorsicht ist damit allerdings geboten bei Keuchhusten oder Asthma.

Homöopathie: Die Picea-Persönlichkeit

Ich bin ein Mensch, der unbedingt seine Freiheit braucht. Daher kann ich mich einfach nicht unterordnen und will auch andere nicht von mir abhängig machen. Als der geborene Einzelkämpfer suche ich nach einer Frau, die mir alle Freiheiten gewährt, aber auch für mich und die Familie da ist.

Als Kind galt ich als schwer erziehbar. Dabei wollte ich mich doch nur in meine eigene Welt zurückziehen und liebte mein Baumhaus im Garten über alles. Ich konnte wie der Geißenpeter in dem Roman *Heidi* stundenlang meine Ziegen und Schafe bewachen und meinen Gedanken nachhängen. Zur Schule zu gehen bedeutete für mich stets Freiheitsentzug.

Wenn ich mir ein Honigbrot schmiere und dazu

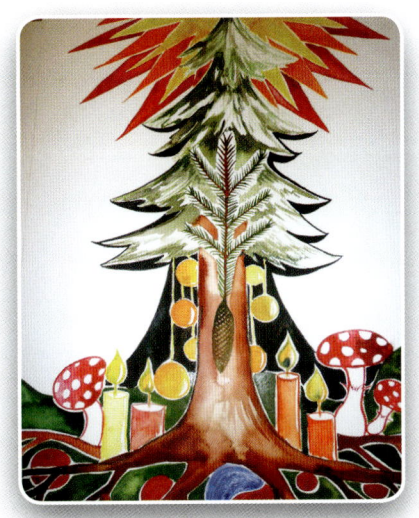

Die Fichte
Der Lichtbringer in der dunklen Jahreszeit

Meditation: Ich entdecke die Freiheit in mir!
Erlöster Typ: Unabhängigkeit und Freiheit leben – auch zu zweit

einen herben Wein genieße, geht es mir gut. Dann hab ich endlich mal Ruhe vor meiner anhaltenden Verdauungsschwäche und meiner inneren Unruhe. Leider habe ich in letzter Zeit einige Gichtanfälle gehabt, aber damit komme ich schon allein klar. Helfen lasse ich mir jedenfalls nicht! Meine müden und ausgezehrten Glieder reibe ich dann einfach mit Franzbranntwein ein.

Ich könnte mir vorstellen, eines Tages als Eremit in den Bergen zu leben und so auch die Gesetze der Natur besser kennenzulernen.

Nahrungsvorlieben: eingelegte Früchte, Marmelade, Lebkuchen, Fichtenhonig, Met

Erkrankungen: Appetitlosigkeit, Verdauungsschwäche, Magen-Darm-Erkrankungen, Rheuma, Gicht, innere Unruhe

Besserung: Wärme, Freiheit und Selbstbestimmung, morgens

Verschlechterung: große Hitze, große Kälte, Feuchtigkeit, Nebel, Menschenmengen, abends und nachts

Weiteres aus der Naturheilkunde

Die Blütenessenz *Spruce* wurde in Anlehnung an die klassischen Methoden der Bach-Blüten-Therapie von Edward Bach gesammelt und hergestellt. Es handelt sich dabei um eine *Advanced Essence*, also gewissermaßen um eine moderne Bach-Blüte (siehe dazu auch das Kapitel „Bach-Blüten-Therapie", Seite 59-67). *Spruce* ist geeignet für Menschen, die oft verspannt sind und zudem eine innere Härte und Kälte verspüren, sowie für Zeitgenossen, die keine Kompromisse machen wollen. Diese Blütenessenz bringt Harmonie und Gnade in unser Leben.

Für Rudolf Steiner steht die Fichte zwischen dem Materiellen und dem Spirituell-Ätherischen. Ihre fließende Energie lässt die Fichte bis in ihre heilsamen Nadelspitzen gleiten und kann auf diese Weise auch den Energiefluss im menschlichen Körper verbessern, um Durchblutungsstörungen und auch Blockaden auf seelischer Ebene auf heilsame Weise abzuschwächen und zu lösen.

Fichtenharz kann, als Ursaft zubereitet, unser Bronchialsystem besser auf die Atmung vorbereiten. Und auch negative Gefühle schmelzen dahin. Die stärkende Kraft dieses Bergbaumes erwärmt uns und kräftigt unseren, von langen Wintermonaten ausgezehrten Körper.

Steiner lobte insbesondere den Fichtennadelextrakt in höchsten Tönen. Dieser rege das Nervensystem stark an. Auch die ätherischen Öle anderer Koniferenarten haben eine heilsame Wirkung auf den menschlichen Körper. So soll beispielsweise Tannenharz einen positiven Einfluss auf den Verlauf von Altersdiabetes haben.

Ginkgo, Ginkgo biloba

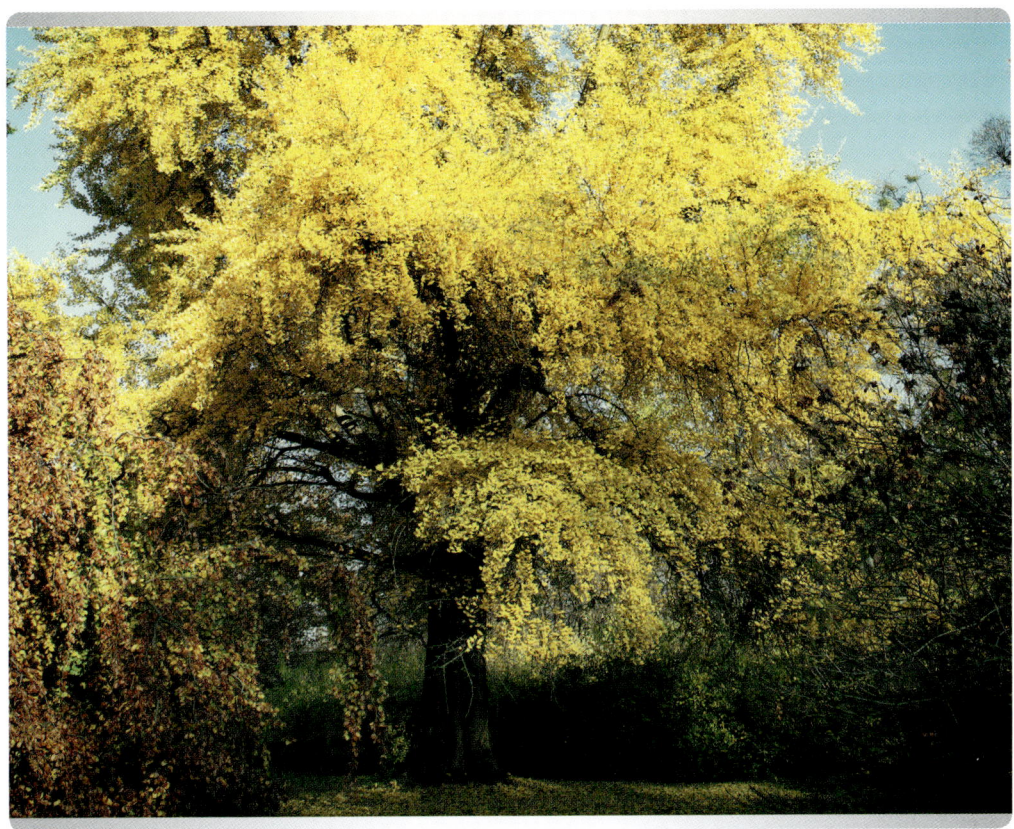

Familie: Ginkgogewächse, *Ginkgoaceae*

Vorkommen: ursprünglich Asien, heute weltweit

Beschreibung: bis zu 30 Meter hoch; sommergrüner Baum mit bis zu 5 Metern Stammumfang und stark gefurchter Rinde. Die Blätter des Ginkgos sind gestielt, zweilappig und fächerförmig oder eingeschnitten. Der auch als „Silberaprikose" oder „Goldfruchtbaum" bezeichnete Ginkgo erträgt Temperaturen bis minus 30 Grad, falls er die ersten 10 Jahre überlebt hat, wächst aber auch in den Subtropen.

Blüte: ab Mai mit dem Laubaufkommen, getrenntgeschlechtig. Die grünen männlichen Blüten sind kätzchenförmig und 3 bis 5 Zentimeter lang. Die ebenfalls grünen weiblichen Blüten sind gestielt und tragen je zwei Samenanlagen.

Früchte: von Oktober bis November; mirabellenartige Steinfrüchte mit gelbem Fruchtfleisch, die durch die enthaltene Buttersäure unangenehm ranzig riechen. Die weiblichen Bäume tragen erst ab dem dreißigsten Jahr, manchmal auch später. Vermehrung über Samen oder Stecklinge sowie Absenker, falls nur männliche Exemplare vorhanden sind.

Nutzbare Pflanzenteile: Blätter, Früchte

Verwendung: Blätter: werden in der Traditionellen Chinesischen Medizin (TCM) als vielseitiges Heilmittel eingesetzt
Früchte: Die gelblichen Samenfrüchte eines weiblichen Ginkgobaumes im Oktober ernten, die fleischige Samenschale waschen, die Kerne knacken und in der Pfanne anrösten. Diese Zubereitung wird in der Traditionellen Chinesischen Medizin (TCM) als sehr nährend und stärkend angesehen.
Fertigpräparate mit Ginkgo verbessern die Durchblutung des Gehirns, helfen bei leichter Demenz, Schwindel und Tinnitus (Ohrgeräusche)

Wirkstoffe: Terpenlactone, Ginkgolide, Bilobalid, Flavonoide

Wirkung: durchblutungsfördernd, beruhigend auch bei Bluthochdruck, entspannend

Geschichte und Mythologie

Der Ginkgo ist wahrlich ein besonderer Baum. Als Zeuge einer 250 Millionen Jahre zurückliegenden Zeit ist er gewissermaßen ein lebendes Fossil. Geologische Funde konnten verwandte Arten des Ginkgos bereits im Erdaltertum (Perm) nachweisen. Zudem nimmt der Ginkgobaum eine Sonderstellung innerhalb des Pflanzensystems ein. Er ist der einzige noch lebende Vertreter einer Gruppe von Nacktsamern, die im Erdmittelalter über die ganze Erde verbreitet waren. Der Ginkgo sieht aus wie ein Laubbaum, ist in Wirklichkeit jedoch ein Nadelbaum. Er ist höher entwickelt als Farne, andere Bäume sind ihm in Bezug auf die Fortpflanzung aber haushoch überlegen.

Die Chinesen erkannten schon früh die außerordentlichen Heilwirkungen des Ginkgos, die einzigartige Fächerform seiner Blätter, seine Widerstandskraft gegen Krankheiten und seine lange Lebensdauer von bis zu 1.300 Jahren. Die ältesten Ginkgoexemplare der Welt befinden sich in Korea, 100 Kilometer entfernt von Seoul, im Yon-Mun-Tempel (1.100 Jahre alter Baum) und in Sendai in Japan (1.250 Jahre alter Baum). Der Ginkgo ist das Wahrzeichen von Tokio und schmückt seit 1971 das Wappen der Stadt Seoul. Auch viele japanische Familien haben das Ginkgoblatt auf ihren Familienwappen.

In Deutschland wurde der Ginkgo erst vor 300 Jahren von Engelbert Kaempfer (1651–1716) eingeführt. Der „Japanische Nussbaum" faszinierte bereits Goethe, Hesse und andere große Persönlichkeiten der Zeitgeschichte.

Es gibt vom „Eierbaum", wie der Ginkgo ebenfalls genannt wird, weibliche und männliche Pflanzen. In unseren Breiten wird man allerdings vorwiegend auf die männlichen Bäume treffen, da an den weiblichen Bäumen nach dreißig bis vierzig

Jahren zwar wunderbar aussehende, steinfruchtartige gelbe Samen reifen, die jedoch einen sehr unangenehmen Geruch verbreiten. Das ist sehr schade, denn aus den Samen kann man herrlich schmeckende Pfannengerichte zaubern, die zudem reich an Vitaminen und Mineralstoffen sind. Bis ins 17. Jahrhundert hinein naschten vor allem japanische Adlige diese köstlichen Früchte.

Der Ginkgo hat ausgezeichnete Anti-Aging-Eigenschaften, zeitlos trotzt er scheinbar jedem Wandel und auch so manchen Widrigkeiten. Viele Künstler schwärmen noch heute vom Ginkgo als dem Baum der Unsterblichkeit.

In der Traditionellen Chinesischen Medizin (TCM) werden Blätter und Früchte des Ginkgos zur Heilung zahlreicher Krankheiten verwendet. In Asien essen kinderlose Frauen die kleinen Auswüchse des Ginkgobaumes. Diese „Chi-Chi" sehen aus wie kleine Brüste und gelten als Glücksbringer für die ersehnte Schwangerschaft und ein müheloses Stillen. Taoistische Heiler setzen den Ginkgo bei Ritualen ein, um böse Geister abzuwehren.

In der Systemischen Therapie lässt sich Ginkgo ideal als homöopathische Unterstützung einsetzen. Weltweit gab es immer wieder Vertreibung, Flucht und Gewalt. Über Generationen hinweg wirkt dieses Leid in unserem Speicherbewusstsein und Zellgedächtnis weiter und es gilt, diesen Erinnerungsstrom zu unterbrechen. Dabei hilft uns Ginkgo. Er steht für die Vergangenheit und auch für die Zukunft, er baut Brücken von Ost nach West und vereint Yin und Yang.

Goethe widmete dem *Ginkgo biloba* ein Gedicht:

> „Dieses Baumes Blatt, der von Osten
> Meinem Garten anvertraut,
> Gibt geheimen Sinn zu kosten,
> Wie's den Wissenden erbaut.
> Ist es ein lebendig Wesen,
> Das sich in sich selbst getrennt?
> Sind es zwei, die sich erlesen,
> Dass man sie als eines kennt?
> Solche Fragen zu erwidern
> Fand ich wohl den rechten Sinn.
> Fühlst du nicht an meinen Liedern,
> Dass ich eins und doppelt bin?"

Johann Wolfgang von Goethe, 1815

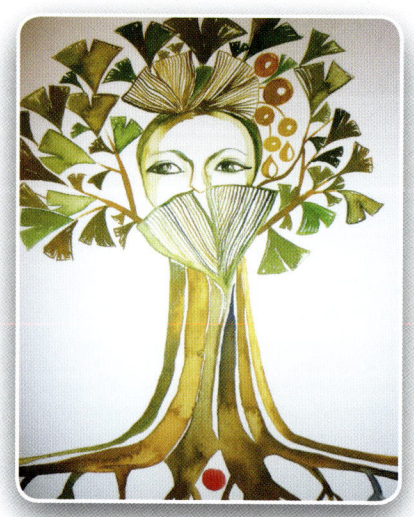

Der Ginkgo

Das lebende Fossil und das Gedächtnis der Ahnen

Meditation: Ich erinnere mich an meine Fähigkeiten!
Erlöster Typ: Einssein mit sich und dem Partner

Wo waren wir noch stehen geblieben? Ich leide in meinem hohen Alter an Orientierungslosigkeit und Konzentrationsstörungen. Bei allem, was ich tue, verliere ich ständig den roten Faden und nur mit viel Ruhe und Langsamkeit kann ich meine täglichen Aufgaben bewältigen. Das nervt mich natürlich ziemlich und andere Dinge oder vielmehr andere Menschen bringen mich ohnehin schon oft genug auf die Palme. Wie finde ich meine Seelenruhe wieder in der heutzutage so hektischen Zeit? Ich habe das Gefühl, dass zurzeit nicht nur mein Geist völlig überspannt ist.

Manchmal muss ich weinen, wenn Leute mich ansprechen, weil ich mich von ihnen auf den Arm genommen fühle. Dann wird mir schwarz vor Augen und ich leide an Schwindel und Übelkeit. Meine Augen sind oft rot und entzündet. Und die schrillen Töne der Musik, die meine Nachbarn ständig hören, kann ich kaum aushalten. In der Nacht halten mich Albträume vom Schlaf ab. Darin werde ich verfolgt vom Teufel, von großen Meeresfluten und von Bildern aus Konzentrationslagern, in denen Grausamkeiten geschehen. Ich wünsche mir mehr Leichtigkeit und Ruhe in meinem Leben.

Nahrungsvorlieben: geräucherte und gebratene Nahrungsmittel, kühles frisches Wasser, kühles Bier

Erkrankungen: Gedächtnisschwäche, Konzentrationsmangel, Benommenheit, Orientierungslosigkeit, Abwesenheitszustände, verzögerte Wahrnehmung, Schwindel mit Übelkeit, Frösteln, Kopfschmerzen, Migräne, Lichtempfindlichkeit und Brennen der Augen, Sehstörungen, Tinnitus (Ohrgeräusche), Zahnfleischbluten, Zahnschmerzen, Mandelentzündung, Husten, kalte Füße, Durchblutungsstörungen, Bluthochdruck, Gliederschmerzen, Krämpfe aller Art, Schlafstörungen, Reizbarkeit, Teilnahmslosigkeit, Schwermut, Jähzorn, Isolation, Heimweh

Besserung: frische Luft, Essen, Bewegung, ausreichend Schlaf, Zeit für sich selbst haben

Verschlechterung: stickige Räume

Weiteres aus der Naturheilkunde

Rudolf Steiner sah im Ginkgo ein Zeichen für Partnerschaft, Freundschaft und Harmonie zwischen den Geschlechtern. Dieser Baum gehört zu den Nadelgewächsen und ist eine der ältesten Pflanzen auf der Erde. Die Langlebigkeit und Überlebensfähigkeit des Ginkgos ist sehr groß und steht als besonderes Symbol für das Einheitsbewusstsein von Pflanzen, Tieren und Menschen.

Aus homöopathischer Sicht steht Ginkgo auf der seelischen Ebene für Heimatlosigkeit und Orientierungslosigkeit. In der westlichen Naturheilkunde werden Ginkgopräparate zur Verbesserung des Gedächtnisses, bei Konzentrationsstörungen, Schwindel, Kopfschmerzen, Sehstörungen, Tinnitus (Ohrgeräuschen) und Venenschwäche eingesetzt. *Aber Vorsicht:* Die in Ginkgoblättern enthaltenen Gerbstoffe rufen bei manchen Menschen allergische Hautreaktionen hervor.

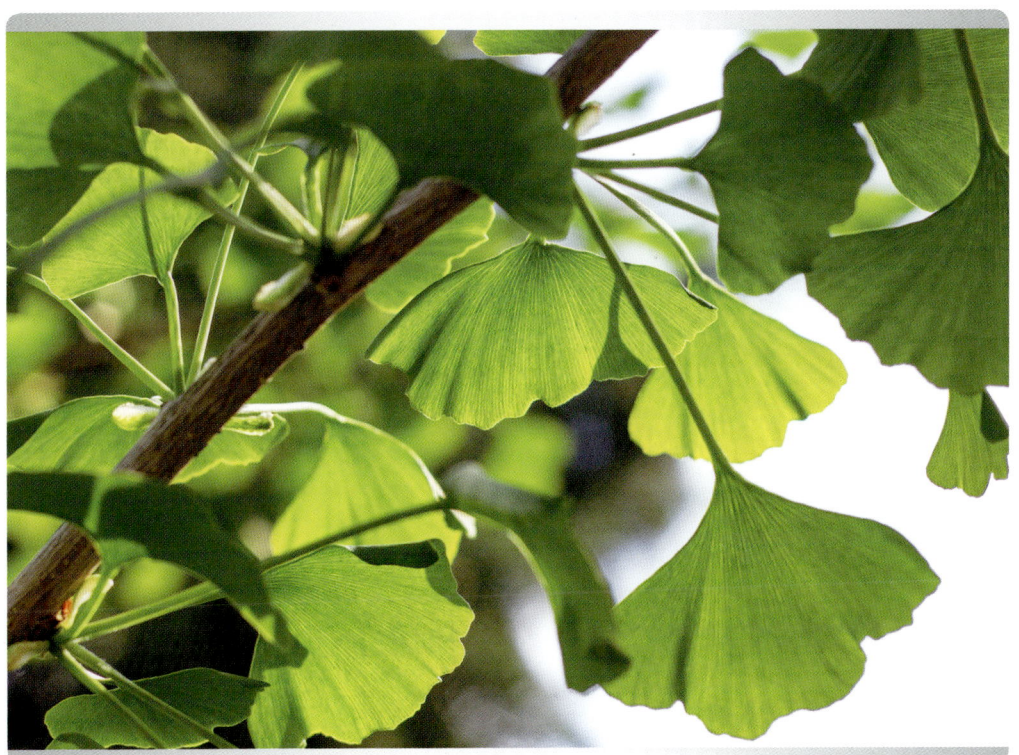

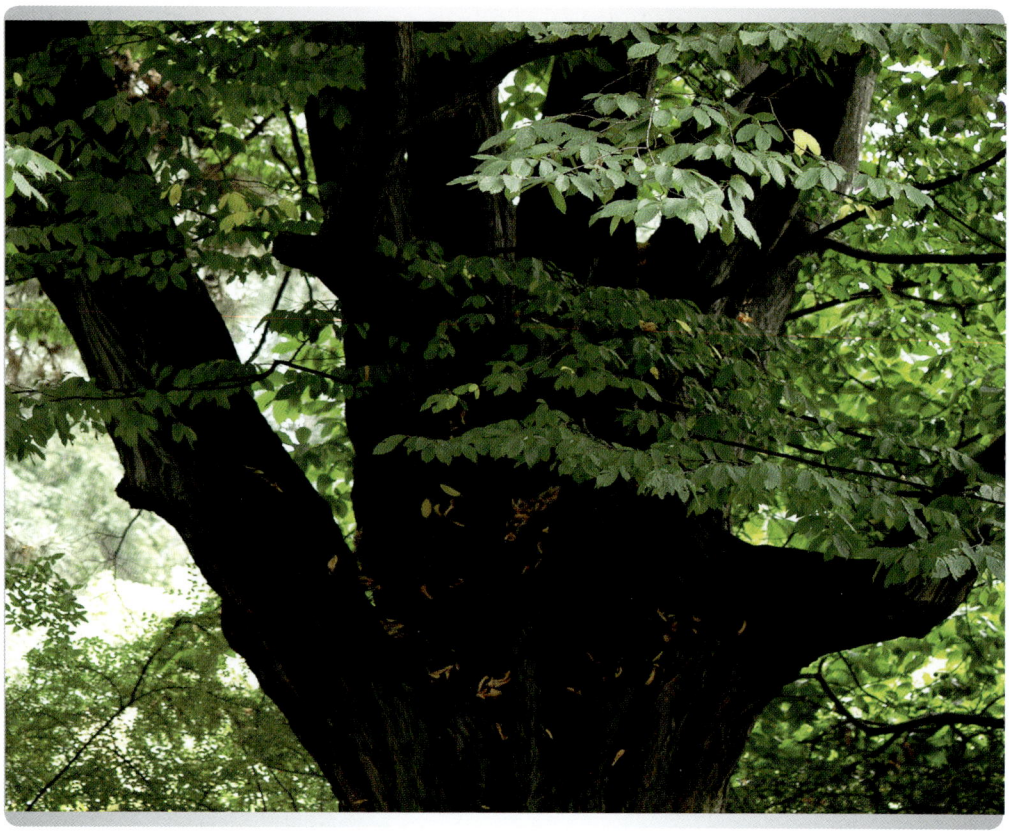

Familie: Birkengewächse, *Betulaceae*

Vorkommen: Europa, Amerika, Westasien

Beschreibung: bis zu 35 Meter hoch, sofern man die Hainbuche nicht stutzt. Meist wird sie jedoch als Hecke zurückgeschnitten. Wie alle Birkengewächse wird sie höchstens 150 Jahre alt. Der Stamm bleibt glatt und grau, weit verzweigte Krone, spannrückig verdrillt. Die Blätter stehen wechselseitig, sind fast herzförmig und haben einen gesägten Rand.

Blüte: von April bis Mai. Die gelbgrünen männlichen Kätzchen sind hängend, bis 6 Zentimeter lang und unauffällig. Die weiblichen, 3 Zentimeter langen Blütenstände am Ende der jungen Triebe schließen die kleinen Nussfrüchte ein.

Früchte: von August bis September; unscheinbare Flügelfrüchte mit kleiner einsamiger Nuss, die bis in den Winter hinein hängen bleiben

Nutzbare Pflanzenteile: Holz, Blätter

Verwendung: Holz: sehr dicht und hart, wird gern genutzt für die Herstellung von Parkettböden, Werkzeugstielen oder Hackklötzen. Auch heute noch werden aus dem Holz der Hainbuche Klavierhämmer hergestellt. Hervorragend als Brennholz geeignet, das sich jedoch nur sehr mühsam spalten lässt. Zudem kann das Holz der Hainbuche zu hochwertiger Holzkohle verarbeitet werden. Blätter: innerlich als Blattaufstrich; Teeaufguss als Haustee, der ganzjährig regelmäßig getrunken werden kann (Im Gegensatz zu Heiltees, die nur bis zu sechs Wochen lang getrunken werden sollten.)

Wirkstoffe: Gerbstoffe, Saponine, Harzstoffe

Wirkung: reinigend, beruhigend, wärmend, desinfizierend, gerbend

Geschichte und Mythologie

Die Hain- oder auch Weißbuche hat mit der Buche nichts gemein. Sie gehört zu den Birkengewächsen und ist mit den Haselnüssen verwandt. Sie beschenkt viele Vögel und Nagetiere jedes Jahr mit ihren zahlreichen Früchten. Oft werden Hainbuchen auch heute noch als Umfriedung von Gärten angepflanzt und zweimal im Jahr zurückgeschnitten, obwohl sie wunderbare Kletterbäume für Kinder abgeben würden. Deshalb wird die Hainbuche auch „Hagebuche" (althochdeutsch *hag* = Umfriedung oder Hecke) genannt. Hainbuchen gehörten schon immer zu den sogenannten Hage-Hölzern und dienten als lebende Zäune. Sie boten Schutz für Tiere wie Schafe und Ziegen und schützten sie so vor Raubtieren. Doch Hainbuchen gewähren auch Pflanzen wie der windempfindlichen Pulsatilla (Kuh- oder Küchenschelle) Schutz vor widrigen Witterungsbedingungen.

Schon die Karolinger pflanzten Wehrhecken aus Hainbuchen an, manche von ihnen waren über 150 Meter breit und wahrhaft undurchdringlich. Tacitus und Cäsar errichteten aus ihnen rund um Trier Einfriedungen, die als Schutzwall dienen sollten.

Die Hainbuche ist extrem elastisch und hat ein sehr hartes und kostbares Holz. Klavierbauer nutzen auch heute noch ihr vielseitiges Holz für die Herstellung der Klavierhämmer. In den Anfängen der Buchdruckkunst wurde die Hainbuche zum Schneiden der Setzlettern verwendet.

Menschen, die sehr dickschädelig sind, werden auch als *hanebüchen* (von mittelhochdeutsch *hagenbüechin*) beschrieben. Ihr Schädel scheint offenbar so hart zu sein wie das Holz der Hainbuche. Man kann sich an diesen Zeitgenossen regelrecht die Zähne ausbeißen.

Stellvertretend für die Hainbuche haben wir für das homöopathische Porträt *Cornus*, den Hartriegel, ausgewählt, da die Energie dieser beiden Hagebäume vergleichbar ist.

Homöopathie: Die Cornus-Persönlichkeit

Ich fühle ich mich oft niedergeschlagen und schwach, vor allem wenn ich mir das ganze Elend auf der Welt anschaue. Meine Augäpfel schmerzen oft und brennen dann wie Feuer. Ich habe auch häufig das Gefühl, im nächsten Moment umzufallen. Diesen eigenartigen Drehschwindel zu spüren, ist für mich wahrlich nicht angenehm. Und in ganz bestimmten Situationen überkommen mich Schwindel- und Glücksgefühle zugleich, zum Beispiel wenn ich andere als Therapeutin behandele, beim Joggen oder wenn ich stundenlang auf meiner Gitarre herumzupfe. Musik und Kunst sind die Bereiche, in denen ich mich ausdrücken und anderen meine innersten Gefühle offenbaren kann.

Natürlich habe ich Freundinnen und Freunde, die ich immer mal wieder besuche, dennoch fühle ich mich meiner Schwester immer noch am engsten verbunden. Ich bin in einer wohlbehüteten Familie aufgewachsen und werde von ihr noch immer wie ein rohes Ei behandelt. Manchmal bin ich aber auch auf der Flucht. Noch schnell hierhin und dorthin. Am liebsten möchte ich alles gleichzeitig machen und auf einmal lernen. Diesen hektischen Aktionismus verfolge ich so lange, bis ich mich so schwach und ausgelaugt fühle wie schon beschrieben. Dann helfen mir ausgedehnte Spaziergänge, Baden im Meer, das Beobachten von Sonnenuntergängen oder auch ein Espresso.

Wenn ich nicht gerade vor Scham erröte, bin ich eher blass. Am Abend wickele ich mich gern in meine übergroße Bettdecke ein und überstehe so Kälte und auch den stärksten Frost. Im Winter huste ich meistens von Oktober bis Februar und fühle mich so verschleimt wie eine Schnecke. Und ich sehne mich in dieser dunklen Zeit nach dem Frühling. Körperlich ist die Leberregion meine empfindlichste Zone. Ich nenne sie auch „meine Lebensregion". Ich vertrage so gut wie keine Kritik und bin somit eher eine Mimose als ein Hartriegel. Auch in meinen Träumen habe ich einige Ängste auszustehen. Wirklich Angst habe ich vor allem davor, eingesperrt zu sein, sowie vor Dieben, Spinnen, großen Würgeschlangen und dann noch vor ...

Aber ich habe auch hellsichtige Träume und kann viele Verstorbene sehen. Sie geben mir Kraft und zeigen mir neue Wege auf. Ich liebe meine Ahnen und ich freue mich, sie bei mir zu haben.

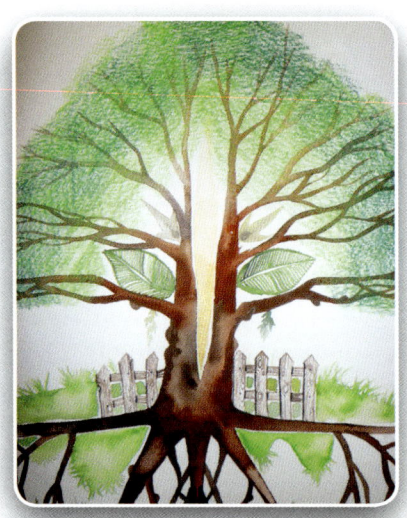

Die Hainbuche
Der Beschützer des Hauses
Meditation: Sei weicher
zu Dir selbst!
Erlöster Typ: große Stärke
mit innerer Herzensgüte

Nahrungsvorlieben: bitter schmeckende Speisen, kohlensäurehaltiges Mineralwasser, kann tagelang mit wenig Nahrung auskommen

Erkrankungen: Energielosigkeit, Kopflastigkeit, Drehschwindel, Knochenschmerzen, Schlaflosigkeit, Schockerlebnisse; ein gutes Mittel zur Trauerbewältigung

Besserung: Wärme, am Meer, in der Natur, nach dem Trinken von Wasser oder Espresso, Kunst, Musik, Tanzen

Verschlechterung: Kälte, Frost, im Winter, Schock, Tod von Freunden und Verwandten, nachts

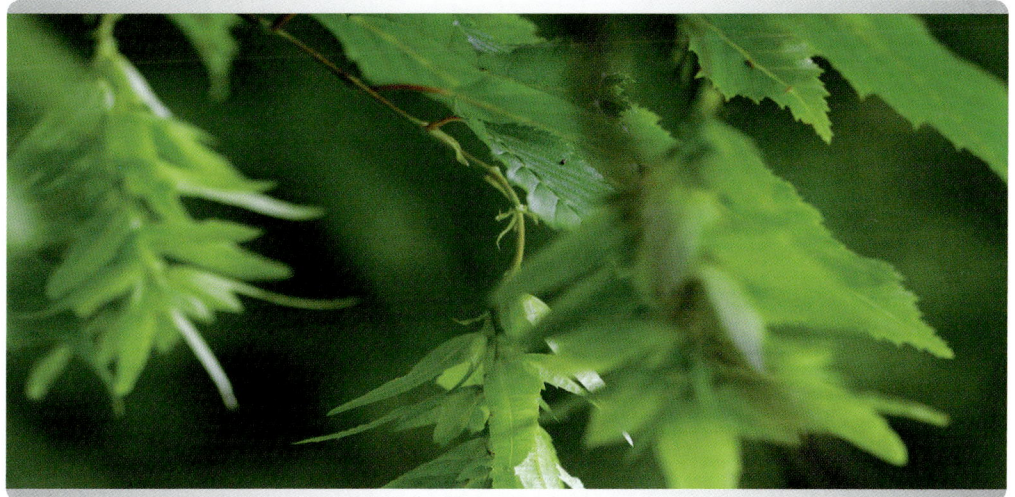

Weiteres aus der Naturheilkunde

In der Bach-Blüten-Therapie wird *Hornbeam* bei Müdigkeit, Kopflastigkeit und Erschöpfungszuständen eingesetzt (siehe dazu auch das Kapitel „Bach-Blüten-Therapie", Seite 59-67). *Hornbeam* stärkt uns wie die starke Hainbuche. *Hornbeam*-Menschen fehlt die seelische Spannkraft und sie kommen einfach nicht in die Gänge. Als Morgenmuffel können sie ohne Kaffee oder Vitamintabletten einfach nicht durchstarten. Jegliche Routine ist Gift für *Hornbeam*. Sobald vor seinem inneren Augen jedoch etwas Interessantes auftaucht, ist er plötzlich hellwach und mit Feuereifer dabei.

Rudolf Steiner sah in der Hainbuche eine äußerst starke, gleichzeitig aber elastische Energie. Sie ist stark und bleibt dabei jung und dynamisch.

Haselnuss, Corylus avellana

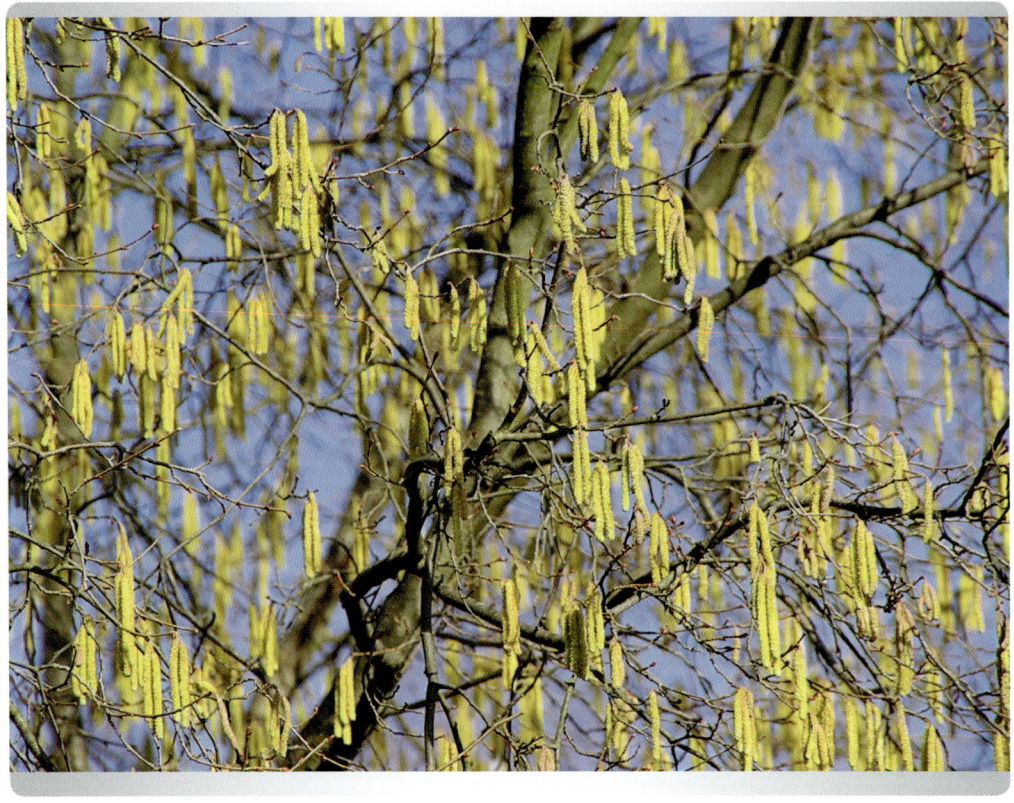

Familie: Birkengewächse, *Betulaceae*

Vorkommen: Europa, Kaukasus, Iran

Beschreibung: bis zu 6 Meter hoher mehrstämmiger Strauch oder kleiner Baum; Stamm ohne Borke, glatte Rinde mit kleinen hellbraunen Pünktchen. Die wechselständig stehenden Blätter sind eiförmig und doppelt gesägt.

Blüte: März bis April. Die knospenförmig eingeschlossenen weiblichen Blüten sind unauffällig. Die männlichen Blüten hängen in Rispen herab und bilden später Kätzchen.

Früchte: Erntezeit ab September; etwa 2 Zentimeter große runde Nussfrüchte, die von einem hellgrünen Fruchtbecher umgeben sind

Nutzbare Pflanzenteile: Rinde, Blätter, Nüsse

Verwendung: Rinde: Haselrindenabkochung für Umschläge bei Ekzemen oder Bäder bei Unterschenkelgeschwüren, nach der Schwangerschaft oder zur Wundversorgung

Blätter: als Haustee bei Lymphstauungen und Hauterkrankungen; als natürliches Haarfärbemittel und zum Einfärben von Wolle
Früchte: nährende Nussfrüchte mit hohem Fettgehalt. Die für Studentenfutter, Müsli, Krokant, Haselnussöl, Nougatcremes, Backwaren oder Speiseeis verwendeten Nüsse stammen meist von der größeren Lambertshasel *(Corylus maxima)*.

Wirkstoffe: Früchte mit hohem Vitamin- und Mineralstoffgehalt und einem hohen Gehalt an ungesättigten Fettsäuren. Die in der harten Samenschale sitzenden Haselnüsse enthalten besonders viel Vitamin E, Vitamin A, Kalium sowie Flavonoide, Harzsäuren, Lignocerylalkohol, Gerbstoffe und Bitterstoffe und ätherische Öle.

Wirkung: nährend, das Hautbild verjüngend, Nüsse als Nervennahrung und gegen Konzentrationsmangel

Geschichte und Mythologie

Seit ihrer Kindheit hat Meike eine innige Verbindung zu Haselnüssen. In ihrem Garten wächst ein mittlerweile stattlicher Haselnussbaum, der eigentlich eher ein Strauch sein sollte. Eine Hasel kann bis zu 1.000 Jahre alt werden. Ab Ende August wirft sie ihre Früchte ab. Schon seit über 8.000 Jahren ernähren sich Menschen von ihren Nüssen, einem besonders nahrhaften Lebensmittel, und besonders in Notzeiten waren die Früchte des Haselnussbaumes gefragt. Haselnüsse sind nicht nur sehr fettreich, sondern enthalten auch ein Öl, das besonders reich an fettlöslichen Vitaminen wie Vitamin A und E sowie an Vitamin C ist. Zudem konnten in dem Öl krebshemmende Substanzen nachgewiesen werden. Haselnussöl kann mit seinem Fettgehalt von über 60 Prozent unser Hautbild glätten und als leichtes Anti-Falten-Öl mit natürlichem Sonnenschutzfaktor zur Hautpflege sowie als Massageöl verwendet werden. Das durch Pressen der Nussfrüchte gewonnene Öl hat einen aromatisch nussigen Geschmack und eignet sich daher auch bestens zum Anmachen von Salaten. Das Öl sollte jedoch bald verbraucht werden, da es schnell ranzig wird. Die ganze Nuss ist beliebt bei Jung und Alt – zum gelegentlichen Verzehr, um die Naschsucht zu stillen. Viele in der Nuss enthaltene Mineralstoffe wie Kalium, Kalzium, Magnesium, Eisen und Phosphor stärken und verjüngen unseren Körper und ihre essenziellen Fettsäuren erneuern unsere Gedächtniszellen. Zudem haben Haselnüsse eine Hustenreiz lindernde Wirkung. Die Blätter dieses Strauches oder Baumes enthalten Flavonoide. Diese Pflanzenfarbstoffe können als natürliches Haarfärbemittel und zum Einfärben von Wolle genutzt werden.
Die Haselnuss ist eine Merkur-Venuspflanze. Ihre Früchte werden als Symbol für Fruchtbarkeit und Erotik angesehen. Im Mittelalter schenkte ein junger Bursche seiner Liebsten nicht nur Rosen, sondern überreichte ihr auch einen Haselnuss-

zweig. Daran konnte das Mädchen erkennen, dass er ernsthafte Absichten hegt. Zur Zeit der Kelten galt die Hasel als das „Gefäß des Wissens" und die Römer sahen die Pflanze als Friedensstrauch an. Magier schnitzten einst sich windende Schlangen in einen Haselstock. So entstand der Äskulapstab, der noch heute als Standessymbol der Ärzte und Apotheker gilt.

In indogermanischen Kulturen verwendeten Rutengänger bevorzugt Haselnusszweige zur Herstellung von Wünschelruten. Und viele Rutengänger schwören auch heute noch auf die Astgabeln des Haselnussstrauches.

Hildegard von Bingen schwärmte von der Hasel in den höchsten Tönen. Sie schrieb dieser Pflanze große Kräfte für den inneren Ausgleich zu. Bei Unfruchtbarkeit oder Impotenz setzte sie Haselnüsse sowie Pfeffer und Ackerwinde ein.

Und auch bei mangelnder Konzentrationsfähigkeit und Vergesslichkeit sowie bei Stoffwechselstörungen soll die Haselnuss helfen.

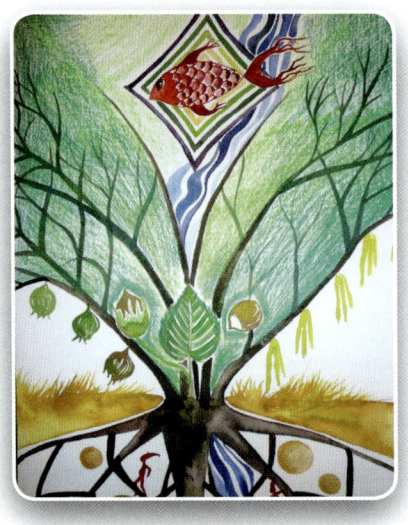

Die Haselnuss
Den eigenen Weg finden

Meditation: Ich schöpfe unendliche Kraft und lasse Neues wachsen!
Erlöster Typ: strahlt innere Jugend und Schönheit aus

Homöopathie: Die Corylus avellana-Persönlichkeit

Ich wirke auf Menschen sehr jugendlich und fröhlich. Wenn mich andere Menschen aufsuchen, möchte ich sie immer gleich mit neuer Kraft auftanken. Ich bin der Lebensquell, doch mein Allgemeinzustand schwankt je nach Jahreszeit. Im Frühling, wenn die Säfte in mir aufsteigen, bin ich in meinem Element und kann auch schwierige Projekte in die Tat umsetzen. Allerdings leide ich dann schrecklich unter Allergien, die besonders meine Haut reizen. Und eine Vielzahl von unterschiedlichen Pollen lassen meine Augen und manchmal sogar mein Gesicht anschwellen. Dann verzieht sich mein jugendliches Gesicht zu einer schrecklichen Fratze. Ich bin wie ausgewechselt und meine mürrische Kehrseite kommt zum Vorschein. Nur eine gründliche, allumfassende Reinigung kann mir dann noch helfen. Aber schon eine leichte Brise kühlt mich ab und meine Seele klärt sich langsam wieder.

Nahrungsvorlieben: alles Nussige, Süßigkeiten mit Nüssen, trockene und leichte Speisen

Erkrankungen: schlechter Allgemeinzustand, Kreislaufstörungen, Bettnässen, Haut- und Haarprobleme, Allergien, sexuelle Störungen

Besserung: kühle Luft, im Frühling, leichte Speisen, tagsüber

Verschlechterung: Pollenflug, im Alter, Mobbing

Weiteres aus der Naturheilkunde

Die Blütenessenz *Hazel* wurde in Anlehnung an die klassischen Methoden der Bach-Blüten-Therapie von Edward Bach gesammelt und hergestellt. Es handelt sich dabei um eine *Advanced Essence*, also gewissermaßen um eine moderne Bach-Blüte (siehe dazu auch das Kapitel „Bach-Blüten-Therapie", Seite 59-67). *Hazel* unterstützt und fördert unsere eigenen Fähigkeiten und Talente. Mit *Hazel* empfangen wir Weisheiten, gelangen zu wichtigen Einsichten und können diese auch weitergeben. Diese Blütenessenz verleiht uns besonders in Zeiten, in denen wir viel zu lernen haben, Sicherheit und Halt und lässt alles Unerwünschte und Unnötige an uns abperlen.

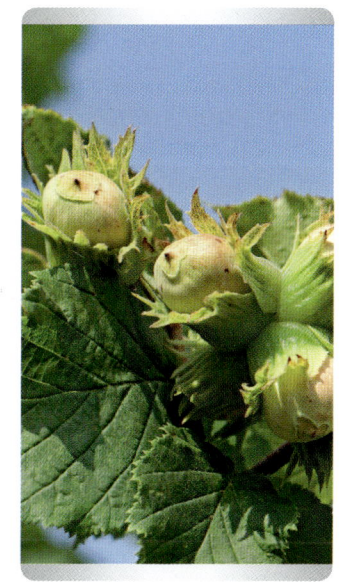

Rudolf Steiner, der auch als Reformpädagoge wirkte und die Waldorfpädagogik begründete, empfahl den Schülern Haselnüsse als das beste Konzentrationsmittel. Die Kraft der Haselnuss stärkt unsere Hirnleistung. Die weibliche Haselnussblüte trägt die Kräfte der Sphäre in sich, die Sonnen- und Sternenqualitäten, und ist voller empfangender Wärme. Die Befruchtung enthält einen früh angeschlagenen Oktavenklang des Erblühens. Die starken Lebenskräfte der Hasel, ihre Schnellwüchsigkeit und ihre unverwüstliche Zähigkeit bewirken, dass sie selbst nach einem erdnahen Schnitt erneut austreibt. Die Erdenmutter mit dem Himmelskind ruht wohlgeborgen unter dem Strauch. Aus diesem Grund ist die Hasel auch vor Blitzeinschlag geschützt. Um das Goetheanum in Dornach bei Basel (Schweiz) wurden Haselnusssträucher gepflanzt. Sie dienen als Schutzwall gegen negative Kräfte.

Aus energetischer Sicht gilt die Hasel als sehr stark und wärmend. Auch auf ihre nierenstärkende Wirkung wollen wir hinweisen. Ihre Blätter können zur Zubereitung eines Haustees verwendet werden.

Kiefer, Pinus sylvestris

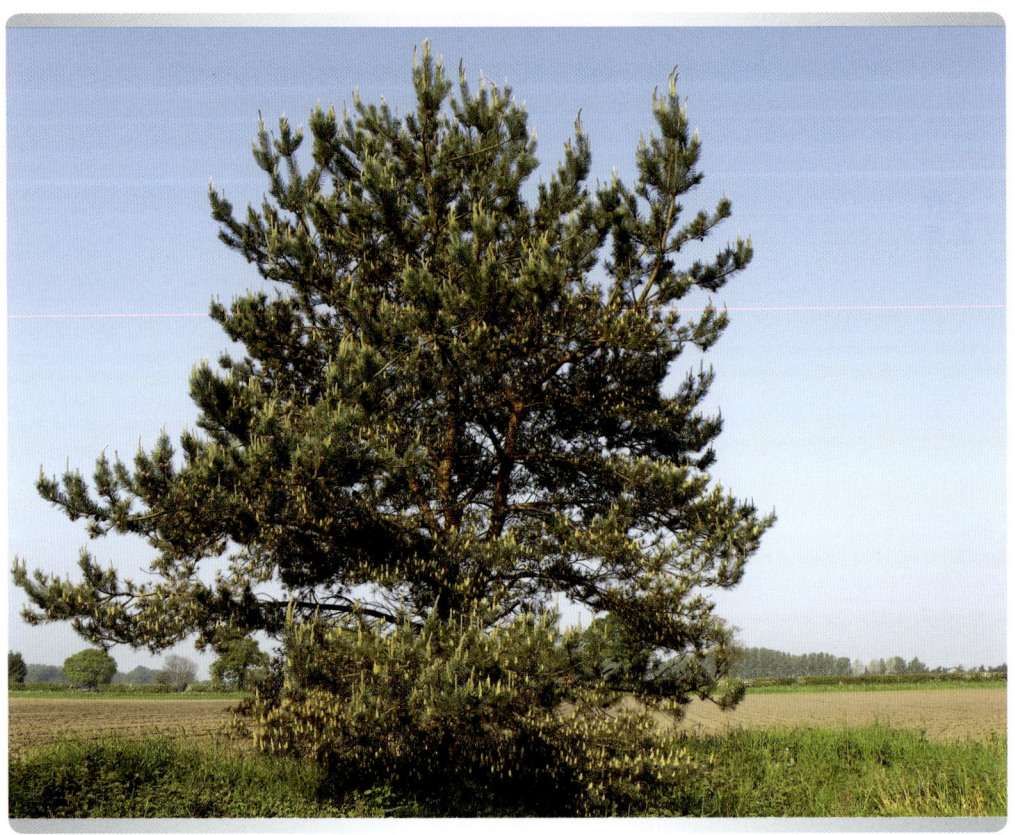

Familie: Kieferngewächse, *Piniaceae*

Vorkommen: Europa, Asien

Beschreibung: bis zu 40 Meter hoch; immergrüner Nadelbaum mit bis zu 8 Zentimeter langen, spitzen dunkelgrünen Nadeln, die leicht gedreht sind

Blüte: von Mai bis Juni; gelbe kugel- bis zäpfchenförmige männliche Blüten mit Staubblättern; kleinere rote weibliche Blüten mit rundlicher Form

Früchte: Die Zapfen reifen in zwei Jahren heran und hängen an der Unterseite der Zweige. Sie sind etwa 8 Zentimeter lang, fallen schließlich als Ganzes ab und schließen sich bei schlechtem Wetter.

Nutzbare Pflanzenteile: Holz, Borke, Harz, Nadeln, Zapfen

Verwendung: Holz: breite Verwendung des eher weichen und gut zu verarbeitenden Holzes der schnellwüchsigen Kiefer als Möbel-, Bau- und Industrieholz, mit interessanter maseriger Struktur

Harz: wurde früher durch Destillation zu Terpentinöl verarbeitet

Nadeln: Kiefernnadelöl als schleimlösendes Heilmittel bei Bronchitis, wird durch Destillation des ätherischen Öls aus frischen Nadeln oder Zweigspitzen gewonnen

Wirkstoffe: ätherisches Öl, zahlreiche Vitamine wie C, E, B, A, OPC, Terpentinöl, Schleimstoffe

Wirkung: desinfizierend, erwärmend, beruhigend, schleimlösend, schmerzlindernd

Geschichte und Mythologie

Die Kiefer symbolisiert Fruchtbarkeit und Glück. Darüber hinaus steht dieser immergrüne Baum auch für Unsterblichkeit. Die Chinesen aßen die Kerne seiner Zapfen, um so der Unsterblichkeit näher zu kommen. Sie sahen die Samen der Kiefer als die Wahrheit des ewigen und ehrwürdigen Tao an, in dem alles enthalten ist. Noch heute gilt sie in China als Symbol für langes Leben und Beständigkeit.

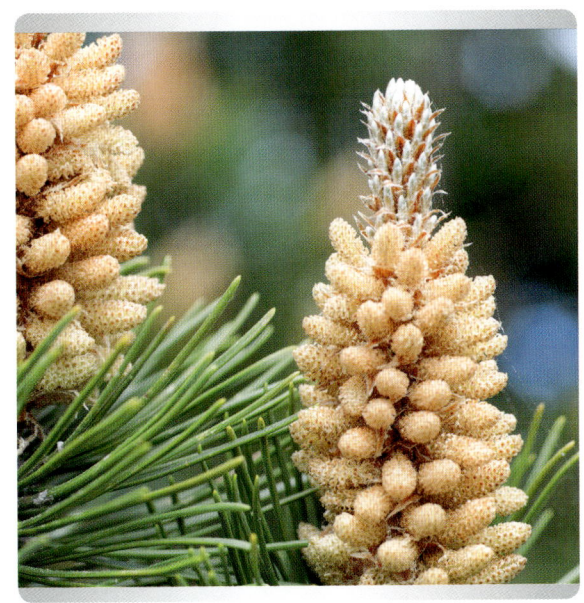

Bereits in der Antike wurden Kiefernzapfen verehrt und der Göttin der Liebe geweiht. Die Schotten hingegen verehrten die Kiefer als Baum der Krieger. In den Familienwappen der Clans hatte die Kiefer einen besonderen Stellenwert.

Der Name der Kiefer stammt aus dem Mittelalter und leitet sich von *kienforen* ab, was so viel wie „harzreiches Holz von Föhren" bedeutet. Das sorgfältig getrocknete Holz der Kiefer wurde in Harz getaucht und brachte angezündet Licht in die dunklen Stuben. Für viele Menschen war dies das einzig erschwingliche Beleuchtungsmittel. Und aus dem Holzpech stellte man das Öl für die Lampen her. Doch das harzreiche Holz der Kiefer war für die Menschen nicht nur sehr wärmend, sondern schloss einst auch Tausende von Urinsekten ein und bewahrte sie für alle Zeiten als Bernstein auf.

Als ältester Baum und zugleich ältestes Lebewesen der Welt galt bis 2012 eine von Winterstürmen zerzauste Borstenzapfenkiefer in Kalifornien nahe der Grenze zu Nevada. Sie soll das unglaubliche Alter von 4.723 Jahren haben und steht im *Methusela Walk* im *Inyo National Forrest*, der sich bei den White Mountains befindet.

Die Kiefer verbindet die Erde mit dem Himmel. Es gibt eine Qigong-Übung („Stehen wie eine Kiefer"), die die Erdkräfte in den Menschen leitet.

Nadelholzteer lindert als Bad angewendet Hautentzündungen. Terpentinöl wurde früher häufig innerlich bei Bronchialerkrankungen eingesetzt, doch bei Allergikern ist äußerste Vorsicht geboten. Terpentine wurden auch für die Malerei gebraucht. Bei vielen alten Gemälden sorgt Terpentin für die nötige Langlebigkeit des Kunstwerkes. Bei vielen der Parfumherstellung diente Terpentin als Lösungsmittel.

Ein altes Hausmittel ist Kiefer- und Latschenkiefer-Franzbranntwein. Seit dem Mittelalter findet er europaweit Verwendung. Er fördert die Durchblutung und wirkt kühlend. Viele Rheumatiker verspüren bei der Verwendung dieses Destillats ein Nachlassen der Schmerzen. Einreibungen mit Franzbranntwein helfen auch bei Muskel- und Gelenkschmerzen, Sportunfällen und Neuralgien. Viele Saunabesucher schätzen den Geruch des desinfizierend wirkenden Kiefernnadelöls. Auch in der Volksmedizin waren Kiefernnadeln weit verbreitet. Die Nadeln wurden in warmes Wasser gelegt und der Gärung überlassen. Diese Rezeptur galt als wirksam zum Bestreichen von alten Furunkeln und Ekzemen, um das Böse und Alte herauszuziehen.

Das gelbe bis braunschwarze Kiefernharz, auch als „Kolophonium" bekannt, wurde als Geigenharz geschätzt und war entsprechend teuer. Es schützte als Lackierung die schönsten Klangkörper vor Austrocknung und Bruch. Mit diversen Substanzen veredelt, dient es heute noch als Bogenharz für Streichinstrumente.

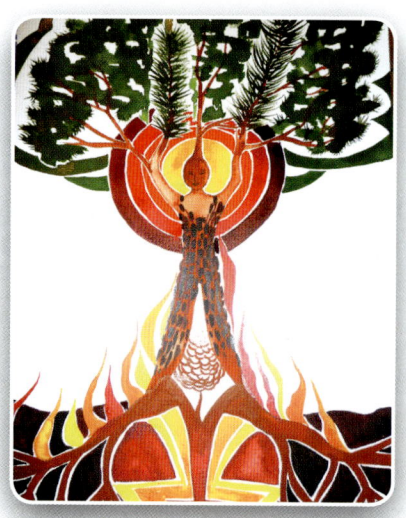

Die Kiefer
Stehen wie eine Kiefer

Meditation: Ich stehe zu mir und meinem Leben!
Erlöster Typ: aufrecht und gelassen im Hier und Jetzt

Homöopathie: Die Pinus sylvestris-Persönlichkeit

Aufgewachsen bin ich in einem kleineren Bergdorf in Österreich. Ich bin ein Naturbursche und liebe die einfachen und geordneten Dinge. Das komplizierte Stadtleben macht die Menschen nur unzufrieden. Und auch die Hektik des Arbeitslebens lässt mich Reißaus nehmen. Wenn ich die Tiere versorgt und den leidigen Schriftkram erledigt habe, der mir stets größte Qualen bereitet, lasse ich es mir gut gehen. Mein Mädel hat mir dann meist schon das Abendessen zubereitet, ein gut gekühltes Bier vor die Nase gesetzt und sieht mich mit ihren ehrlichen Augen fragend an. Ich rede nicht viel über Belangloses, sondern nehme lieber mein altes Erbstück, die Gitarre, zur Hand und singe meiner Holden ein Liebeslied. Das mögen Frauen. Mit komplizierten Weibsbildern kann ich nicht umgehen. Und mit einer Zicke würde ich es keine zwei Stunden lang aushalten.

Ich kann von anderen nur schwer etwas annehmen. Mich überkommen dabei sofort Schuldgefühle. Als Kind litt ich an Rachitis und Skrofulose (einer Halslymphdrüsengeschwulst). Später hatte ich schwache Knöchel, und meine unteren Extremitäten waren abgemagert und steif. Und heute leide ich an Gicht und Nesselsucht. Wenn ich zu lange arbeite, habe ich schreckliche Wadenkrämpfe. Außerdem juckt es mich überall. Deshalb kratzte ich auch den ganzen Tag, bis die Haut zu bluten beginnt.

Ich liebe es, barfuß durch weiches Moos zu laufen. Der Sonnenaufgang in den Bergen erfreut mein Herz. Ein klarer tief türkisfarbener Bergsee kann mich immer wieder aufs Neue begeistern. Im Alter werde ich mit meiner Maid eine kleine Hütte oben am Berg beziehen. Meinetwegen können meine Kinder mich dann ab und zu besuchen. Auf anderen menschlichen Kontakt lege ich aber keinen großen Wert.

Nahrungsvorlieben: warme Speisen und Getränke, deftige Eintopfgerichte, grüner Tee, Gewürztee

Erkrankungen: Scheitelkopfschmerz, Schleimansammlungen aller Art, Bronchitis, Verstopfung, Wadenkrämpfe, Steifheit, Knochen- und Gelenkbeschwerden, Rachitis, Gicht, Rheuma, schwaches Bindegewebe, juckende Haut, Ekzeme, Nesselsucht, Mensesbeschwerden, Fehlgeburt, Skrofulose (bei Kindern), Konzentrationsprobleme

Besserung: Wärme, reichlich Wasser, Alkohol in Maßen; Leben auf dem Land, in den Bergen oder in der Natur; Gehen in weichem Moos, Kohlauflagen, Sex, Musik, Tiere

Verschlechterung: Kälte, Hitze, intensive Sonneneinstrahlung, Durst und Hunger, Alkohol, Zigaretten-Missbrauch, große Menschenmengen, Stadtleben, Streit, Hektik, nachts

Weiteres aus der Naturheilkunde

In der Bach-Blüten-Therapie wird *Pine*, die Kiefer, bei Menschen eingesetzt, die sich ständig schuldig fühlen. Die Bach-Blüte *Pine* lindert Vorwürfe und bedrückende Lebensgefühle. *Pine*-Menschen haben oft ein schlechtes Gewissen, können

Geschenke nicht annehmen und neigen zu religiösen Wahnvorstellungen (siehe dazu auch das Kapitel „Bach-Blüten-Therapie", Seite 59-67).

Rudolf Steiner handelte die Familie der Piniengewächse, die *Pinaceae*, gemeinsam ab. Er empfand die Bildeprozesse der ätherischen Öle als erstaunlich. Kosmische Wärme- und Lichtprozesse werden dabei in Äther und balsamisches Harz umgewandelt. Dazu kommt eine kräftige Vitamin-C-Bildung. Sie wirkt positiv bei Stockungen und Verzögerungen der Lebensrhythmen und heilt alle Sulfur-Prozesse.

Im Mittelmeerraum erfolgt die Ernte von Pinienkernen (essbare Samen von *Pinus pinea*) von Januar bis Mai und wird umständlich mit langen Stangen ausgeführt. Die reifen Zapfen aus der Krone werden gepflückt und an einem trockenen Ort in der Sonne gelagert. Hier öffnen sich die Zapfen bald und die Samen fallen heraus. Sie müssen anschließend geschält, gewaschen, getrocknet und verlesen werden. Pro Baum können im Jahr bis zu 15 Kilogramm Pinienkerne gewonnen werden. Diese geringe Menge erklärt ihren hohen Preis.

Von allen Nüssen haben Pinienkerne den höchsten Gehalt an Vitaminen der B-Gruppe. Sie haben eine antioxidative Wirkung, regenerieren Haut und Bindegewebe. Ihr Gehalt an Vitamin A, Proteinen, Fetten und Kohlenhydraten, Phosphor, Kalzium und Eisen machen aus den Samen ein wahres Lebenselixier.

Ihr harziger und doch mandelartiger Geschmack ist köstlich und rundet Salate und Mittelmeergerichte ab. Pesto mit Bärlauch, Olivenöl und Pinienkernen schmeckt einfach lecker, aber auch die bekanntere Variante mit Basilikum ist ein kulinarisches Vergnügen.

Kirschbaum, Prunus cerasifera

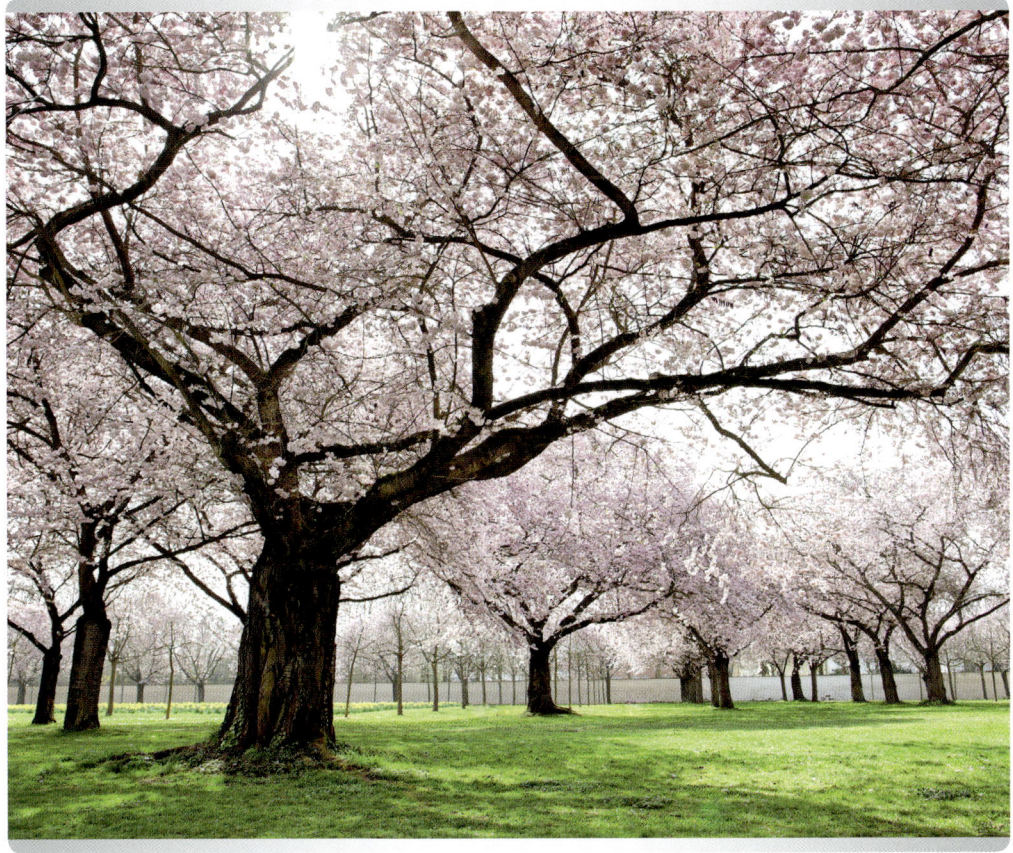

Familie: Rosengewächse, *Rosaceae*

Vorkommen: Europa, Asien, Orient, Amerika

Beschreibung: bis zu 11 Meter hoher, dicht beasteter kleiner Baum mit bis zu 10 Zentimeter langen gezahnten, zugespitzten Blättern. Die Rinde ist quer gestreift und schälend, später auch borkig. Der Kirschbaum wird wie alle Früchte tragenden Rosengewächse nur etwa 200 Jahre alt.

Blüte: im April; fünfblütige rosa-weiße Blüten, die nach Rosen duften

Früchte: im Juni. Die rot-gelackten saftigen Steinfrüchte sitzen zu zweit oder zu dritt an kleinen Stängeln. Aus der im 19. Jahrhundert beginnenden Kultivierung der Wilden Vogelkirsche *(Prunus avium)* sind zahlreiche Zuchtformen der Süßkirsche mit größeren und süßeren Früchten hervorgegangen. Einer Kreuzung mit der Steppenkirsche haben wir vermutlich die Sauerkirsche zu verdanken. Die meisten Süßkirschsorten sind selbstunfruchtbar, d. h. sie brauchen für die Befruchtung einen Partnerbaum. Sauerkirschen *(Prunus cerasus)* hingegen sind meistens selbstfruchtbar und können durch Insekten oder Wind bestäubt werden.

Nutzbare Pflanzenteile: Holz, Gummiharz aus der Rinde, Blätter, Fruchtstiele, Früchte

Verwendung: Holz: Kirschbaumholz ist eines der edelsten Gehölze und wird noch immer gern von der Möbelindustrie genutzt. Es ist mittelhart und lässt sich auch gut als Furnierholz verwenden. Immer beliebter wird der Einsatz von Kirschholz für Decken und Korpusse von Gitarren oder auch Harfen. Je nach verwendetem Holz sind die Klangeigenschaften dieser Musikinstrumente recht unterschiedlich. Saiteninstrumente aus Kirschholz klingen sehr sanft und warm.
Rinde: kann als natürliches Haarfärbemittel zur Grauabdeckung verwendet werden
Früchte: Rohfrüchte, als Kompott, Marmelade, Kirschsaft oder Kirschkuchen

Wirkstoffe: Rinde: Amygdalin (Vitamin B 17), Harz, Stärke, ätherisches Öl, Tannin, Gallussäure
Blätter: Gerbstoffe und Säuren, Farbstoffe
Fruchtstiele: Gerbstoffe und Säuren
Früchte: Fruchtsäuren, Zucker, Polysaccaride, Vitamin C und B, Mineralstoffe und Spurenelemente wie Kalium und Eisen, Pektin (schleimhaltige Droge)

Wirkung: nährend, kühlend, beugt Infekten vor und lindert sie

Geschichte und Mythologie

Die Kirsche ist wahrscheinlich einer der ältesten und beliebtesten Obstbäume.

Schon in der Jungsteinzeit wurden die Wildformen der Kirsche gesammelt und verzehrt. Bei Ausgrabungen von Pfahlbauten fanden Archäologen kleine Kirschkerne.

Der römische Feldherr und Feinschmecker Lucius Licinius Lucullus soll bereits 74 v. Chr. die ersten Kirschen von ihrem Ursprungsgebiet Kleinasien nach Italien gebracht haben. Von dort aus breiteten sich die Vorgänger unserer heutigen Süßkirsche in Nordeuropa aus.

Die Kirsche steht symbolisch für Erotik und die weibliche Schönheit. *Prunus* ist das Sinnbild der verführerischen Frau mit herzförmigem Mund und noch jungfräulicher Tugendhaftigkeit. Die leckeren roten Früchte des Kirschbaumes verlocken uns, die Süße des Lebens auszukosten. Dafür riskieren wir, die süßen Früchte direkt aus dem Baum zu stibitzen, und klettern sogar bis hoch in die Krone hinein. Und landen schließlich, wenn wir Pech haben, unsanft auf dem

Hosenboden. Die meisten Unfälle ereignen sich, so ist uns zu Ohren gekommen, beim Besteigen von Kirschbäumen.

In alten Erzählungen wird berichtet, dass kleine Baumgeister in Kirschbäumen wohnen. Wenn die Bäume in voller Blüte stehen, können wir uns vorstellen, wie Elfen um sie herum tanzen. Die Kirsche ist ein Mondbaum und kann wie der Mond üblen Krankheiten die Kraft entziehen. In der rituellen Magie diente die Kirsche auch als Opfergabe an Mutter Erde, die im Gegenzug für Nachkommen, Jugendlichkeit und Frische sorgen sollte.

Kirschen haben schon viele Poeten und Dichter ins Schwärmen gebracht, und nahezu jeder Fürst pflanzte früher in seinem Garten Kirschbäume an. Die Asiaten bewundern noch heute den Kirschbaum und feiern die Kirschblüte mit einem gemeinsamen Picknick unter den blühenden Bäumen. Der japanische Dichter Motoori Norinaga (1730–1801) schrieb einst: „Wenn mich jemand fragen wollte, was ist der Geist Japans, so würde ich auf die Kirschblüten zeigen, in der die Sonne schimmert."

Doch die Blüten des Kirschbaumes verzaubern die Menschen nicht nur in Japan. Auch hier in Deutschland werden im Frühjahr Kirschblütenfeste gefeiert. Seine reiche Fülle an Blüten und Früchten zieht die Menschen in den Bann. Kirschblüten gelten auch als Glückssymbol. Wenn wir am Barbaratag (4. Dezember) Kirschzweige abschneiden, erfreuen sie uns zu Weihnachten mit ihrer Blüte.

Die Holzverarbeitungsbranche schätzt Kirschbaum als sehr edles und schönes Holz. Vor allem im 19. Jahrhundert wurde das kostbare rötliche Holz gern verwendet für kunstvolle Möbel im Biedermeier- und Jugendstil. Auch heute noch dient das Edelholz der Kirsche zur Herstellung von Kleinmöbeln, Furnieren sowie zur Wand- und Deckenverkleidung.

In Weinbaugebieten sorgen Kirschbäume für bessere Erträge, da sie Schädlinge von den Reben fernhält.

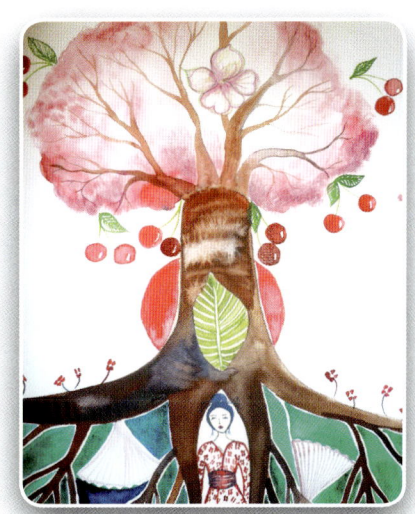

Homöopathie: Die Prunus-Persönlichkeit

Ich habe Angst vor dem Einschlafen und vor dem Aufwachen. Mir fehlt jegliche Zukunftsperspektive. Das macht mich benommen und meine Antriebslosigkeit ist kaum zu übertreffen. Und dann sind da noch diese pulsierenden Kopfschmerzen, die mich wie eine schwere Last niederdrücken.

Die Kirsche
Die Süße des Lebens

Meditation: Ich erkenne meine Perspektiven!
Erlöster Typ: Aufbruch in das Neue

Schon als Kind fand ich nicht die richtigen Freunde und fühlte mich missverstanden und einsam. Sonntags wurde ich in mein schönstes Kleid gesteckt, ging dann mechanisch mit in die Kirche und war meistens artig.

Jetzt bin ich Lehrerin und kann nicht länger als ein paar Monate am Stück in meinem Beruf arbeiten. Er belastet mich unsäglich. Ich kann mich nicht gut vorbereiten und es macht mir Mühe, mich auf die Kinder einzulassen. Aber eigentlich lässt es meine allgemeine Schwäche momentan nicht zu, dass ich irgendetwas unternehme.

Erkrankungen: Depression, Teilnahmslosigkeit, Apathie, Angst, Gedächtnisschwäche, Bewusstlosigkeit, pulsierende Kopfschmerzen, juckende Augen, häufiges Niesen, Schleimansammlungen, Kurzatmigkeit, pfeifender Husten, Blähungen, Diarrhoe (Durchfall), Blasenentzündung, Blasenkrämpfe, Rückenschmerzen, Hernie (Bruch), juckende Haut, Schlaflosigkeit

Besserung: kühle Luft, Schlaf, weite Kleider

Verschlechterung: im Sitzen, im Stehen, beim Bücken und Gehen, Druck, vor dem Gang zur Toilette

Weiteres aus der Naturheilkunde

Cherry Plum, die Kirschpflaume, ist die Bach-Blüte für Menschen, die unter einer hohen inneren Anspannung stehen, nicht abschalten können und schnell die Kontrolle über ihr Verhalten verlieren (siehe dazu auch das Kapitel „Bach-Blüten-Therapie", Seite 59-67). *Cherry Plum* vermittelt zwischen Gefühl und Verstand, nimmt uns den seelischen oder emotionalen Überdruck und hilft uns dabei, unserem inneren Gefühlsstau Ausdruck zu verleihen.

Die Rinde des Kirschbaumes wird zur natürlichen Behandlung von Bronchitis, Katarrhen und Verdauungsproblemen genutzt. Kirschgummi, das gelblich braune Harz, das aus den Wunden verletzter Stämme fließt, hilft gegen Husten und allgemeine Schwäche. Früher wurde die klebrige Masse auch zur Herstellung von Klebstoff verwendet.

Die Blätter der Kirsche sind als Haustee geeignet. Eine Abkochung aus Kirschstielen gilt in der Volksmedizin als bewährtes Heilmittel bei Blasenentzündungen und Durchfall. Erwärmte Kirschkernsäckchen bringen Linderung bei Muskelverspannungen, Rheuma und Rückenschmerzen. Zudem können die kleinen heißen Säckchen auch Magen- und Unterleibsschmerzen lindern.

Dem Saft der süßen Früchte wird nachgesagt, dass er den Blutdruck senkt und das Blutbild verbessert. Und das alkoholhaltige Kirschwasser kann zur Einreibung schmerzender Glieder verwendet werden.

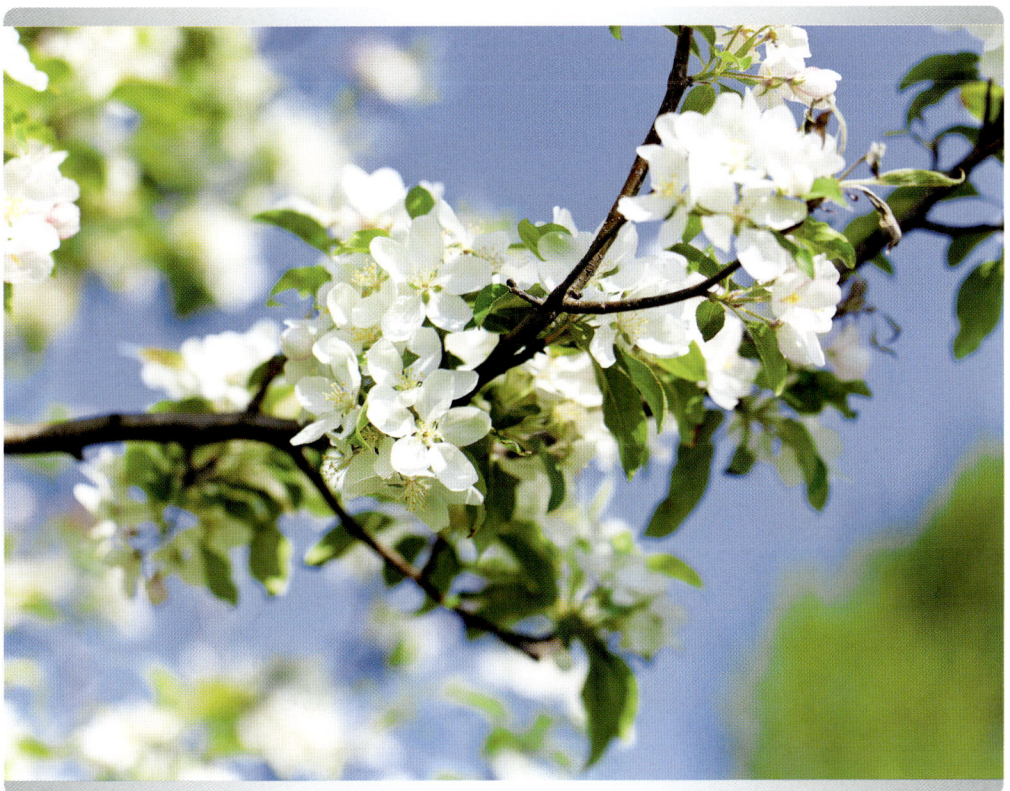

Lärche, Larix

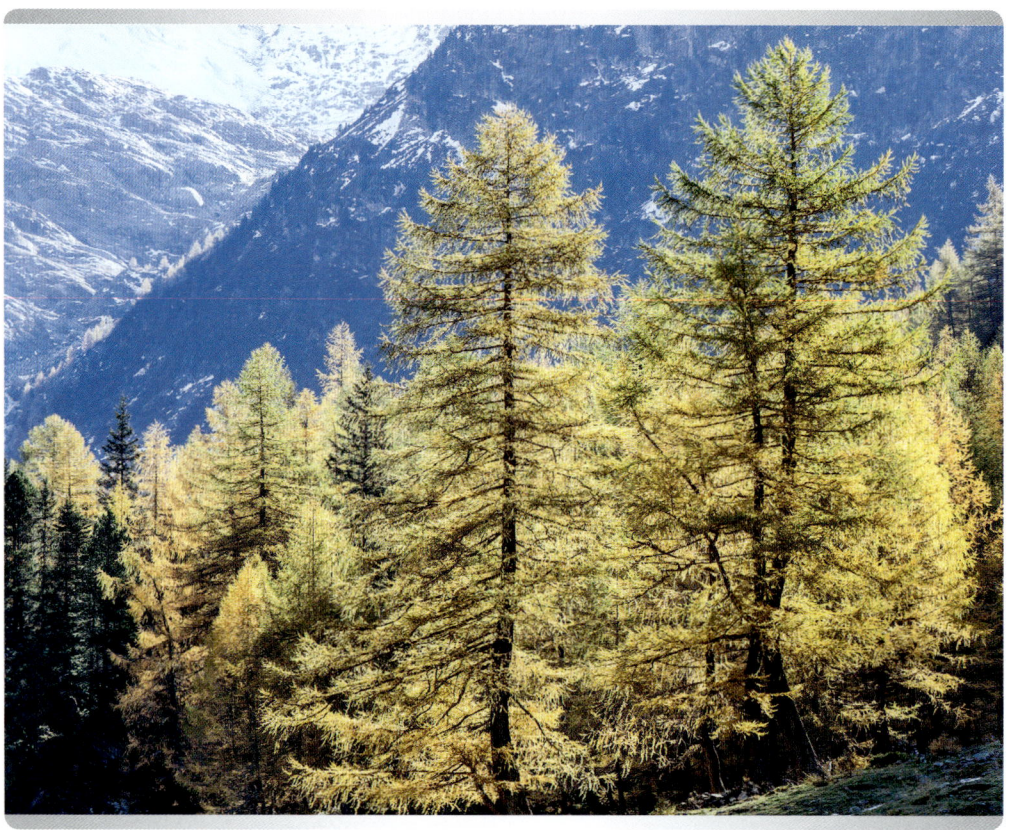

Familie: Kieferngewächse, *Piniaceae*

Vorkommen: Europa (besonders in Hochgebirgslagen), Nordamerika

Beschreibung: bis zu 30 Meter hoher Nadelbaum, der im Spätherbst seine nadel-förmigen Blätter verliert; kegelförmige Krone; grünlich-gelbe glatte Rinde, bei alten Bäumen tief gefurcht; schuppig-graue Borke; kleine längliche Samen mit eiförmigen Flügeln. Die in Büscheln stehenden Nadeln sind zunächst hellgrün, später dunkel und verfärben sich im Herbst gelb-braun.

Blüte: ab März. Die schwefelgelben männlichen Blüten sind kugelförmig und etwa 1 Zentimeter lang. Die weiblichen Blüten sind rötlich-violett, eiförmig und etwas größer.

Früchte: ab September; bis zu 5 Zentimeter lange rundliche Zapfen, die aufrecht stehen und sehr lange am Baum bleiben

Nutzbare Pflanzenteile: Holz, Lärchenterpentin, Nadeln, Samen, Zapfen

Verwendung: Holz: Die Lärche bietet das härteste und schwerste Holz aller europäischen Nadelbäume, das besonders als Bau- und Möbelholz genutzt wird. Lärchenterpentin oder -pech: wird durch Anbohren des Stammes aus dem frisch austretenden Harz gewonnen; durch Reinigung und Destillation Verarbeitung zu Terpentinöl, das zur Herstellung von Lacken und Klebstoffen genutzt wird; Einreibungen mit dem Öl zur Durchblutungsförderung oder als Terpentinpflaster (Asthmatiker und Allergiker sollten zuvor die Verträglichkeit testen)
Nadeln: Junge Lärchennadeln können mit Honig als Tee aufgegossen werden. Als Badezusatz wirken sie durchblutungsfördernd und antiseptisch. Lärchensalbe ist ein bewährtes Heilmittel bei Erkältungskrankheiten, Bronchial- und Lungenerkrankungen und zur Wundheilung.

Wirkstoffe: Terpentin, Harzsäure, ätherisches Öl, Bitterstoffe

Wirkung: austreibend, desinfizierend, erwärmend, beruhigend, stärkend, aromatisierend

Geschichte und Mythologie

In den Zwischenperioden der Eiszeiten wuchs die Lärche vielerorts. Untersuchungen von Versteinerungen haben ergeben, dass es schon seit einer Million Jahren Lärchen gibt. Immer wieder hat sich die Lärche in Verlauf der Erdgeschichte ihren Platz aufs Neue erkämpft und sich gegen alle Widrigkeiten behauptet. Dank ihrer leichten Flügelsamen können Lärchen auch in hohen Gebirgslagen überleben. Diese Nadelbaumart geht eine Symbiose mit Wurzelpilzen, den Mykorrhiza, ein. Sie umhüllen die Wurzeln der Lärche wie ein Schuh und versorgen den Baum so reichlich mit Nährstoffen.

Besonders Bergbauern fühlen sich diesem Baum sehr verbunden. Das mag zum einen an der Heilwirkung der Lärche liegen und zum anderen daran, dass Lärchen eher luftige Bäume sind, die Gras und andere für die Vegetation wichtige Pflanzen nicht verdrängen.

Die ältesten Nadelbäume Europas befinden sich in St. Gertraud im Ultental (Südtirol). Diese Lärchen sollen über 2.000 Jahre alt sein und stehen am Rand eines Bannwaldes. Sie sehen inzwischen zerzaust sowie vom Wind und Wetter gezeichnet aus und ragen mit ihren dicken Stämmen bis zu 33 Meter in den Himmel. Diese Bäume wachsen nahezu unverwüstlich an einem Berghang und trotzen seit Christi Geburt dem Wetter und allen Widrigkeiten, denen ein Baum ausgesetzt ist. Eine der drei Lärchen hat einen Stamm, dessen Aushöhlung durchaus für eine Übernachtung geeignet wäre. Diese alten Lärchen wirkten schon viele Male als Bollwerk gegen Lawinen oder Erosionen und festigen die Erde noch

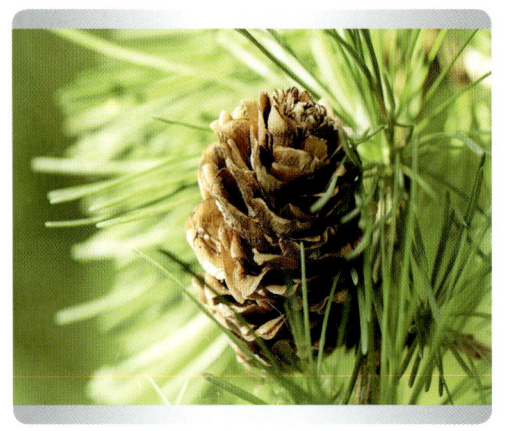

immer mit ihren stabil verankerten Wurzeln. In Österreich soll einer alten Sage nach ein saliges Fräulein unter einer Lärche wohnen. Diese Bergfrauen sind die Hüterinnen der Bergwelt. Die drei Baumriesen sehen aus, als seien sie direkt aus dem Kinofilm „Der Herr der Ringe" im Meraner Land (Südtirol) ausgesetzt worden. Da ihr Harz sie über all die Jahre geschützt hat, konnte sich im Laufe der Zeit ein wahrer Mikrokosmos in ihnen ansiedeln. Nicht nur Flechten, Moose, Insekten oder Vögel lassen sich dort nieder, sondern auch Fledermäuse, Eulen und Marder finden hier ausreichend Platz. Besonders in Südtirol wird das wertvolle Lärchenpech schon seit Jahrhunderten als Volksheilmittel genutzt. *„Lörget"*, so heißt das begehrte Naturheilmittel dort, wird bei Rheuma oder auch Lungen- und Bronchialerkrankungen angewendet. Vor einigen Jahren machte Meikes Familie in Meran Urlaub, auch um die mächtigen Lärchen zu bewundern. Die damals fünfjährige Tochter konnte mit Leichtigkeit in einer Aushöhlung des Baumriesen Unterschlupf finden. Meike gefällt es, dass die Urlärchen in einer Gruppe zusammenstehen. Sie fühlen sich so nicht allein und kommunizieren ihrer Meinung nach auch miteinander. Einst bestand die Baumgruppe aus vier Bäumen, doch die vierte Lärche stürzte 1930 um und bot Forschern so die Möglichkeit, das genaue Alter der Bäume zu bestimmen. Aber es gibt auf dieser Welt noch ältere Baumgesellen als diese Urlärchen. Meike und ihre Familie waren so beeindruckt von den Urlärchen, dass sie sie demnächst wieder besuchen wollen.

In Sibirien gab es der Sage nach einst die Weltenlärche, die in den vielen Ausstülpungen ihrer Äste den Schöpfer und die goldene Göttin barg. Bis in den Himmel reichte dieser Weltenbaum. Ihre Wurzeln aber waren fest im Erdreich verankert und reichten bis in die Unterwelt von Abasy, dem Dämonenort. Sonne und Mond hingen Früchten gleich an ihren Ästen. Schamanen machten oft Reisen in die Unter- oder Astralwelt. Dazu kletterten sie auf eine Lärche und hörten ihr zu. Ein Rabe diente ihnen als Lehrer und Helfer bei Kommunikationsproblemen. Je höher der Schamane hinauf in die Lärche stieg, umso mehr näherte er sich der Weisheit.

Der Name „Lärche" geht auf das rätoromanische Wort *lar* zurück, was übersetzt „Harz" bedeutet. Dieses Harz, das Lärchenterpentin oder auch Lärchenpech, macht die Lärche zu einem Heilmittel bei Erkältungskrankheiten, Hautausschlägen oder Nierenentzündungen. Auch ein wohltuendes Lärchennadelbad ist wärmstens zu empfehlen. Es belebt müde Glieder und lindert Hautgeschwüre sowie Ekzeme. Unser Tipp ist Lärchencreme: Sie lässt sich ganz einfach selbst herstellen. Die Nadelbüschelchen der Lärche lassen sich sehr gut in Vaseline,

Schweineschmalz oder Sheabutter einarbeiten. Dazu wird das Ganze zunächst erhitzt und geschmolzen und nach einigen Stunden ein weiteres Mal erhitzt und noch dünnflüssig durchgeseiht.

Das außergewöhnliche Holz der Lärche hat kaum Maserungen und ist extrem hart. Das im Stamm enthaltene Lärchenterpentin verleiht dem Holz eine besonders hohe Wetter- und Witterungsbeständigkeit. Die große Härte des Lärchenholzes machen sich besonders Schnitzer und Möbelbauer zunutze. Selbst ganze Häuser und Schiffe wurden früher aus Lärchenholz angefertigt. Bierfässer wurden mit Lärchenpech abgedichtet. Die Klangkörper von Zittern und Gitarren werden noch heute aus Lärchenholz hergestellt. Zurzeit sind dafür jedoch eher Koa-Holz (eine Akazienart) oder Palisanderholz gefragt. Aber Saiteninstrumente mit Klangkörpern aus Fichten- oder Lärchendecken klingen nach wie vor viel weicher.

Homöopathie: Die Larix-Persönlichkeit

Ich brauche einen großen Schutzwall um mich herum, sonst fühle ich mich nackt oder wie auf frischer Tat ertappt. Mir ist alles Konservative lieber als dieses moderne Zeug, von dem heutzutage alle schwärmen. Ich liebe das Landleben, die Berge und einsame, abgelegene Gegenden. Auch ein karges Klosterleben könnte ich mir durchaus vorstellen. Ich schätze das Alleinsein, aber ich brauche durchaus meine beiden Freunde, die ich schon seit der Kindheit kenne. Gemeinsam sind wir wie die „Drei Musketiere", die für die Gerechtigkeit und auch für unsere Familien einstehen. In meiner Familie finde ich den Halt, den ich suche.

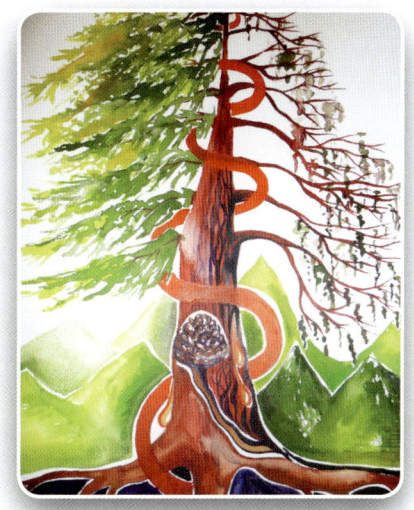

Die Lärche
Balsam für die Seele

Meditation: Ich löse meinen Schutzwall auf!
Erlöster Typ: geschützt und froh seine eigenen Aufgaben meistern

Aber trotz allem brauche und genieße ich auch die Freiheit. Dann ziehe ich mich auf meine Alm zurück, habe einige Ziegen um mich geschart und verbringe dort oben eine Weile in Abgeschiedenheit. Ich bin ein Gebirgsnaturell und liebe den Klang der Zither. Stundenlang verbringe ich meine Abende damit, auf meinem fein bemalten Instrument zu spielen.

Zurzeit plagen mich wieder diese schrecklichen Rückenschmerzen und auch meine wunden und müden Glieder. Oft leide ich unter angegriffenen Bronchien. Mein Dauerhusten klingt wie ein Bellen. Wenn ich in den Spiegel schaue, erschrecke ich manchmal, denn meine Haut sieht so ausgelaugt und wie gegerbt aus.

Nahrungsvorlieben: heiße süß-saure Speisen mit viel Soße, Anisplätzchen, Hustenbonbons, Tee mit Rum

Erkrankungen: Erschöpfung, Erkältungskrankheiten, Nieren- und Blasenerkrankungen, Rheuma, Muskelschmerzen, Wassereinlagerungen, Ekzeme, innere Kälte, Minderwertigkeitsgefühle

Besserung: Wärme, Sonne, im Frühling, warme Füße, positives Umfeld

Verschlechterung: Nässe, Nebel

Weiteres aus der Naturheilkunde

In der Bach-Blüten-Therapie (siehe dazu auch Seite 59-67) ist *Larch*, die Lärche, bei mangelndem Selbstvertrauen oder Selbstwertgefühl angezeigt. Sie hilft uns bei schwierigen Entscheidungen. Auch Selbstzweifel und Minderwertigkeitsgefühle kann *Larch* lindern. Sie vermindert unsere allzu große Erwartungshaltung, lässt uns Kränkungen aller Art besser verkraften und hilft uns dabei, die liebenswerte Seite des Lebens wieder zu entdecken. Bei Mutlosigkeit und Depression wirkt *Larch* stärkend und fördert ein neues Bewusstsein.

Für Rudolf Steiner steht die Lärche einerseits für die Ruhe, für die Kraft, die Wärme und die Erdkräfte, andererseits kann sie dank ihrer leichten Zapfen und Samen Raum und Zeit selbst bestimmen und der Freiheit ein Stück näher kommen. Sie ist Mittelpunkt der Erde und Tor zum Jenseits, symbolisiert aber auch den Weg, den der Mensch unabänderlich zu gehen hat. Bei der Lärche geht es darum, sich selbst und andere besser kennenzulernen, um zu neuer Freiheit zu gelangen. Die Lärche hebt sich durch die kürzere Lebensdauer ihrer Nadeln von anderen Nadelbäumen ab. Ihr Lebensrhythmus ist dem Sonnenrhythmus angeglichen. Ein Lärchenwald hat etwas von der Helligkeit eines Birkenhaines. Für Steiner ist die Lärche ein Bergbaum und daher dem Himmel nahe.

Die Bildung der balsamischen Harze ist typisch für die Lärche. Sie können durch Anbohren der Stämme gewonnen werden, sind als „venezianisches Terpentin" bekannt und werden wegen ihrer vielfältigen Heilwirkung geschätzt. Der Erdsaft, also das Fest-Flüssige, verbindet sich in der Lärche mit dem luftigen Element. Ein enormer Wärmeprozess wird freigesetzt und nährt uns. Der wertvolle Erdsaft darf jedoch nur behutsam entnommen werden. Lärchenharz gilt in der anthroposophischen Medizin als Heilmittel für die Sinnessphäre. Steiner empfiehlt, Lärchenharz mit Ananassaft und Lavendelöl zu vermischen – ein wahrhaft köstliches Getränk. Zur Behandlung entzündlicher Augenleiden kann Lärchenharz mit Wermut angesetzt werden.

Rosskastanie, Aesculus hippocastanum

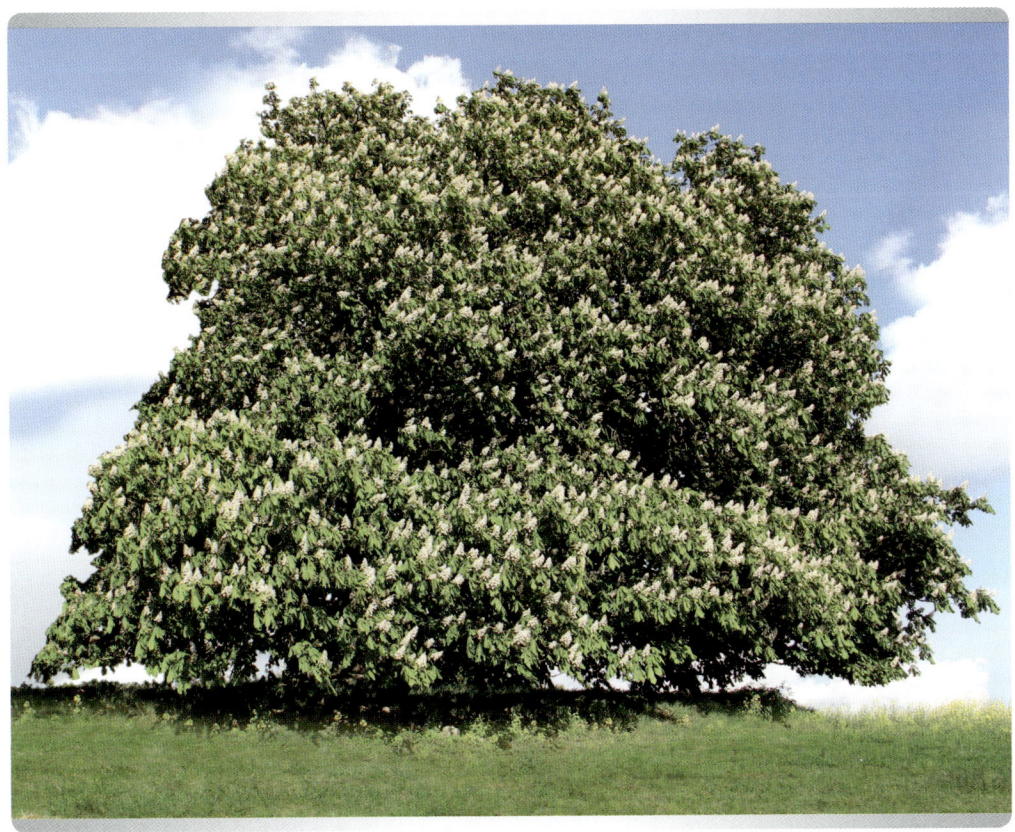

Familie: Seifenbaumgewächse, *Sapindaceae*

Vorkommen: Mitteleuropa

Beschreibung: bis zu 25 Meter hoher Baum mit graubrauner Schuppenborke. Die Blätter sind fingerförmig gefiedert und bis zu 20 Zentimeter lang. Die 2 bis 3 Zentimeter langen Winterknospen sind rotbraun und unmittelbar vor dem Laubaustrieb sehr klebrig. Das Herbstlaub der Rosskastanie ist leuchtend goldgelb.

Blüte: April bis Juni; aufrecht im Kerzenverbund, d. h. an kerzen- oder pyramidenförmiger Rispe stehende Blütenstände mit weißen oder rosaroten Blüten und gelbem Saftmal, das sich rot färbt, sobald die Blüten bestäubt sind

Früchte: ab September stachelige Kapselfrüchte mit glänzenden braunen Samen, den Kastanien, die für Menschen ungenießbar sind. Durch die Schwerkraft fallen die Kapseln zu Boden und platzen auf. Die Kastanie fällt dann meist von selbst heraus.

Nutzbare Pflanzenteile: Holz, Rinde, Blätter, Samen (Kastanien), Kapselschalen

Verwendung: Holz: Herstellung von Furnieren für den Möbelbau
Rinde: als natürliches Heilmittel gegen Diarrhoe (Durchfall)
Kastanien: Die in den Samen enthaltenen Saponine werden auch heute noch von der Kosmetikindustrie zur Gewinnung von Seifenpulver zur Herstellung von Schäumen, Kosmetika und Farben genutzt. Rosskastaniensalbe ist ein bewährtes natürliches Heilmittel zur Behandlung von Venenschwäche, Sportverletzungen und Hämorrhoiden.

Wirkstoffe: Saponine, Gerbstoffe, Cumarine, Stärke, Fettsäuren, Bitterstoffe, Flavonoide, Rutin (in den Blüten)

Wirkung: zusammenziehend, erwärmend, reinigend, belebend

Geschichte und Mythologie

Der Name dieses Seifenbaumes lässt sich zurückverfolgen bis ins 16. Jahrhundert. Osmanen nutzten die Samen der Rosskastanie als Pferdefutter, so gelangte die Rosskastanie auf Umwegen von Griechenland nach Mitteleuropa. Erst ab 1650 waren die stattlichen Bäume auch in den Vorgärten von Schlössern zu sehen oder wurden als Schattenspender auf Markplätzen oder Einfassungen von großen Alleen gepflanzt. In Kriegs- und Notzeiten wurde die Rosskastanie lange Zeit wegen der nährenden Eigenschaften ihrer Samen genutzt: entweder als Futterpflanze für Tiere, oder indem man Mehl und Öl aus den Kastanien gewann. Kastanienmehl lässt sich hervorragend als Brotmehl verwenden. Die Saponine und Bitterstoffe müssen jedoch zuvor ausgelaugt werden. Die Rinde der Rosskastanie wurde häufig als natürliches Heilmittel gegen Durchfall verwendet.

Dieser Baumriese vermittelt Geselligkeit und Freude, ist das Symbol für den Neuanfang im Frühling und stärkt unser Selbstbewusstsein. In Städten werden gern Rosskastanien angepflanzt. Sie beleben jeden Platz mit ihrer Präsenz und spenden im Sommer kühlenden Schatten. Generationen von Kindern freuen sich jedes Jahr auf den Herbst, wenn ihnen die Kastanien in die Hände fallen und sie wunderbare selbst gebastelte Gebilde aus den Samen anfertigen können. Und nach dem Basteln kann man die Waschkraft des gemahlenen Kastanienmehls ausprobieren und damit die schmutzigen Hände säubern. Die in den Kastanien enthaltenen Saponine sorgen im Handumdrehen für die nötige Reinigung.

Homöopathie: Die Aesculus hippocastanum-Persönlichkeit

In meinem Innersten bin ich ein verzagter, schwermütiger Mensch und habe oft das Gefühl, in meinem Leben nichts Vernünftiges zustande zu bringen. Doch ich kann auch richtig aufbrausen und die Fassung verlieren. Dann werde ich ungenießbar und mürrisch.

Mein Rücken „versagt" oft und die Lähmungserscheinungen an Wirbelsäule, Extremitäten und auch im Darm machen mich noch unbeweglicher. Und im Gesäß verspüre ich Schmerzen, die sich anfühlen, als befänden sich dort tausend kleine Stöckchen. Ihr Stechen spüre ich bis in den Rücken hinauf. Außerdem ist mein Hals ganz wund und rau.

Erleichterung und Wohlbefinden finde ich im Freien – besonders auf meinen Spaziergängen durch den Schlosspark. Davon können mich auch Nebel und Nieselwetter kaum abhalten. Heutzutage geht es im Alltag oft laut und hektisch zu. Da lohnt es sich, zwischendurch Ruhe und Kraft zu tanken. Für mich lautet die Devise: weg mit dem Grauschleier und rein in den Frühjahrsputz. Ich liebe Klarheit und Reinheit in meinem Umfeld und deshalb gefällt mir auch das Putzen so gut.

Filme über Pferde, über den Landadel und über die Natur gefallen mir besonders. In meiner Freizeit bin ich eine ambitionierte Reiterin. Ich spüre eine sehr starke Verbindung zu diesen Tieren und liebe das Galoppieren über Weiden und abgeschiedene Wege. Wenn doch bloß meine Hämorrhoiden nicht wären, die mir das Sitzen so schwer machen!

Menschenansammlungen und Stadtbummel kann ich gar nicht ausstehen.

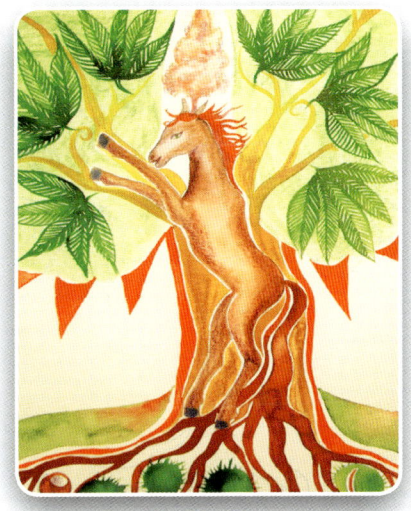

Die Rosskastanie
Kommunikation und
Freundschaft

Meditation: Ich bin ein
Lichtgeber!
Erlöster Typ: voller
Großzügigkeit und
Mitgefühl leben

Nahrungsvorlieben: Maronen, Kartoffeln, Spiegeleier, Spinat; Abneigung gegen stopfende Nahrung, die die Beschwerden verschlimmert

Erkrankungen: wässriger Schnupfen, gleichzeitige Beschwerden in Hals und Darm, Völlegefühl und Magendrücken nach dem Essen, Leberprobleme, Lähmungen und Lähmungsgefühl des Rückens und der Extremitäten, wund machender Ausfluss, Gebärmutterprolaps, Brennen und Wundheitsgefühl im Rektum, Hämorrhoiden

Besserung: frische Luft, Kälte, Baden im See, im Knien, fortgesetzte Anstrengung, Entleeren der Hämorrhoiden

Verschlechterung: kalte Luft, Bewegung, Rückenschmerzen, beim Gehen, Bücken und Stehen

Weiteres aus der Naturheilkunde

Edward Bach erkannte die vielfältige feinstoffliche Heilkraft der Rosskastanie und entwickelte daraus drei unterschiedliche Bach-Blüten (siehe dazu auch das Kapitel „Bach-Blüten-Therapie", Seite 59-67).

Die Bach-Blüte *Chestnut Bud*, die Knospe der Rosskastanie, ist ein gutes Heilmittel für Menschen, die unbelehrbar scheinen und immer wieder den gleichen Fehler machen. *Chestnut Bud* hilft ihnen, sorgloser zu sein, logische Zusammenhänge zu erkennen und wieder nach vorn zu schauen, um die wirklich klugen Entscheidungen zu treffen.

Red Chestnut, die rote Rosskastanie, hilft Menschen, die sich ständig Sorgen um die Familie machen, bei sich zu bleiben und sich besser abzugrenzen.

Die Bach-Blüte *White Chestnut*, die weiße Rosskastanie, hilft bei unerwünschten Gedanken, Schlafstörungen, geistiger Verwirrung, Depressionen und Kopfschmerzen. Wenn unsere Gedanken wie in einem Hamsterrad unaufhörlich um eine Sache oder eine fixe Idee kreisen und uns mit ihrem ständigen Geplapper überrennen, bringt uns *White Chestnut* innere Ruhe und geistige Klarheit und beruhigt unsere Seele.

Rudolf Steiner sah in der Rosskastanie eine Vitalisierungskraft und ein ätherisches Gegenbild zu Colchicum autumnale, der Herbstzeitlosen. Nach seinen Angaben wurde während des Ersten Weltkriegs aus Rosskastanie und Ackerschachtelhalm eine Salbe hergestellt, die bei der Behandlung akuter oder chronischer körperlicher und seelischer Verletzungen hilfreich war und auch bei Wundheilungsstörungen und beim Wundliegen älterer Patienten eingesetzt wurde.

Die Erde und auch das Keim weckende Wasser verleihen der Rosskastanie ihre Lebenskraft. Raschwüchsig und massig reckt sich der Jungbaum mit seinen dicken Knospen in den Raum und grenzt sich mit den fingerförmigen, fast tellergroßen Blättern von seiner Umwelt ab. Die mächtigen Blütenkerzen, die üppigen weiß-rötlichen, fein gekräuselten Blütenstände, sind von intensivem Duft erfüllt und der reiche Nektarfluss der Rosskastanie lockt Hummeln und Bienen an. Und selbst ihr ungenießbarer Bitterstoff kann das Wild oder auch Pferde nicht vom Naschen der Früchte abhalten.

Wie die Kastanie brauchen auch wir eine bestimmte Dynamik und eine Stofflichkeit. Die Samen der Rosskastanie umhüllen sich mit einem Aesculinmantel und isolieren sich so von der Außenwelt. Damit schützen sie ihre Existenz. Fast jede Pflanze trägt solche Bildekräfte in sich. In der Aesculinbildung formt der chemische Äther die lebenschemische Tätigkeit. Potenziertes Aesculin soll zerstörenden Kräften im Körper entgegenwirken. Es ist deshalb bei Karies oder Knochenschwund angezeigt.

Samen, Borke, Blätter und Blüte der Rosskastanie enthalten ein Gemisch aus mehr als dreißig verschiedenen Saponinen, die auch unter dem Sammelbegriff

„Aescin" zusammengefasst werden.

Für äußerlich anwendbare Cremes wird in der Regel ein standardisierter Trockenextrakt aus gemahlenen Kastanien verwendet. Aescin dichtet die Gefäßwände der Venen ab und erleichtert so das Abfließen von Wassereinlagerungen. Rosskastaniensalbe ist ein bewährtes natürliches Heilmittel bei Erkrankungen der Beinvenen, Sportverletzungen und Hämorrhoiden. Geschwollene und müde Gliedmaßen werden mobilisiert und beruhigt. Spannungsgefühl und blaue Flecken erfahren Linderung.

Zur innerlichen Anwendung ist Aescin in Fertigpräparaten zur Behandlung von Venenschwäche, geschwollenen Beinen, Lymphstau, Ödemen, Juckreiz sowie Magen- und Darmreizungen enthalten.

Auch zum Waschen von Haut und Kleidern sowie als schäumender Badezusatz werden die Saponine der Rosskastanie eingesetzt.

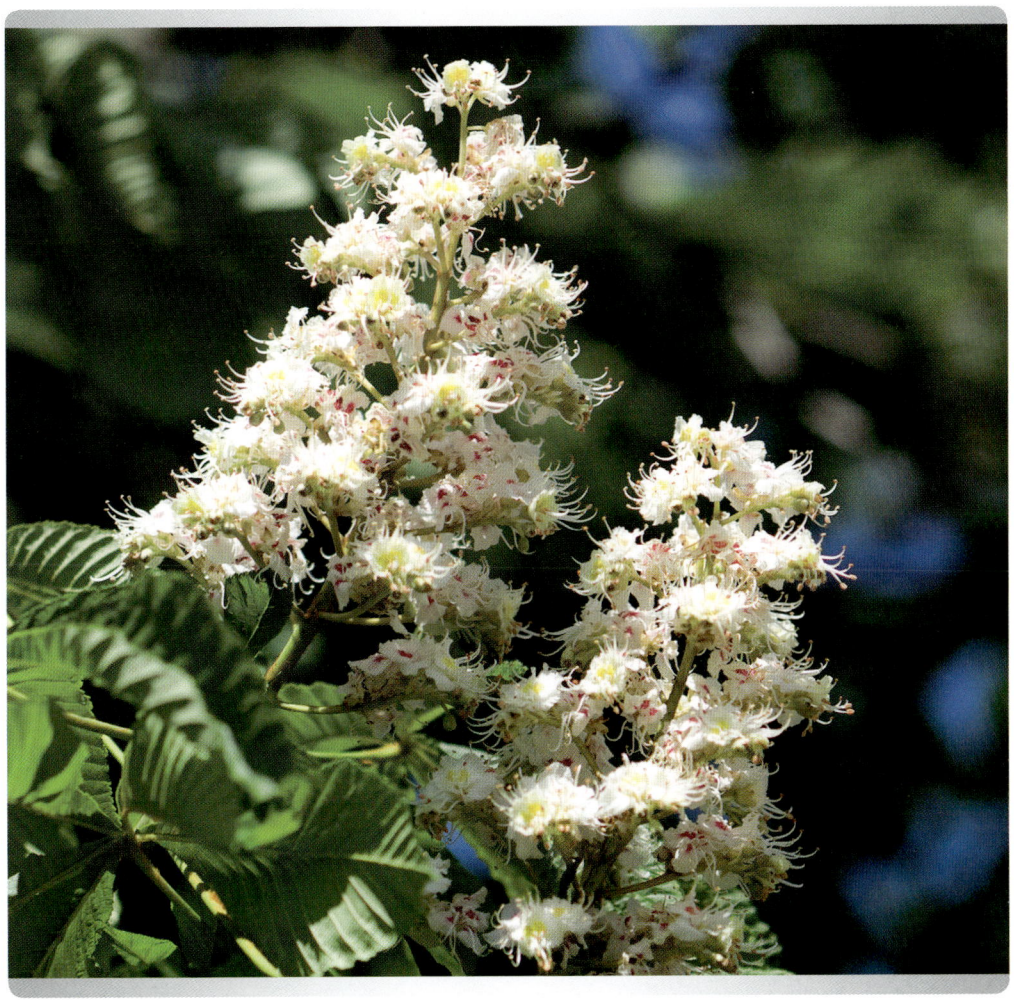

Rotbuche, Fagus sylvatica

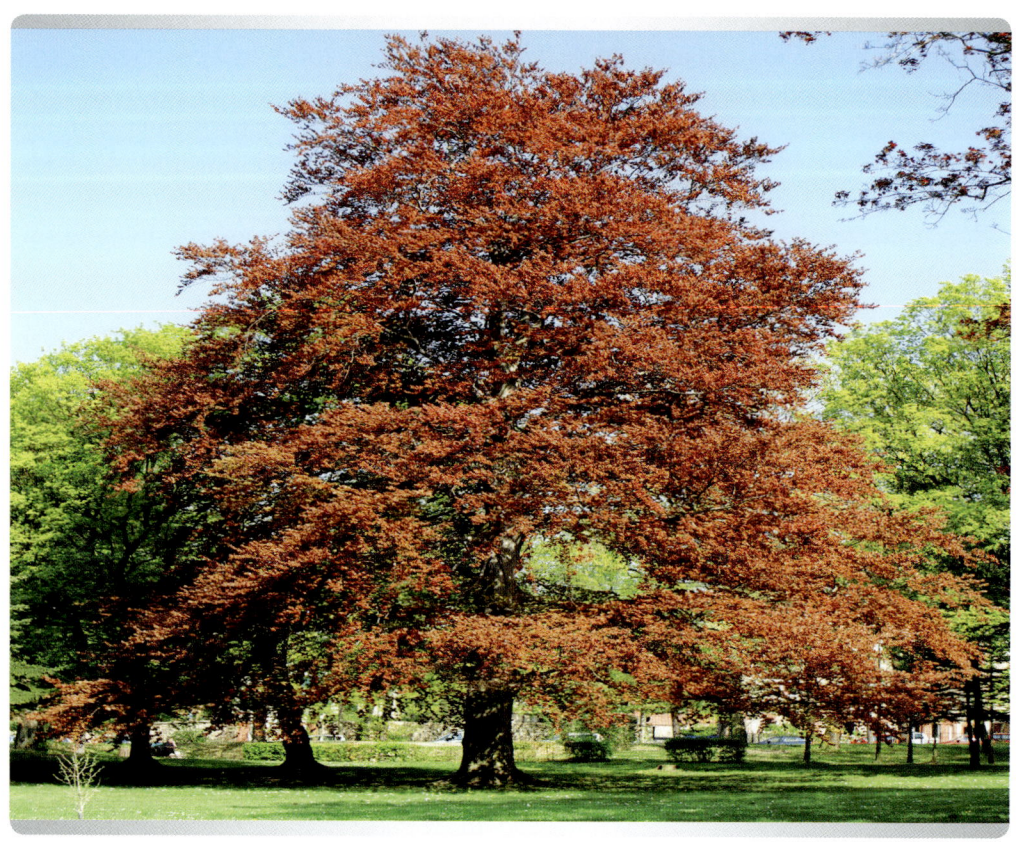

Familie: Buchengewächse, *Fagaceae*

Vorkommen: Europa, Asien

Beschreibung: bis zu 50 Meter hoher Baum. Der Stamm ist zunächst silbrig glatt, später graubraun und wellig. Die Blätter sind bis 7 Zentimeter lang, eiförmig und glänzend, an der Rückseite etwas behaart.

Blüte: April bis Mai; männliche und weibliche Blüten an einem Baum; 3 bis 5 Zentimeter lange, kugelig an Kätzchen herabhängende männliche Blüten, die mit den Blättern austreiben; aufrecht stehende weibliche Blüten mit zarten grünen Köpfchen und rosafarbenen Griffeln

Früchte: ab September; Nussfrüchte in verholztem braunen Fruchtbecher, der weich dornig und aufspringend ist. Bucheckern sind etwa 2 Zentimeter lang, meist dreikantig und braun glänzend.

Nutzbare Pflanzenteile: Holz, Blätter, Blüten, Früchte

Verwendung: Holz: neben Fichten- und Kiefernholz das meistverwendete Industrieholz; begehrtes Möbelholz; zudem häufig genutzt zur Anfertigung von Furnieren sowie beliebtes Holz für Bio-Möbel; zur Herstellung von Zellstoff, Papier und Textilfasern; hochwertiges Brennholz

Blätter: im Frühjahr zum Verzehr geeignet. Die Blätter und die jungen Zweige der Rotbuche können als grüner Smoothie gemixt und getrunken werden und eignen sich auch als Gesichtsmaske.

Früchte: roh verzehrt, als Bucheckerngericht oder zur Herstellung von Bucheckernöl durch Reinigung der Samen und Kaltpressung des goldgelben Öls. Bucheckernöl ist gut geeignet für Salate, sollte jedoch nicht zum Braten verwendet werden. ***Vorsicht: Die in Bucheckern enthaltene Oxalsäure kann bei übermäßigem Verzehr der rohen Früchte und des Öls Übelkeit hervorrufen!*** Das kalt gepresste Öl ist auch ein ideales Hautpflegemittel. Es hat durch seinen hohen Vitamin E- und Vitamin C-Gehalt sowie durch die in ihm enthaltenen Flavonoide und ungesättigten Fettsäuren eine glättende Wirkung.

Wirkstoffe: Vitamine, Mineralstoffe, Flavonoide, Oxalsäure, ungesättigte Fettsäuren, Proteine, Gerbstoffe, Kreosotum, Eiweiß und Fagin

Wirkung: nährend, fettreich, zusammenziehend, gerbend, fiebersenkend, entzündungshemmend

Geschichte und Mythologie

Meike und Dagmar haben als Autorinnen einen besonderen Bezug zum Buchdruck und zu Büchern. Doch was haben Bücher mit der Buche zu tun? Das Wort „Buch" geht zurück auf „Buch-Staben", also auf Runen (Zeichen), die auf Buchenholzstäbchen geritzt wurden. Diese germanischen Schriftzeichen gleichen einem Alphabet. Damals wie heute eignen sich Runen auch als Orakel, um Aufschlüsse über Vergangenheit, Gegenwart und Zukunft zu erhalten. Runen sind das Alphabet des Lebens.

Buchen sind nicht so tief wurzelnd wie Eichen. Sie werden deshalb auch weniger oft vom Blitz getroffen. Somit ist der alte Spruch durchaus zutreffend: „Buchen soll man suchen und Eichen soll man weichen." Am besten meidet man jedoch bei Gewitter den Aufenthalt im Freien.

Im Frühling sind wir von den zarten Trieben und den jungen Blättern der Buche fasziniert. Die silberne Rinde der Buche glänzt im Sonnenlicht und bildet einen faszinierenden Kontrast zu ihren Blättern. Anders als andere Bäume bilden Buchen keine undurchdringlichen Urwälder. Vielmehr erscheint uns ein Buchenwald lichtdurchflutet und hell. Seine kühlende Energie lädt uns an heißen Sommertagen zum geschützten Rückzug ein. Buchen können auch mit nur 2 Prozent Tageslicht bestens auskommen. In der natürlichen Buchenkathedrale fühlen wir uns wohl. Ein ganz besonderer Wald, in dem auch viele Buchen stehen, befindet auf der Insel Vilm vor Rügen. Schon seit dem 17. Jahrhundert breitet sich dort ein Urwald mit zahlreichen Baumriesen aus. Mächtige Rotbuchen und riesige Stieleichen, Hainbuchen, Rosengewächse und auch Adlerfarndickichte sind in diesem Wald zu finden. Die älteste Eiche auf Vilm soll etwa 500 Jahre alt sein und die

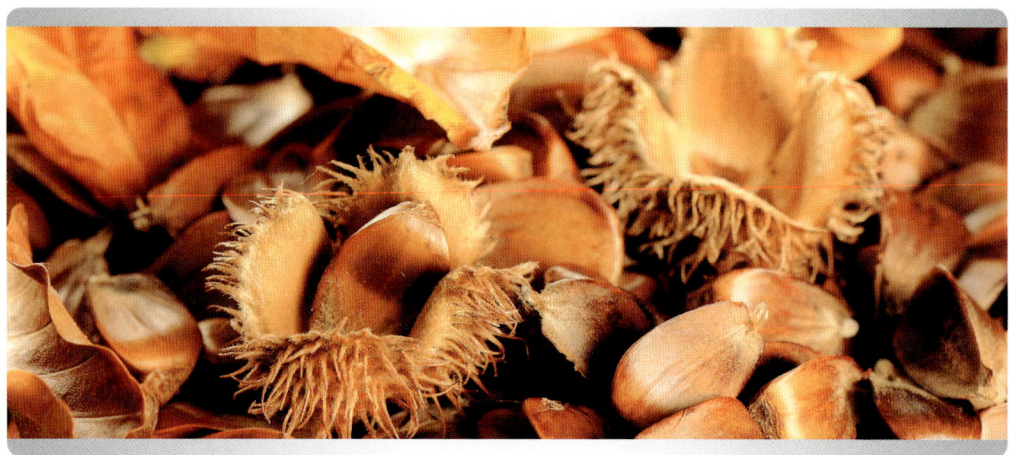

größten Buchen sind wohl über 300 Jahre alt. Der Name „*Vilm*" kommt aus dem Altslawischen und bedeutet „Ulme". Die Insel Rügen ist seit 1936 Naturschutzgebiet und Biosphärenreservat. Und auch als Vogelparadies ist sie bekannt. In den knorrigen hohlen Eichen brüten seltene Käuze und Gänsesäger. Seeadler sind ebenso auf Vilm anzutreffen wie wühlende Schweine oder laut balzende Kormorane. Meikes Wurzeln führen nach Rügen. Ein Teil ihrer Familie stammt von dieser Insel. Meikes Mutter Ewa kommt aus Stettin und hat sich als Kind auf Rügen immer sehr wohlgefühlt.

Nur alle fünf bis acht Jahre tragen Buchen große Mengen von Bucheckern. Und wenn die Buche schon früh Blätter treibt, wird es laut Bauernkalender ein ertragreiches Jahr. Früher schliefen arme Leute auf Buchenlaub und fütterten ihre Schweine mit Buchenlaub und Bucheckern. Heute können wir das Laub der Rotbuche als gut nährende Mulchdecke auf ausgezehrte Gartenböden aufbringen.

Buche gilt als teures Möbelholz und wird gern für die Herstellung von Bio-Möbeln verwendet. Ebenso beliebt ist Buchenholz zur Anfertigung von Kinderspielzeug. Zudem ist das ausgesprochen starke und elastische Holz der Buche ein erstklassiges Brennholz. Buchenstämme enthalten hochwertige Zellulose, aus der industriell Zellstoff, Papier sowie Kunst- und Textilfasern hergestellt werden. Buchenholzspäne können zur Herstellung von Essig angesetzt werden.

Die Buchenasche, das Kreosotum, wurde früher vielfältig genutzt (beispielsweise zur Glas- und Seifengewinnung). Da es jedoch leicht Krebs erregende Stoffe enthält, findet es heute nur noch homöopathische Verwendung. Nach wie vor ist Buchenasche als sanftes Reinigungsmittel sowie als Inhaltsstoff von manchen Zahncremes in Gebrauch.

Die Buche gilt als Saturnpflanze. Sie vermittelt Strenge und schafft Klarheit in allen Bereichen. Saturn ist auch mit der Unterwelt verbunden und hier schließt sich der Kreis mit der Verwendung der Runen als Orakel. Der ewige Lebenskreislauf öffnet sich, Materie löst sich auf und zum Vorschein kommt das Wesentliche.

Durch die Buche werden wir angehalten, stark und selbstsicher wie die Buche zu sein, wieder an die Quelle der Kraft zu gelangen und äußere sowie innere Konflikte zu lösen. Von den Buchen lernen wir, auf unsere innere Ruhe und Sicherheit zu vertrauen.

Homöopathie: Die Kreosotum-Persönlichkeit

Für mein Alter bin ich sehr groß und hager. Meistens werde ich für reifer und weiser gehalten, als ich es wirklich bin. Meine Haut hat eine dunkle, aschfahle Farbe. Das stört mich aber nicht, denn ich will sowieso nicht auffallen. Oft ziehe ich mir meinen Parka oder meine ausgeblichenen Kleider an und gehe hinaus in die Natur. In meiner Freizeit kümmere ich mich um zwei Ziegen, die ich auf meinem weitläufigen Grundstück grasen lasse. Während meine Ziegen sich in aller Ruhe den Bauch vollschlagen, zwitschern meine Flöte, die Vögel und ich um die Wette. Ich sitze am Lagerfeuer und weine manchmal, weil diese Klänge mich berühren. Manchmal fließen mir aber auch ohne Grund die Tränen.

Draußen im Gelände muss ich immer sehr aufpassen, denn selbst kleine Wunden bluten bei mir sehr stark. Oft fühle ich mich schon aus dem kleinsten Anlass geschwächt. Dafür reichen schon Wehwehchen wie kleinste Schleimhautabsonderungen (die übrigens sehr unangenehm riechen), Nasenbluten, Blut im Urin oder ein frisch gezogener Zahn aus. Und seit bei mir die Wechseljahre eingesetzt haben, fühle mich ohnehin nicht mehr so fit.

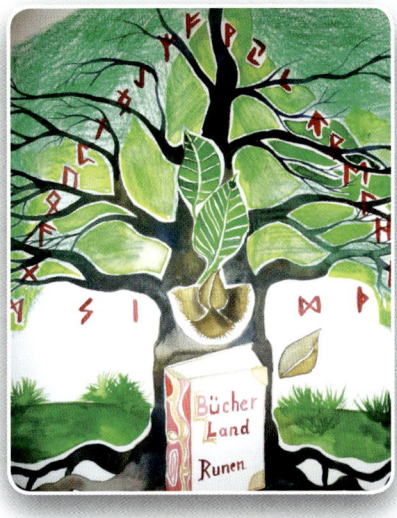

Die Buche
Die Buche suchen und
das passende Wort finden

Meditation: Ich kümmere mich
um mich selbst!
Erlöster Typ: weise sein,
ohne alt zu werden

Meine Mutter sagt mir immer wieder, meine Eltern hätten es mir als Kind einfach nicht recht machen können, ständig hätte ich etwas gewollt und dann bekommen, aber nie wäre ich zufrieden gewesen. Vor Wut habe ich den Eltern dann wohl schon mal mein Spielzeug an den Kopf geworfen und mich niedergeschlagen und gereizt zugleich gefühlt.

Heute arbeite ich als Landschaftsgärtnerin und säge aus frischem Holz wunderschöne Skulpturen. Doch den meisten kann ich es mit meiner Arbeit ohnehin nicht recht machen. Außerdem bin ich es, die die ganze Arbeit macht, und der Chef bekommt dafür das Geld. Das ist mir schon vor langer Zeit aufgefallen.

Nahrungsvorlieben: geräucherter Fisch und Schinken, heiße Speisen, heißes Wasser; Abneigung gegen kaltes Essen und Eis. Das Naschen von Süßigkeiten führt zu heftigen Kopfschmerzen.

Erkrankungen: Niedergeschlagenheit, Schwäche, Kopfschmerzen, Nasenbluten, Tinnitus (Ohrgeräusche), Zahnschmerzen und -verfall, bösartige Magenerkrankungen, Harninkontinenz, Trockenheit der Schleimhäute, stinkende Schleimhautabsonderungen, Hauterkrankungen, Hautalterung, Regelblutung klumpig und dunkel, Blutfluss beim Hinlegen, brennender Juckreiz der Genitalien, Gebärmutterhalskrebs, Schwangerschaftsbeschwerden wie Erbrechen, Erkrankungen in der Postmenopause, Furcht vor Koitus, Abmagerung, Schlafstörungen, Intoleranz

Besserung: Wärme, am Lagerfeuer, in der Schwitzhütte, heiße Speisen, Bewegung, morgens, nachts

Verschlechterung: Kälte; kaltes, zugiges Wetter; Duschen, Baden, Ruhe, im Liegen, vor und während der Menses, in der Schwangerschaft, beim Essen, zwischen 18 und 6 Uhr

Weiteres aus der Naturheilkunde

Die Bach-Blüte *Beech*, die Rotbuche, ist für kritische, unzufriedene und intolerante Menschen geeignet. *Beech* verleiht uns mehr Mitgefühl und Toleranz und hilft uns, innere Spannungen und Verhärtungen aufzulösen (siehe dazu auch das Kapitel „Bach-Blüten-Therapie", Seite 59-67).

Rudolf Steiner sah in der Buche das erfrischende Element, das die Hitze der Seele abkühlt und eine gewisse Ruhe ausstrahlt. An Waldorfschulen kommen viele Spielzeuge und im Musikunterricht Holzinstrumente aus Buche zum Einsatz, da der Klang von Buchenholz sehr angenehm und die Lebensdauer sowie die Nachhaltigkeit dieses Holzes sehr groß ist.

Buche wirkt fiebersenkend und entzündungshemmend. Dazu bereiten wir einen Tee aus der Rinde zu und trinken mehrmals am Tag eine Tasse davon. Dabei sollten wir die Rinde unbedingt gut abkochen. Dieser Buchensud wirkt auch als

Hautdesinfektion. Ein Vollbad mit Buchenrindensud hat nach einer Entbindung eine zusammenziehende Wirkung. Ähnlich wie Eichenrinde wirkt Buchenrinde wohltuend bei wunden Stellen.

Buchenasche kann mit Johanniskrautöl und einem Malvenauszug zu einer Paste vermischt werden, die eine heilsame Wirkung auf Geschwüre und Wunden hat.

Kompressen aus zarten Buchenblättern wirken kühlend und lindernd bei Gerstenkörnern.

Schließlich wollen wir die aus eigener Erfahrung gut und leicht nussig schmeckenden Buchenblätter-Butterbrote erwähnen. Wir laden die Leserin und den Leser ein, die feinen jungen Buchenblätter einmal auf einer Frühjahrswanderung zu kosten. Ältere Buchenblätter schmecken durch die in ihnen enthaltene Oxal- sowie durch die Gerbsäure leicht bitter. Buchenblätter eignen sich gut als Suppeneinlage und zur Herstellung eines Buchenlikörs.

Bucheckern können wir einfach roh unter das Müsli mischen. Etwa alle sechs Jahre produzieren Buchen große Mengen dieser Früchte. Die dreikantigen Nüsse etwa enthalten 20 Prozent Öl und viele Proteine und sind auch bei Vitamin- und Mineralstoffmangel sowie bei vorzeitiger Hautalterung ein hervorragendes Hilfs- und Heilmittel aus der Naturapotheke. Buchfinken ernähren sich hauptsächlich von Bucheckern.

Schwarzer Holunder, Sambucus nigra

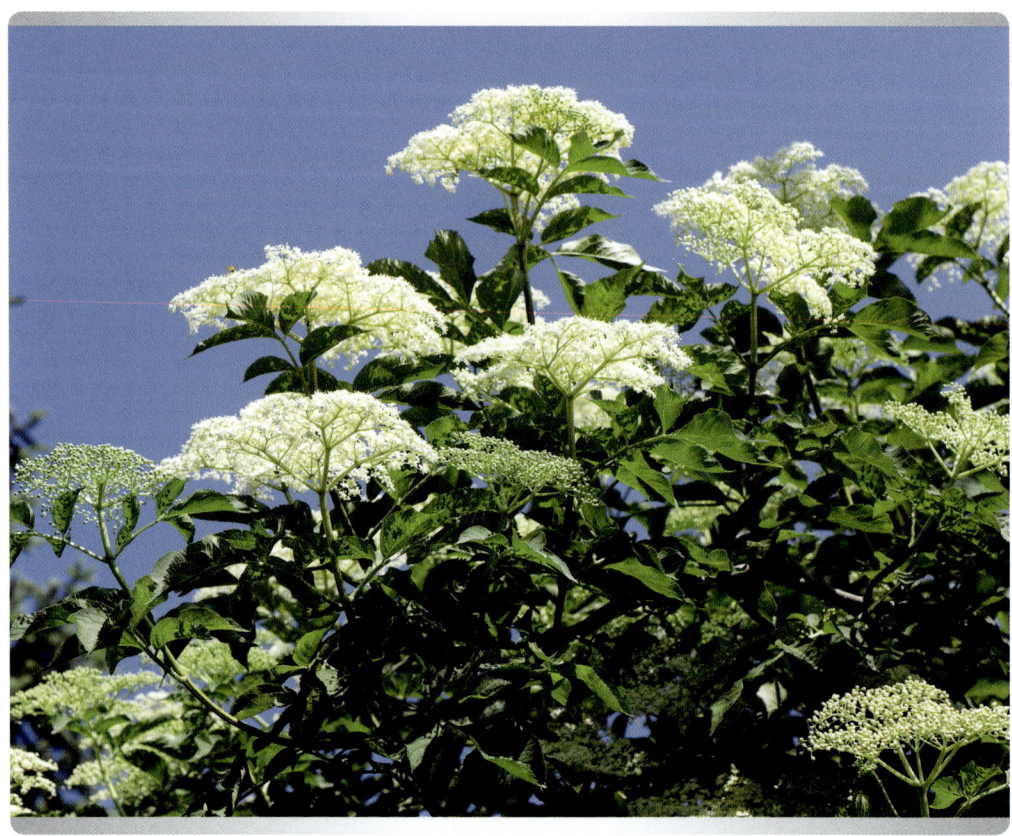

Familie: Moschuskrautgewächse, *Adoxaceae*

Vorkommen: Europa, Westasien

Beschreibung: bis zu 7 Meter hoher Strauch oder bis zu 11 Meter hoher kleiner Baum mit breit ausladender Krone; überhängende Zweige mit weißem Mark und den typischen kleinen Pünktchen, den Lentizellen (Korkporen); graubraune, netzartig strukturierte Borke. Die Blätter sind eiförmig, unpaarig gefiedert und bis zu 7 Zentimeter lang.

Blüte: ab Juni; zwittrige Blüten an dichten weißlich-gelben Schirmrispen, die einen unverwechselbaren Duft ausströmen

Früchte: August bis September; an überhängenden Schirmrispen; kugelige, rötlich-schwarz glänzende Steinfrüchte, etwa erbsengroß mit reichlich rotem Saft; überhängend. Jede Schirmrispe trägt bis zu 40 Beeren. Die leicht giftigen reifen Beeren sind mit Vorsicht zu genießen. Roh im Übermaß genossen können sie zu unangenehmen Verdauungsbeschwerden führen. Gekocht sind sie aber gut genießbar.

Nutzbare Pflanzenteile: Holz, Blüten, Früchte

Vorsicht: **Die Blätter, die Rinde und besonders die unreifen Beeren des Schwarzen Holunders sind für den Menschen leicht giftig. Sie enthalten das cyanogene Glycosid Sambunigrin. Auch der Verzehr von reifen rohen Beeren kann je nach individueller Empfindlichkeit zu heftigen Magen-Darm-Beschwerden führen. Durch Erhitzen zerfällt das Glycosid und der Verzehr der reifen Beeren ist unbedenklich.**

Verwendung: Holz: besonders geeignet für Schnitz- und Drechselarbeiten, Nutzung zur Herstellung von Flöten und Tabakpfeifen
Blüten: als Saft oder Tee bei Erkältungskrankheiten, Fieber, Schweißen sowie bei Blasen- und Nierenbeschwerden; äußerlich als Holunderblütenbad bei Ödemen sowie als Wohltat für Körper und Seele
Früchte: wenige rohe Früchte sind verträglich, ansonsten eingemacht als Kompott oder Saft zur Blutreinigung, in Form von Sirup oder Marmelade als Nahrungsmittel oder auch als harntreibendes Mittel

Wirkstoffe: Blätter und Rinde: Lektine, Blausäure, Sambunigrin
Blüten: Flavonoide, Chlorogensäure, ätherische Öle, Schleimstoffe, Kalium
Früchte: Zucker, reichlich Vitamin C und B, Mineralstoffe, Fruchtsäuren, Flavonoide und ätherische Öle, Sambunigrin

Wirkung: fiebersenkend, schweißtreibend, nährend, leicht kühlend

Geschichte und Mythologie

Dieser Strauch oder kleine Baum nährt die Menschen schon seit Urzeiten. Die Samen des Schwarzen Holunders wurden bei Ausgrabungen von prähistorischen Siedlungen gefunden. Der Holler- oder Holderbusch ist auf nahezu jedem Bauernhof zu finden und darf als guter Hausgeist niemals abgeholzt werden. Im Holunder soll der Sage nach Frau Holle als Beschützerin wohnen. Ein Bauernspruch lautet: „Vor dem Holler soll man den Hut abnehmen." Daher vergruben viele Menschen in Kriegszeiten ihr Hab und Gut unter einem Hollerbusch. Die Blüten und (gekochten) Beeren des Schwarzen Holunders dienten sicherlich schon oft als köstliche Zugabe auf dem manchmal nur sehr karg gedeckten Tisch.

Kinder freuen sich über kleine Holunderäste. Durch Aushöhlen des weichen Marks kann man aus ihnen Flöten anfertigen. Es ist naheliegend, dass die Urflöten aus Holunderästen hergestellt wurden. Heutzutage werden für Flöten jedoch meist feste Holzarten wie Palisander, Birnbaum, Kirsche oder Ebenholz bevorzugt.

Die endständigen und dicht blühenden Schirmrispen des Schwarzen Holunders sind im Juni zu bewundern. Daraus lässt sich köstlicher Holunderblütensirup kochen. Manche Menschen verwenden die Holunderblüten auch als schweißtreibenden Tee. Die Blütendolden können zudem in Pfannkuchenteig getaucht und in Butter ausgebacken werden. Und auch Holunderblütensekt können wir daraus zubereiten. Die schwarzen Früchte des Hollerbuschs werden meist Ende August geerntet und anschließend in Europa, Asien und auch Westsibirien zu Marmelade oder Holundersaft verarbeitet.

Hippokrates setzte den Schwarzen Holunder als abführendes und harntreibendes Mittel ein. Hildegard von Bingen verwendete seine Früchte bei Frauenleiden. Die schweiß- und Wasser treibende Energie des Holunders hilft auch Rheumatikern. Erkältungskrankheiten, Milzleiden und Magenentzündungen werden durch Holunder gelindert. Die giftige Rinde wird in behutsamer und fachkundiger Dosierung als Abführ- und Brechmittel eingesetzt oder auch auf Brandwunden und Insektenstiche gelegt.

In der Mystik verkörpert Frau Holle die Erdmutter. Sie kann vielen Menschen und Tieren mit ihrer Wärme Zuflucht geben und Mut verleihen. Die Germanen verehrten in Freya (später auch als „Holda" bezeichnet) eine wichtige Göttin. Sie wurde in drei Erscheinungsformen dargestellt und verkörperte auf magische Weise das mütterliche Prinzip. Zunächst wurde die Gottheit als junges, wildes und florales Wesen gezeigt, als die „weiße Göttin". Nach der Initiation oder dem

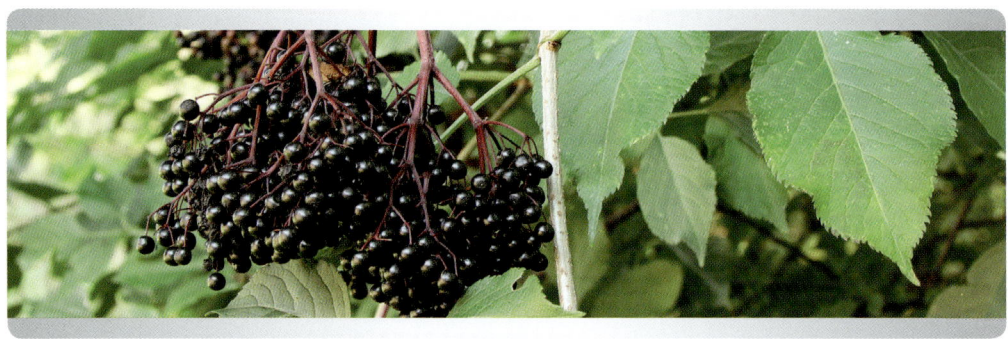

Einsetzen der Regel war sie die reife Frau und machte das Land und die Erde fruchtbar und sorgte als die „rote Göttin" für eine reiche Ernte. Als alte weise Frau zog sie sich schließlich als die „schwarze Göttin" ins Erdreich und in die Unterwelt zurück. Die dreifaltige Göttin steht für Transformation. Doch dies kann nicht nur mit Veränderung, sondern auch mit Zerstörung einhergehen.

Die Dreigeteiltheit in Märchen und zahlreichen Geschichten offenbart sich auch in vielen anderen Bereichen. Im Christentum gibt es die Dreieinigkeit, die aus Gott, Jesus und dem Heiligen Geist besteht. In der Traditionellen Chinesischen Medizin (TCM) wird unterschieden zwischen Erde, Himmel und dem Menschen. In der Philosophie geht es um Körper, Geist und Seele. In der Homöopathie und in der Miasmenlehre sind die drei Miasmen Sykose, Psora und Syphiline die wichtigsten Elemente. Diese Dreieinigkeit ersetzt oder transzendiert die Dualität von entweder – oder, schwarz und weiß, Leben und Tod, Mann und Frau etc. Der Schwarze Holunder verkörpert die Dreieinigkeit und ist auch aus diesem Grund ein heiliger Baum, eine Kostbarkeit sowie eine ehrwürdige und verehrungswürdige Pflanzen-Hoheit. Der heilige heilende Holunder steht für Geburt oder Anfang, Tod oder Ende, Mutter oder auch Gottheit und Heilertum. Er bewahrt uns vor Unheil.

Homöopathie: Die Sambucus nigra-Persönlichkeit

Ich war schon immer anders als andere Menschen. Schon als Kind sah ich alt und bleich aus und litt an Diphtherie und Asthma. Früher musste ich oft Ängste vor Geistern durchstehen, die Albträume hervorriefen.

In meinen Tagträumen möchte ich noch einmal aufstehen und gegen mein elendes Los ankämpfen. Ich habe oft anhaltende Wahnideen von Geistern, die an den Wänden erscheinen, oder von Dämonen, die mich verfolgen, und außerdem sehe ich Ungeheuer. Ich empfinde mein Leben als eine Belastung und verspüre eine große Bewusstlosigkeit mir selbst und meinem Schicksal gegenüber. Meine Mitmenschen meiden mich wegen meiner Weinkrämpfe oder meinen unkontrollierten Stimmungsschwankungen.

Morgens leide ich oft unter Schwindel und Kopfschmerzen und spüre, wie Hitzewallungen in meinem Schädel aufsteigen. Dann bleibe ich lieber gleich im Bett und rühre mich nicht. Aber durch meinen Stockschnupfen bekomme ich im Liegen kaum Luft durch die Nase. Meine Mundtrockenheit ist unheilbar, da ich ständig unter Durstlosigkeit leide. Und am ganzen Körper spüre ich häufig ein Kribbeln und ein Gefühl von zähem, klebrigem Schleim. Meine Verdauung streikt und meine häufigen Nieren- und Blasenentzündungen schwächen mich zunehmend. Lunge und Bronchien pfeifen in meiner Brust um die Wette.

In meiner Freizeit erfreue ich mich an Musik und an meinem Fernseher. Beim standenlangen Hören oder Sehen habe ich das Bedürfnis, Unmengen von Alkohol zu mir zu nehmen. Es ist eine Sucht und zugleich eine Suche nach einem normalen Leben mit Familie und Freunden.

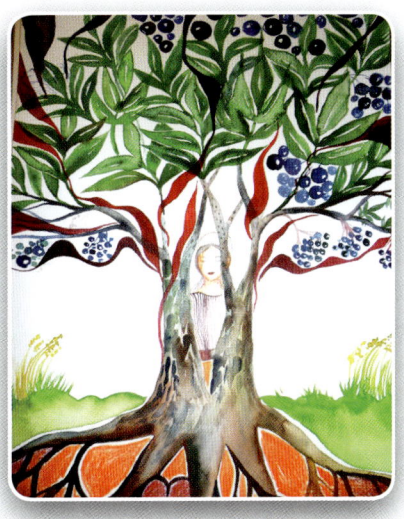

Der Schwarze Holunder
Frau Holle

Meditation: Ich bin beruhigt!
Erlöster Typ: jegliches Schicksal annehmen und zum Guten führen

Nahrungsvorlieben: Tee und Kaffee, Alkohol; Unverträglichkeit von kalten Getränken sowie Eis, Milch und Obst, obwohl eine Vorliebe dafür besteht

Erkrankungen: Abgespanntheit, Benommenheit, Überempfindlichkeit, Bewusstlosigkeit, juckende Ohren, verstopfte Nase, Stockschnupfen, Zahnschmerzen, Halsschmerzen, starke Schweiße, Diphtherie, Abmagerung, kränkliches Aussehen, Ängste, Weinkrämpfe, Alkoholismus

Besserung: Bewegung, warmes Einhüllen, festes Einbinden und Druck, morgens

Verschlechterung: trockene und kalte Luft, Ruhe, Liegen auf der linken Seite, Entblößen, um Mitternacht

Weiteres aus der Naturheilkunde

Die Blütenessenz *Elder* wurde in Anlehnung an die klassischen Methoden der Bach-Blüten-Therapie von Edward Bach gesammelt und hergestellt. Es handelt sich dabei um eine *Advanced Essence*, also gewissermaßen um eine moderne Bach-Blüte (siehe dazu auch das Kapitel „Bach-Blüten-Therapie", Seite 59-67). *Elder* gilt als Beschützer gegen Angriffe von außen wie Missbrauch oder das Eindringen von fremden und schlechten Gedanken und bewahrt uns vor Besessenheit. Sie verleiht uns die Kraft, uns so manche Ängste aus der Kindheit anzuschauen und umzuwandeln. Wir lernen mit *Elder*, „Nein" zu sagen. Diese Blütenessenz stärkt unser Selbstwertgefühl und hilft uns in Zeiten der Veränderung.

Auch Rudolf Steiner befasste sich mit dem Holunder: Die kleinen Öffnungen an den Zweigen, die Lentizellen, stehen für die Atmung und den Zugang nach außen. Das ätherische Prinzip steht bei diesem Strauch besonders im Vordergrund. Wie ein Lichtelement erhellt der Holunder im Juni seine Umgebung und zieht mit seinen Trugdolden (Schirmrispen) Hunderte von Arbeitsbienen an. Abermals wird der Erdsaft in das Ätherische umgewandelt. Die bestäubten Blüten tragen ab August den rötlichen süßen Saft: das Blut der Erdmutter, das eine reinigende Wirkung auf unser Blut hat. Steiner sah darin die wirksame Alchemie des Holunders.

Zu Steiners Zeiten gehörte der Schwarze Holunder noch zur Familie der Geißblattgewächse (*Caprifoliaceae*). Und so schrieb er: „Man ahnt das Durchfallerregende der Geißblattgewächse. Andererseits lassen der zart duftende und der üppige Blütenstand auch wieder auf das Luftige und Ätherische schließen." Steiner sah anhand der Signaturenlehre die schweißtreibende, abführende und auf die Blutzirkulation wirkende Kraft des Holunders. Er empfahl Holunder bei ungenügendem Zusammenwirken von Äther- und Astralleib, bei gestörten Einschlaf- und Aufwachprozessen sowie bei starkem Schwitzen.

Sommerlinde, Tilia platyphyllos

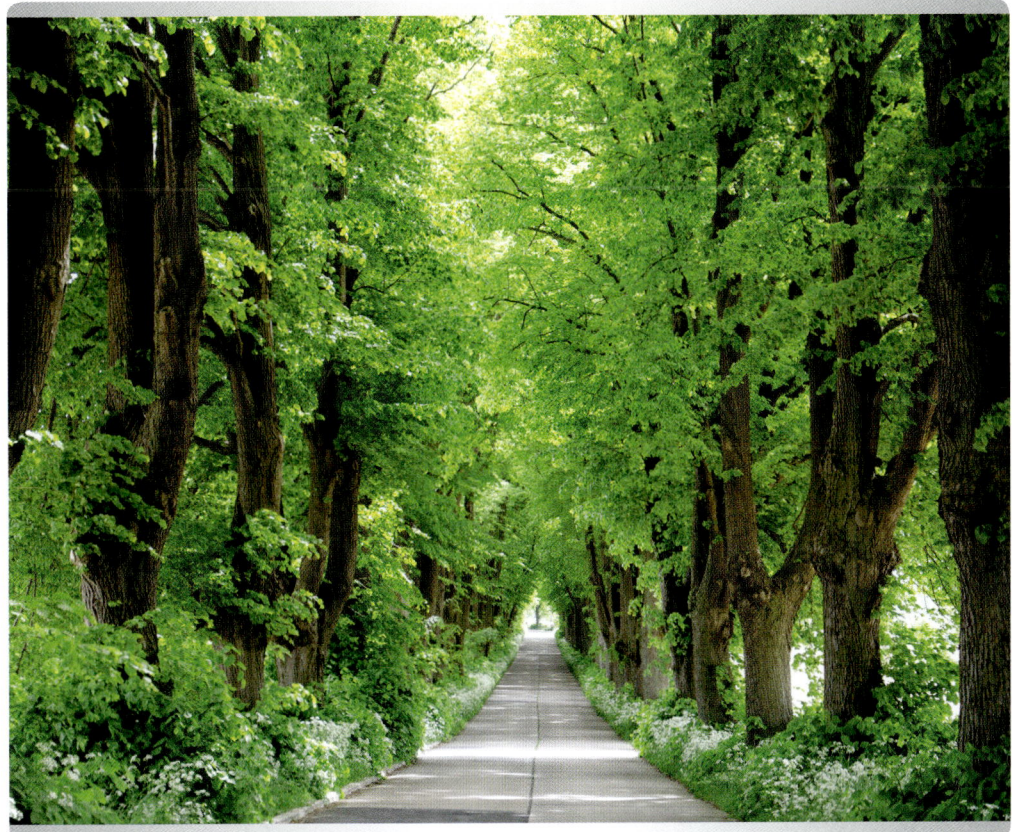

Familie: Malvengewächse, *Malvaceae*

Vorkommen: Europa, Kaukasus, Kleinasien

Beschreibung: bis zu 40 Meter hoher Baum, der über 1.500 Jahre alt werden kann. Krone pyramidenähnlich, mit kurzem, längsrissigem Stamm und kräftigen ansteigenden Ästen; bis zu 15 Zentimeter breite herzförmige, kerbig gesägte Blätter, besonders auf der Unterseite flauschig behaart

Blüte: im Juni; gelblich-weiße Blüten an Trugdolden mit bis zu fünfblütigen Blütenständen und hellgrünem Hochblatt

Früchte: ab September; etwa 1 Zentimeter große rundliche, verholzte Nussfrüchte

Nutzbare Pflanzenteile: Holz, Blätter, Blüten, Früchte

Verwendung: Holz: Verwendung für Schnitz- und Drechselarbeiten und in der Bildhauerei

Blüten und Früchte: als Teezubereitung mit schweißtreibender und entzündungshemmender Wirkung bei Husten, Erkältungskrankheiten und Mundschleimhautentzündungen, als Schwitzkur und zur Schmerzlinderung

Wirkstoffe: Schleimstoffe, Gerbstoffe; Flavonoide, wie Quercetin und Kampferolglycoside; Phenolcarbonsäure, ätherisches Öl

Wirkung: krampflösend, schleimlösend, gerbend, leicht wärmend, reizmildernd, schweißtreibend, aktiviert die Abwehrkräfte

Geschichte und Mythologie

Die Germanen glaubten, dass Frigga, die Göttin der Liebe und des Glücks, in Linden hause. Sie soll auch eine Dämonen abwehrende Energie besitzen und Hexen fernhalten. Doch Kräuterhexen werden von ihr angezogen. Lindenbast soll als Talisman gegen den bösen Zauber helfen.

Der Baum und sein Geist heilen und lehren uns, die innere Schönheit in uns zu entdecken. Poeten und Träumer finden durch die Linde zu neuer Kraft. Zudem bereichert sie unsere Träume. Als Frühlingsbote steht die Sommerlinde für die Transformation. So gelten Lindenzweige in Japan als Frühlingssymbol. Hierzulande sind Lindenzweige auch ein Symbol der Mütterlichkeit und der Fruchtbarkeit.

Die Liebe und die Linde gehören einfach zusammen. Sie war über Jahrhunderte hinweg der Ort für gesellige Zusammenkünfte und für Beratungen. Unter ihr hielten die Germanen ihre Thingversammlungen zur Meinungsbildung und Rechtsprechung innerhalb der Stammesgemeinschaften ab. Und die Dorflinde diente noch bis ins letzte Jahrhundert hinein vielerorts als Tanz- oder Gerichtslinde.

Am Rande von Fischbach im Schwarzwald steht in Dagmars Garten eine prächtige, rund 400 Jahre alte Sommerlinde. Sie ist die Bewacherin ihres uralten und geschichtsträchtigen Schwarzwaldhauses von anno 1570. Diese Linde ist fast vierzig Meter hoch und ein Naturdenkmal. Den Stamm umgibt eine schwärzlichgraue Borke. Vielleicht war auch sie einst eine Dorflinde.

Neben der bekannten Insel Herrenchiemsee liegt die Insel Frauenchiemsee. Auf der Frauenchiemsee befindet sich ein Kloster, das nach wie vor von Nonnen bewohnt wird. Auf dem höchsten Platz der Insel wächst eine tausendjährige, kräftige Linde neben einigen jüngeren Linden. Sie ist etwa 35 Meter hoch und hat einen Stammumfang von acht Metern. Manchmal entsteht in alten Linden, so wie bei der tausendjährigen Linde auf der Fraueninsel am Chiemsee, eine kleine Behausung. Oft sind alte Linden ausgehöhlt und leben in ihrer äußeren Schicht trotzdem weiter.

Vor ein paar Jahren besuchte Meike, wie vermutlich die meisten Besucher, zuerst die Insel Herrenchiemsee mit dem Augustinerkloster und dem Schloss

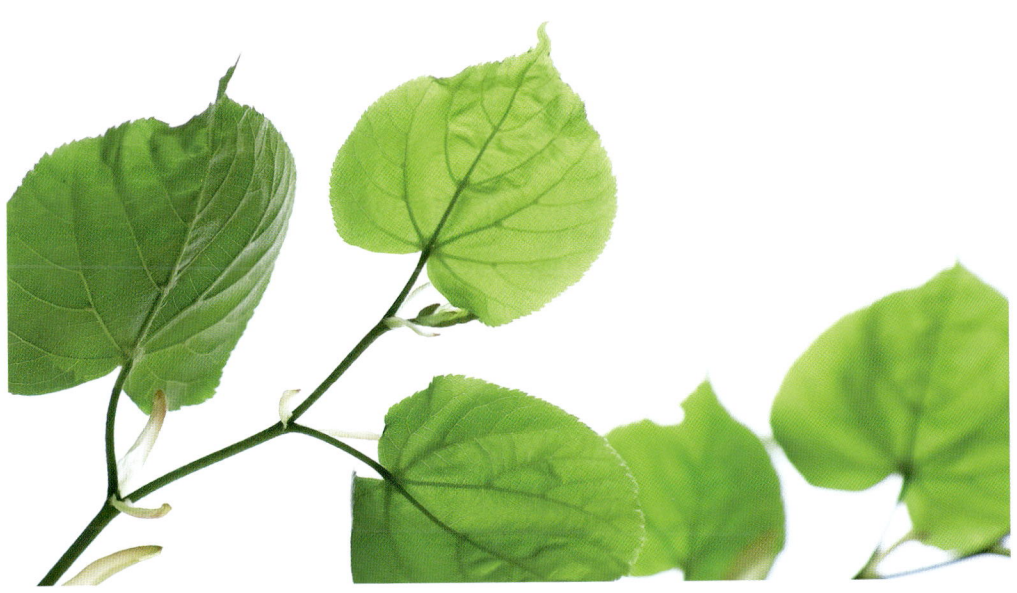

des Bayernkönigs Ludwig II. Natürlich ist die Schönheit dieses Schlosses bewundernswert, dennoch führte sie der Weg auch zu der weiblichen Seite des Chiemsees, zur Fraueninsel. Meike und ihre Familie ruhten sich bei einem Cafébesuch aus, als Meike in der Ferne plötzlich eine übergroße Krone wahrnahm, die über alle Dächer ragte. „Was mag das für ein großer Baum sein?", fragte sie sich. Neugierig folgte Meike der Spur und befand sich schließlich vor der ehrwürdigen alten Lindenmutter. Oft werden an diesem Platz Fronleichnams- und Palmsonntagsprozessionen abgehalten. Auch als Meike vor ihr stand, beteten dort viele Besucher und verbanden sich mit dem Geist Gottes oder auch der alten Linde. Auch Meike wurde in ihren Sog gezogen und konnte sich der alten Kraft des Baumes nicht entziehen. Dieser besondere Ort und die Stimmung in diesem Moment waren für sie einfach unvergesslich. Die Kraft der Gebete und auch der guten Gedanken hat bestimmt schon vielen Menschen geholfen. Als Kraftort zur Erholung und Besinnung ist diese Linde für alle Menschen zugänglich.

Nach der Geburt eines Jungen wird oft eine Linde als Hausbaum gepflanzt. Für Meike und Dagmar ist die Linde jedoch eher ein weiblicher, tragender Baum. Sie ist ein Sonnen- und Jupiterbaum und verleiht den Menschen eine unendliche Ruhe. Das Rauschen ihrer Blätter und das Summen der zahlreichen, sie umschwirrenden Insekten beruhigen Gedanken und Herz. Die Blätter der Linde sind herzförmig gesägt und duften süßlich. Besonders im Juni ist die Linde die Behausung und Arbeitsstätte von Tausenden von fleißigen Bienen und Hummeln. Ihre Trugdolden mit bis zu 16 Blüten spenden den Arbeiterinnen köstlichen Nektar. Und die kleinen verholzten Nussfrüchte der Linde sind im September schließlich reif. Die Linde gilt aufgrund ihrer ätherischen Öle, Flavonoide, Schleim- und Gerbstoffe als heiliger und heilender Baum.

Viele pflanzenheilkundige Frauen sammeln die Lindenblüten zwei Tage nach dem Aufblühen, da zu diesem Zeitpunkt ihre Heilwirkung als besonders stark gilt. Die Blüte mit dem Hochblatt wird möglichst schonend getrocknet und später in einem lichtundurchlässigen und luftdichten Glas aufbewahrt. Die Linde gilt als Heilmittel gegen Ekzeme. Ihre Rinde ist, zu Lindenholzkohle verarbeitet, ein bekanntes und bewährtes Mittel gegen Diarrhoe (Durchfall). Wunden werden mit Lindenblüten oder Lindenblättern versorgt. Und besonders bekannt ist der Lindenblütentee. Diese Teezubereitung gilt als Mittel der Wahl bei Erkältungskrankheiten, Husten und Fieber sowie bei Durchfall, Blasen- und Nierenleiden. Auch Migräne, Unruhezustände oder Kopfschmerzen sind Einsatzgebiete für die Heilkräfte dieser Pflanze. Und ihre schweißtreibende Wirkung lässt jede Schwitzkur zu einem Erfolg werden.

Wir können die jungen Blätter im Frühling sammeln und als köstlichen Salat oder als Brotauflage verzehren. Ihr Geschmack ist eher süßlich und mundet auch Kindern. Imker können unter oder in der Nähe einer Linde ihre Völker halten, um so den köstlichen Lindenblütenhonig zu gewinnen.

Lindenholz ist aufgrund seiner Weichheit besonders bei Schnitzern und Schreinern beliebt. Im Schwarzwald werden noch heute daraus faszinierende Masken für die traditionelle alemannische Fasnet angefertigt. Lindenbast wurde früher zur Herstellung von Seilen genutzt, und mit den Blättern kann man Wolle in warmen Erdtönen einfärben.

Homöopathie: *Die Tilia europaea-Persönlichkeit*

Im Freien überkommen mich viele Ängste. Aber auch in meinen eigenen vier Wänden habe ich oft ein banges Gefühl. Manchmal bin ich schlaftrunken und völlig benommen. Mein bisheriges Leben macht mich zuweilen nachdenklich, da es nicht immer schön und berauschend war. Ich hatte keinen Menschen, an den ich mich anlehnen konnte, denn ich habe Furcht vor Menschen und große Angst vor Menschenmengen.

Einmal war ich so verliebt, dass ich regelrecht liebeskrank war. Doch meinen idealen Partner konnte ich aufgrund der Konventionen nicht heiraten. Er war ja so romantisch und noch heute verfalle ich in Tagträumereien, wenn ich an meine Jugendliebe denke. Alle anderen Männer konnten ihm nicht das Wasser reichen und waren mir nicht gut genug. Sie haben mich

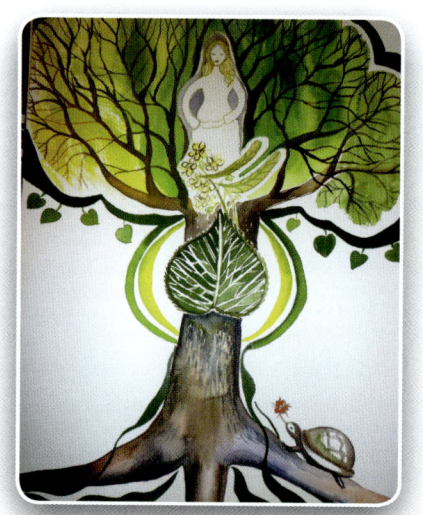

Die Linde
Die Urmutter

Meditation: Ich vertraue auf meine Kraft!
Erlöster Typ: Milde und Zuversicht ausstrahlen

in jeder Hinsicht enttäuscht. Ich bin an sich ein sehr stiller Mensch, manchmal kommt es aber vor, dass mich andere Menschen zur Weißglut bringen. Schon bei dem geringsten Widerspruch, bei Meinungsverschiedenheiten oder einem Wutausbruch ziehe ich mich zurück.

Am schlimmsten ist für mich dieser ständige Schwindel mit Taumeln und einem Schleier vor den Augen. Schon beim leichtesten kühlen Luftzug bekomme ich schreckliche Kopfschmerzen mit Druckschmerz und Schwere. Oft juckt meine Kopfhaut und es bilden sich hässliche grießartige Bläschen auf meinem Schädel oder um meine Augen herum. Dann erscheint wieder dieser Schleier vor meinen Augen und ich leide an getrübter Sicht. Ohrensausen und häufig verstopfte Ohren schneiden mich zudem von der Umwelt ab.

Mein Gesicht verfärbt sich manchmal wie bei einem Chamäleon in allen Farben. Dazu schwankt dann auch meine Temperatur und ich fühle mich, als befände ich mich zwischen einem Eiszapfen und glühenden Kohlen. Nicht nur Menschen und Essen ekeln mich an. Auch vor dem Gang zur Toilette gruselt es mich. Ansonsten leide ich an Oberbauchschmerzen und der lästigen Schwäche meines scheinbar muskellosen Körpers.

Nahrungsvorlieben: erfrischende Speisen wie Obstsalat, ansonsten herrschen Appetitlosigkeit oder gar Ekel vor; Unverträglichkeit von Kaffee, Fleisch und Tabak

Erkrankungen: Depression, Benommenheit, Konzentrationsmangel, Erkältungskrankheiten, Infekte, Fieber, Schwindel, Zahnungsbeschwerden, Bronchialerkrankungen, Husten, Atembeklemmungen, Appetitlosigkeit, Völlegefühl im Bauchraum, Magenerkrankungen, Leber- und Gallenblasenerkrankungen, Blasendruck, Bettnässen, Gliederschmerzen, Hautröte oder Blässe, Nachtschweiße, Gebärmutterentzündung, Entbindungsprobleme, Schläfrigkeit, Ängste, Reizbarkeit, Furcht vor Bewusstlosigkeit, Streitsucht, Delirium

Besserung: kühle Luft, Herumgehen im Freien, im weichen Bett, Liegen auf der rechten Seite, vormittags

Verschlechterung: Zugluft, warme und stickige Räume, Bettwärme, Bewegung, Bücken, nachmittags, abends

---

Weiteres aus der Naturheilkunde

Die Blütenessenz *Lime* wurde in Anlehnung an die klassischen Methoden der Bach-Blüten-Therapie von Edward Bach gesammelt und hergestellt. Es handelt sich dabei um eine *Advanced Essence*, also gewissermaßen um eine moderne

Bach-Blüte (siehe dazu auch das Kapitel „Bach-Blüten-Therapie", Seite 59-67). *Lime* führt uns zum Einklang mit uns selbst und anderen. Diese Blütenessenz hilft, sich dem universellen Sein zu öffnen und stärkt die innere Verbundenheit mit anderen Menschen.

Rudolf Steiner sah in der Linde das heilende Prinzip. Fast alle Pflanzenteile der Linde beruhigen und stärken. Die Erdkräfte werden nach oben gesogen und in der vollen Blüte und der Frucht an die Umwelt weitergegeben. Tausende kleine Bienen und Hummeln kommen dort zusammen und sammeln den köstlichen Honig. Steiner bewertete den Honig der Linde als sehr heilkräftig. Er ist nicht so schwer wie Tannenhonig und begeistert durch sein köstliches Aroma. Die in der Pflanze gespeicherten Kräfte sollen dem Menschen zu neuer Stärke verhelfen.

Thuja occidentalis (Lebensbaum)

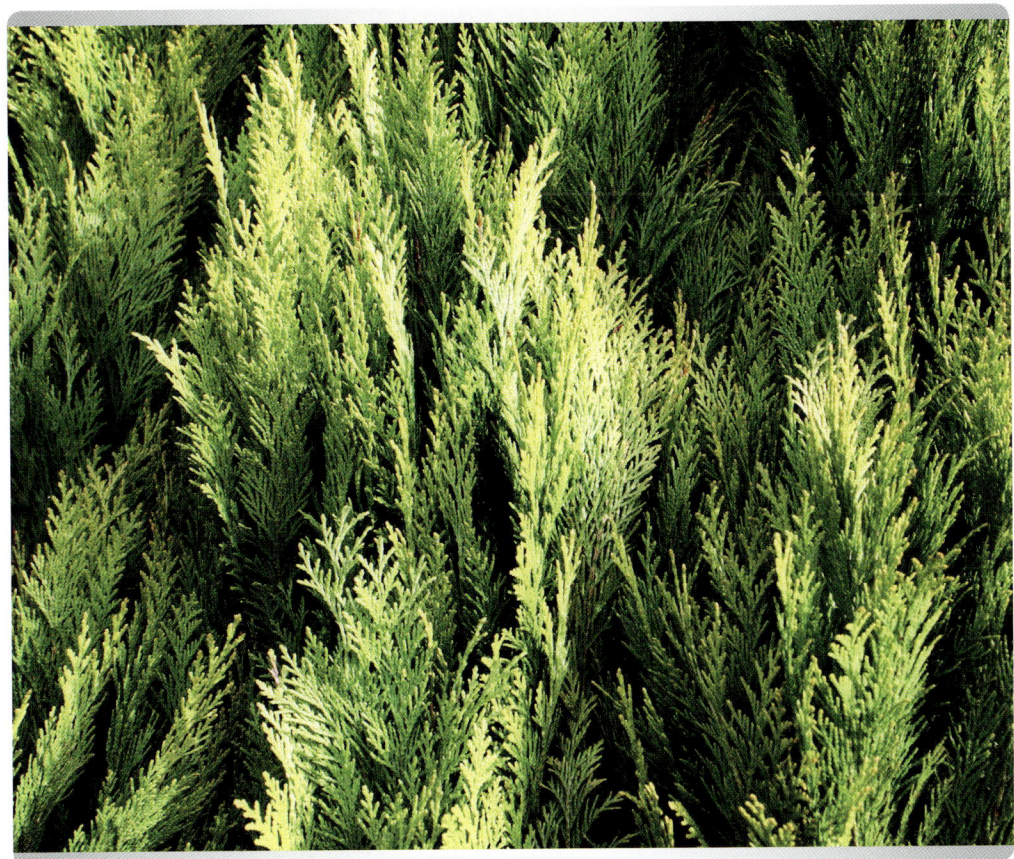

Familie: Zypressengewächse, *Cupressaceae*

Vorkommen: Europa, Amerika

Beschreibung: bis zu 20 Meter hoher immergrüner Baum; bürstenähnlicher Wuchs; spitz zulaufende, kegelförmige Baumkrone; Borke orangebraun und längsrissig; Zweige ausgebreitet und aufwärtsgerichtet; gegenständig wachsende schuppenförmige Blätter; sondert einen aromatischen Geruch ab

Blüte: ab April; männliche und weibliche Blüten an den Triebenden. Die gelbbraunen männlichen Blüten sind bis zu 2 Millimeter lang. Die unscheinbaren weiblichen Blütenstände sind etwas größer.

Früchte: ab September; aufrecht stehende eiförmige Zapfen, etwa 1 Zentimeter lang, zur Reife rotbraun; männliche und weibliche Zapfen an einer Pflanze

Nutzbare Pflanzenteile: Holz, Zweige, Laub, Zapfen

Vorsicht: **Holz, Zweigspitzen und Zapfen sind für den Menschen stark giftig! Bereits das Berühren der Zweige kann zu Hautrötungen und Juckreiz führen. Von dem Verzehr von Pflanzenteilen der Thuja raten wir dringend ab!**

Verwendung: Holz: Verwendung des sehr teuren Holzes für kleinere Kunstgegenstände. Das sehr harte Wurzelholz des Lebensbaumes wird gern für Schmuckkästchen genommen. Es ist wegen seiner interessanten Maserung sehr gefragt, aber nur schwer zu bearbeiten.

Wirkstoffe: ätherisches Öl (vorwiegend Thujon), Monoterpene, Sesquiterpene, Gerbstoffe, Bitterstoffe, Flavonoide, Podophyllotoxin-Derivate

Wirkung: austreibend, krampferregend, Virus hemmend, Immunabwehr steigernd, stark erwärmend

Geschichte und Mythologie

Die abendländische *Thuja occidentalis* ist ein wahrer Lebensbaum. In vielen Kulturen wurde einst die asiatische *Thuja orientalis* aufgrund ihrer Heilwirkung verehrt. Doch Thuja ist nicht nur eine Heil-, sondern auch eine Giftpflanze. Daher sollten wir besser auf Fertigpräparate des Lebensbaumes zurückgreifen. Der Verzehr von Thuja occidentalis kann zu Vergiftungserscheinungen wie Erbrechen, Diarrhoe (Durchfall), Krämpfen sowie Leber- und Nierenschäden führen. Besonders für Allergiker ist Vorsicht geboten, da schon das Berühren der Zweige Hautreizungen hervorrufen kann.

Thuja war früher als Abtreibungsmittel gebräuchlich, führte häufig aber nicht nur zum Tod der Frucht, sondern auch der Mutter.

Auch die Indianer kannten die besonderen Kräfte dieses Baumes. Sie nutzten Thuja bei Fieber, bei Blasen- und Nierenerkrankungen, Rheuma, Magenbluten und Bronchialleiden.

Sequoia gigantea (Riesenmammutbäume) sind die größten Bäume der Erde. Auch sie gehören zur Familie der Zypressengewächse. Einer davon heißt „*General Sherman Tree*". Dieser Riesenbaum ist fast 3.500 Jahre alt und gilt mit einem Umfang von 31 Metern und einem Gewicht von 7.000 Tonnen als das dickste und schwerste Lebewesen der Welt. Die Heimat der Riesenmammutbäume ist die Sierra Nevada (Kalifornien). Sie wachsen dort in Höhenlagen von bis zu 2.500 Metern.

Obwohl der Lebensraum vor der Eiszeit in Europa heimisch war, gelangte die winterharte Thuja erst Mitte des 19. Jahrhunderts in den Westen, wo sie auch heute noch gern in Parkanlagen und als Hecke angepflanzt wird.

Thujatinktur wird schon lange zur Behandlung von Warzen erfolgreich eingesetzt. Meike erinnert sich noch gut an ihre Kindheit, als nach einer Behandlung mit Thuja zahlreiche Warzen über Nacht plötzlich verschwunden waren. Meike und ihre Zwillingsschwester hatten zu den Thujabäumen in ihrem Garten eine besondere Beziehung. Man konnte sich darin verstecken und Schutz suchen oder im Verborgenen dem Klavierspiel der Nachbarin lauschen. Die beiden Schwestern bereiteten in ihren Spielen auch einen „Heiltrank" zu. Da ihnen die Giftigkeit des Baumes bekannt war, verzichteten sie jedoch auf den Verzehr des Gebräus.

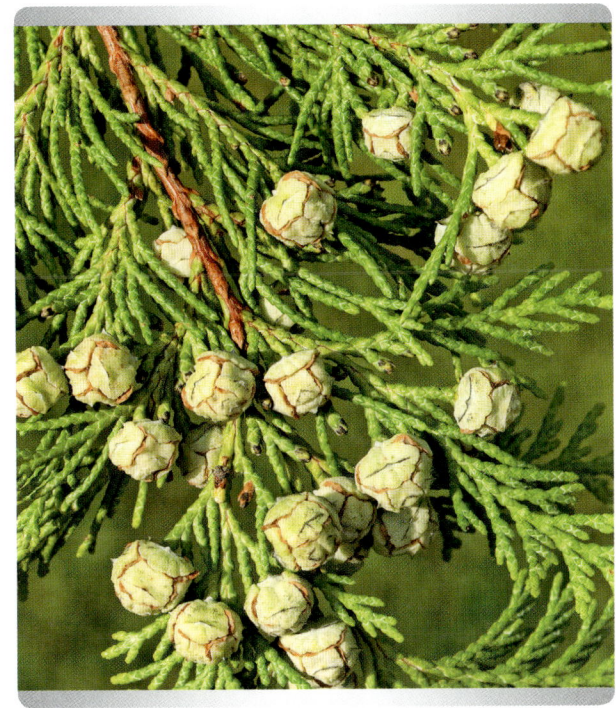

Das rotbraune Holz der Thuja ist sehr edel und teuer. Es wird gern für Intarsien von Schmuckkästchen oder anderen Kostbarkeiten verwendet. Das Wurzelholz des Lebensbaumes ist besonders interessant. Es erweckt den Anschein, als lebten kleine Geister mit aufmerksam blickenden Augen darin.

Seit vielen Jahrhunderten wird Thuja auch als Räuchermittel verwendet. Das Holz und das Harz des Lebensbaumes sind wohlriechend und aromatisch. Es reinigt die Bronchien sowie Räume von alten, verbrauchten Energien. Auch alte Schmerzen und Verletzungen oder seelische Wucherungen können durch Thuja gelöst werden.

Homöopathie: Die Thuja occidentalis-Persönlichkeit

Ich bin gewissenhaft und freundlich und kann mit guten Manieren aufwarten, falls man mich entdeckt. Denn ich verstecke mich gern hinter einer Maske und vor allem meide ich Menschen. Genau genommen führe ich ein Doppelleben. Wie soll ich es sagen, mir fehlen einfach die Worte. Gut, ich war als Kind verhaltensauffällig und wurde deshalb zur Adoption freigegeben. Meine zerrüttete Familie konnte mein unbändiges Wesen einfach nicht verstehen. Die üblichen Geschichten wie Trennung der Eltern, Vernachlässigung und Rebellion in der Kindheit gehören auch zu meinem Leben.

Aber auch mein Äußeres ließ schon einige zusammenzucken: mein dunkler wächserner Teint, meine lockigen, aber etwas fettigen, schwarzen Haare umrahmen

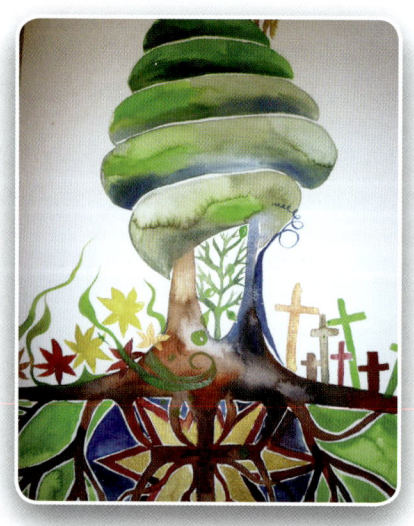

Die Thuja
Baum des Lebens

Meditation: Ich überwinde selbst den Tod und gelange in eine neue Dimension!
Erlöster Typ: das Leben genießen

meinen finsteren Blick. Vielleicht liegt es aber auch an den vielen Warzen oder der tiefen Falte zwischen meinen Augenbrauen, die viele Menschen abstößt. Egal, ich bin sowieso lieber in der Natur und beobachte Tiere, aber auch andere Menschen.

Sie würden hinter meinem etwas ruppigen Aussehen niemals meine künstlerisch-musische Ader vermuten. Stimmt's? Aber ich bin ein Musikliebhaber und habe eine große Sammlung von hervorragenden Jazzplatten aus den 1940er- bis 60er-Jahren und ich bin auch ein großer Anhänger von kubanischer Musik. Che Guevara ist mein großes Vorbild. Er ist der beste Mensch, den ich kennenlernen durfte. Doch auch er hat meine Anwesenheit leider nicht bemerkt. Wie gesagt, ich bin ein Einzelgänger und fürchte mich vor Gesellschaft, Familie, Partnerschaft, Kindern, Impfungen, Berührung, der Kirche und vor allem vor Ärzten.

Nahrungsvorlieben: Salzstangen, Salziges, kalte Getränke, süße und saure Speisen; Abneigung und Unverträglichkeit gegen wasserhaltige Speisen wie Früchte, Obst und Gemüse, Fett, Kaffee, schwarzen Tee, Kartoffeln, Zwiebeln, Knoblauch, trockene Speisen oder frisches Fleisch

Besserung: Wärme, frische Luft, Bewegung, warme Anwendungen, Abreiben; chronische Beschwerden bessern sich durch akute Erkrankungen

Erkrankungen: rasche Erschöpfung, Kopfschmerzen, Bindehautentzündung, Mittelohrentzündung, chronische Infektion der oberen Atemwege, Bindegewebserkrankungen, Arthrose, Arthritis, Rheuma, Warzen, Impfschäden, Lernschwierigkeiten; traumatische Erlebnisse, geringes Selbstwertgefühl, Depressionen, Wahnvorstellungen, Autismus; das Mittel bei Hautwucherungen (Warzen, Polypen, Kondylome)

Besserung: Wärme, frische Luft, Bewegung, warme Anwendungen, Abreiben, chronische Beschwerden bessern sich durch akute Erkrankungen

Verschlechterung: feuchte Kälte, Nebel, Hitze, intensive Sonneneinstrahlung, Ruhe, Bettwärme, feuchte Räume, Baden, am Wasser oder Meer

Weiteres aus der Naturheilkunde

Die Blütenessenz *Lawson Cypress* wurde in Anlehnung an die klassischen Methoden der Bach-Blüten-Therapie von Edward Bach gesammelt und hergestellt. Es handelt sich dabei um eine *Advanced Essence*, also gewissermaßen um eine moderne Bach-Blüte (siehe dazu auch das Kapitel „Bach-Blüten-Therapie", Seite 59-67). *Lawson Cypress*, die Zypresse, hilft uns, den Weg zu uns selbst zu finden. Sie hilft uns, unsere wahren Bedürfnisse zu erkennen und die Kommunikation zwischen Körper und Seele sowie unsere Kommunikation mit unseren Mitmenschen zu verbessern. Wir sind bereit, unseren eigenen Weg voller innerer Freiheit und Bewusstheit anzutreten und gehen ihn jetzt.

Nach Rudolf Steiner gehört Thuja als Zypressengewächs durch seine Schuppen dem sukkulenten Prinzip an. Der Baum strotzt vor Schleim. Seine starke Lebenskraft lässt das Gewächs auch zu einer üppig treibenden, dichten grünen Hecke gedeihen. Bei solchen wässrig-schleimigen Stauungen hat das Kosmisch-Wärmehafte es schwer, alles in sich zu vereinen. Lediglich das Ölige bleibt bestehen. Als Heilmittel kann Thuja auf den Menschen wirken, indem es die Ich-Organisation mit dem Lebens- oder Ätherleib verbindet. Auch auf die Lymph- und Blutbildung wird eingewirkt. Steiner empfahl bei Nervenschmerzen und Rheuma die äußere Anwendung als Bad. Die stark wärmende Kraft und das freundliche Naturwesen der Thuja vertreibt Negatives. Deshalb pflanzt man, so Steiner, Lebensbäume auf Friedhöfen an. Thuja ist ein Symbol für Auferstehung und Wiedergeburt, für die Umwandlung des jetzigen erbärmlichen Leibes in einen sinnvolleren oder Sinn gebenderen. Zypressengewächse betonen die Senkrechte, die Sonnenlinie und das Planetenprinzip.

Äußerlich wird Thujatinktur zum Einweichen von Warzen genutzt, indem man sie damit bestreicht. Als Fertigauszug wird Thuja bei Atemwegserkrankungen, zur Antibiotika- sowie zur Herpes- oder Warzenbehandlung angewendet. Bei der innerlichen Anwendung von Thuja sollte jedoch unbedingt Giftigkeit dieser Pflanze beachtet werden!

Ulme, Ulmus

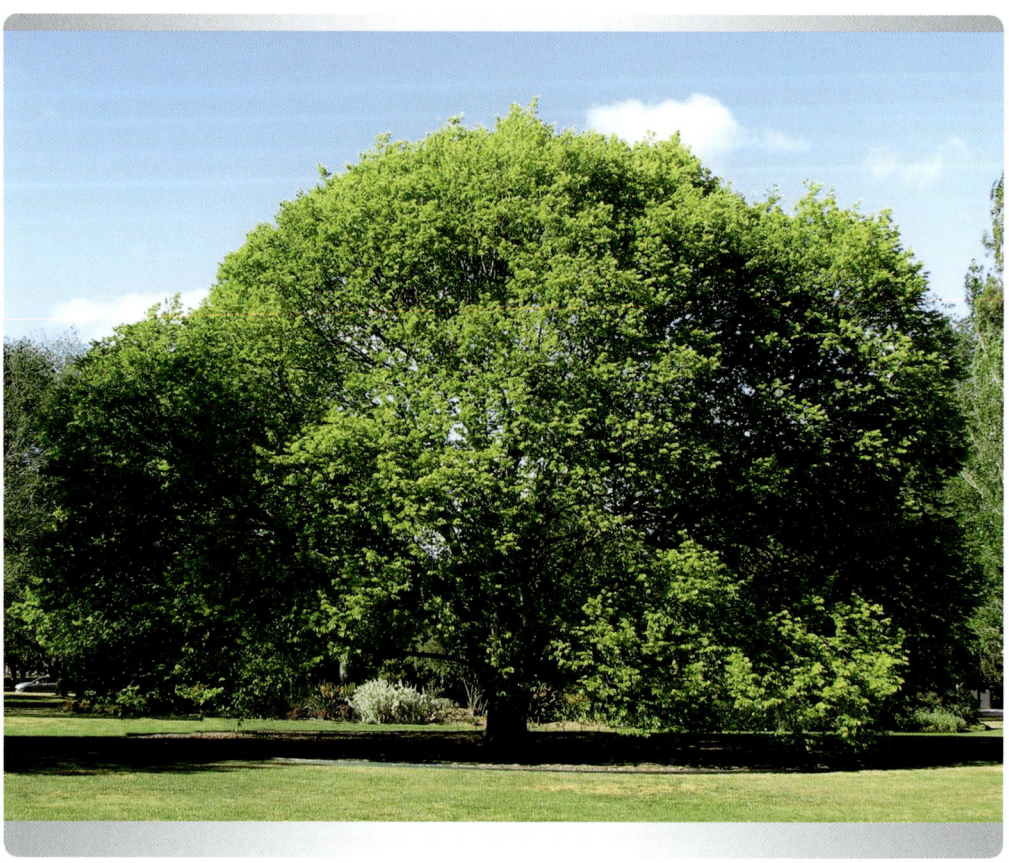

Familie: Ulmengewächse, *Ulmaceae*

Vorkommen: Mitteleuropa, Amerika, Nordafrika

Beschreibung: bis zu 35 Meter hoher sommergrüner Baum mit breiter Krone und graubrauner Schuppenborke; bis zu 8 Zentimeter lange, eingekerbte und spitz auslaufende Blätter, auf der Oberseite dunkelgrün und kahl, die Unterseite ist heller und weiß behaart

Blüte: ab März; kleine hellgrüne Trugdolden

Früchte: ab Mai; flache Nussfrüchte mit breiten eiförmigen Flügeln

Nutzbare Pflanzenteile: Holz, Rinde, Blätter, Blüten, Früchte

Verwendung: Holz: sehr stoß- und druckfestes wertvolles Holz, wird zur Herstellung von Möbeln, Furnieren, Parkettböden und Täfelungen genutzt
Rinde: der Bast der Rinde lässt sich zu Seilen verarbeiten; Verwendung der

Rinde der Zweige für Sitzbäder, Wundumschläge und als Gurgelmittel; innerliche Anwendung als Tee gegen Rachenentzündungen und Erkältungskrankheiten; sollte jedoch nicht in der Schwangerschaft eingenommen werden (Gefahr einer Fehlgeburt)

Blätter: junge Blätter als Brotbelag, als Badezusatz bei Ödemen oder für Umschläge

Wirkstoffe: Gerbstoffe, Flavonoide, Schleimstoffe, Vitamine

Wirkung: entzündungshemmend, reinigend, leicht wärmend, abtreibend

Geschichte und Mythologie

Ulmen brauchen einen nährstoffreichen und tiefgrundigen Boden mit guter Wasserversorgung. Daher trifft man auf den eher dunklen Gesellen meist in Flusstälern oder in Auenwäldern. Eine große Bedrohung für die Ulme ist der Ulmensplintkäfer. Er löste bereits Anfang des letzten Jahrhunderts ein großes Ulmensterben aus und rottete die Ulme bis zum Ende der 1990er-Jahre nahezu vollständig aus.

Ulmen gelten noch heute in Griechenland als Symbol der Trauer und werden daher vielfach auf Friedhöfen angepflanzt. Bei den alten Griechen war die Ulme dem Götterboten Hermes geweiht. Die geflügelten Ulmenfrüchte sollten die Seele in die neue Welt begleiten.

Die Edda-Sage der nordisch-germanischen Mythologie berichtet von einem ans Meerufer gespülten Ulmenstamm, der durch den göttlichen Hauch zur Frau wurde, ebenso wie der Mann aus der Esche hervorging. Die Esche *(Ask)* und die Ulme *(Embla)* standen für die Stammeltern der Menschheit. Beide gehörten als Baumpaar zusammen wie Mann und Frau, Yin und Yang, Schatten und Licht – wie Gegensätze, die einander anziehen und ergänzen.

Hildegard von Bingen schätzte die Ulme als Gichtmittel. Sie empfahl, die müden oder schmerzenden Glieder an Ulmenholzfeuer zu wärmen.

Die Anwendung der Ulme ist angezeigt bei chronischen Hauterkrankungen wie Abszessen, Furunkeln oder Hämorrhoiden, zur Wundversorgung und bei Rheuma.

Die Ulme ist eine Merkurpflanze. Sie ist dem Mittwoch zugeordnet und steht in gutem Kontakt mit den Luftgeistern. Sie soll Krankheiten durch ihr luftiges Wesen auflösen, umwandeln und abgeben. Verdichtungen werden abgebaut und geheilt.

Die Nussfrüchte der Ulme enthalten kostbare Samenkerne mit einem nährenden Öl, das in Notzeiten als schmackhafter Energielieferant diente.

Ulmenholz, das auch als „Rüster" oder „Elfenholz" bezeichnet wird, kann bis zu 500 Jahre überdauern und hält auch großer Nässe stand. Deshalb wurde

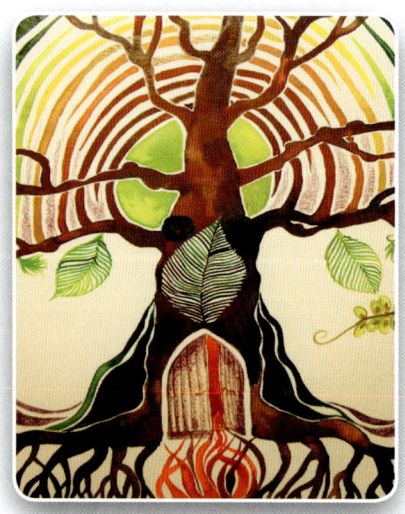

Die Ulme

Der Baum des Götterboten Hermes und der Weg der Seele

Meditation: Ich entdecke meine Freiheit!
Erlöster Typ: den Neubeginn wagen und genießen

Ulmenholz früher gern für Räder und Speichen von Kutschen sowie für Wasserräder verwendet. Es ist dunkel und wegen seiner Maserung und warmen Tönung auch heute noch sehr beliebt als Bau- und Möbelholz.

Homöopathie: Die Ulmus-Persönlichkeit

Ich bin ziemlich anspruchsvoll und das nicht nur bei Männern. Auch mein Umfeld wähle ich sorgfältig aus. Das Ambiente muss nach meinem Geschmack immer luftig daherkommen. Ich liebe das dänische Einrichtungsdesign mit seiner Klarheit. Dinge, die einfach nur herumstehen, oder Erinnerungen an frühere Zeiten mag ich überhaupt nicht.

Ich reise gern und möchte noch viele Länder kennenlernen. Leider vertrage ich jedoch weder Hitze noch Kälte und auch Nebel oder große Trockenheit tun mir nicht gut. Ich bin bei einem großen Modekonzern beschäftigt und liebe meinen Beruf als Designer. Alles Erdhafte und die Verbundenheit mit der Erde sind nicht so mein Ding.

Auch meine Erkrankungen sind eher von luftiger Natur. Häufig machen mir Bronchitis sowie Lungen- und Kehlkopfentzündungen zu schaffen, aber auch Schultererkrankungen stehen bei mir an der Tagesordnung.

Nahrungsvorlieben: vegetarische Kost, kühle und leicht feuchte Nahrungsmittel, Bananen, Wasser

Erkrankungen: Depression, Entzündungen der oberen Atemwege, Magen-Darm-Erkrankungen, Blasenentzündung, Rheuma, Entzündungen der Haut, Ekzeme, Wunden; ein gutes Mittel zur Trauerbewältigung

Besserung: Feuchtigkeit, gesunde Ernährung

Verschlechterung: sehr trockenes Wetter, intensive Sonneneinstrahlung, Unruhe, Stress

Weiteres aus der Naturheilkunde

Elm ist die Bach-Blüte (siehe dazu auch Seite 59-67) für Menschen, die unter ihrem großen Verantwortungsgefühl und ihren selbst auferlegten Leistungszwängen leiden sowie Berufstätigen, denen der Stress zu viel wird. *Elm* hilft uns dabei, unsere körperliche und psychische Leistungsfähigkeit besser einzuschätzen und mehr Rücksicht auf unsere wahren Bedürfnisse zu nehmen.

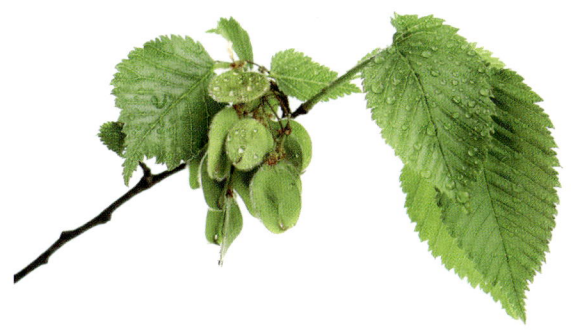

Auch Rudolf Steiner erkannte in der Ulme einen Merkurbaum. Zusammen mit Hasel und Weide bringt uns die Ulme mit ihren frühen Blüten den Frühling, sie öffnet ihre Blüten zur Sonne hin und lässt ihre Samen vom Wind dahintragen. Bereits vor den Blättern kommen das frische Laubgrün und die geflügelten Früchte hervor und sind schon gegen Ende des Frühlings reif. Das stark asymmetrische Blatt der Ulme ist zweigeteilt. In dieser Asymmetrie, die von zwei Gegensätzen, einem Ausdehnenden und einem Zusammenziehenden spricht, ist der Schlüssel ihres Wesens enthalten. Doch die Zweiheit ihrer Wachstumskräfte ist nicht nur in den Zweigen und Blättern erkennbar. Auf den ersten Blick denkt man an das Erdige wie bei einer Eiche, aber auf den zweiten Blick kommen die Merkurkräfte der Ulme, kommt das Luftige zum Vorschein. Sal und Sulfur in der Alchemie entsprechen Erde und Luft, Verdichtung und Verflüchtigung, Erde und Himmel. Die Ulme ist als Wirtsbaum der Mistel heilkräftig. Alle Merkurorgane werden mit der Ulme bevorzugt behandelt. Dazu zählen die Schultern, der Kopfbereich oder Bronchien sowie Lunge.

In die große Kuppel des Goetheanums in Dornach bei Basel wurden Bilder der Weltentwicklung eingearbeitet. Sieben Säulenpaare aus unterschiedlichen Holzarten wie Buche, Esche, Kirsche, Eiche, Ulme, Ahorn und Birke wurden dafür angefertigt. Auf diese Weise sind die Saturn-, Sonnen-, Mond-, Mars-, Merkur-, Jupiter- und Venus-Kräfte in dem Bauwerk vereinigt. Als Vorbild für diese Anordnung diente die Metamorphosenlehre des Menschensterns Erde. Steiner ging davon aus, dass das gewählte Material den Gegenstand beeinflusst. Die Ulmensäule wurde geformt von den Gestaltungskräften des Merkurs. Die Ulme hat schon fast die Erdenschwere abgelegt, im Ulmenholz ist das Merkurhafte jedoch zu fester Materie erstarrt. Auch Rudolf Steiner selbst hat sich an der Ulme versucht und fertigte einen Herzraum, die Mittelpunktgestalt, an. Diese Skulptur wirkt auf den Betrachter, als würde sie pulsieren und atmen.

Walnuss, Juglans regia

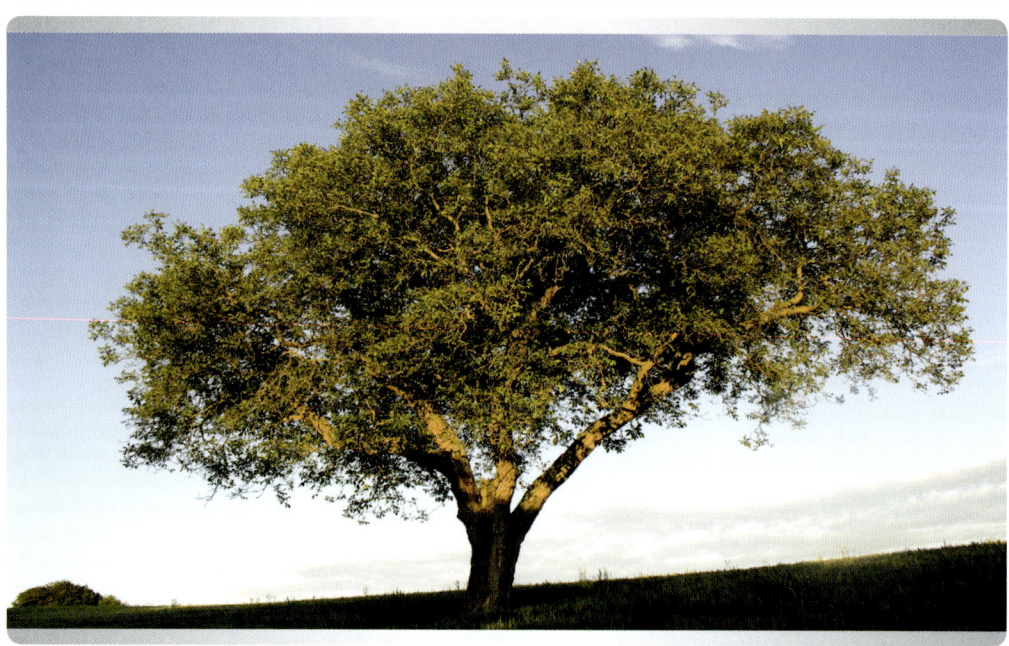

Familie: Walnussgewächse, *Juglandaceae*

Vorkommen: Europa, Nordamerika, Asien

Beschreibung: bis zu 25 Meter hoher Baum mit ausladender Krone; Rinde glatt, im Alter mit tiefrissiger dunkelgrauer Borke; ledrige, glatte Blätter, im Frühling rötlich braun, später grün; Blätter bis zu 12 Zentimeter lang, unpaarig gefiedert und elliptisch geformt. Walnussgewächse sind frostempfindlich, treiben spät aus und lassen im Herbst schon sehr früh ihre Blätter fallen.

Blüte: April bis Juni. Die männlichen Blüten sitzen unterhalb des rötlich braunen Lausaustriebs an länglichen grünen Kätzchen. Die weiblichen, eher rundlichen Blüten bilden sich an den Zweigenden.

Früchte: im September. Die Nussfrüchte sind in eine grüne, bittere Schale eingebettet. Diese springt noch am Baum oder beim Herunterfallen auf und gibt jeweils eine Walnuss frei. Die nahrhaften Früchte selbst sind von einer hellbraunen harten Schale umgeben.

Nutzbare Pflanzenteile: Holz, Blätter, grüne Fruchtschalen, Walnüsse

Verwendung: Holz: begehrtes und teures Edelholz, Verwendung für Möbelunikate, hochwertige Furniere, Holzschmuck und Musikinstrumente

Blätter: getrocknete Blätter äußerlich als desinfizierende Wundauflage oder für Umschläge, Sitzbäder bei Hämorrhoiden und nach der Geburt; als Tee bei Magen-Darm-Problemen und Blasenentzündung

Grüne Fruchtschalen: werden gern verwendet als natürliches Haarfärbemittel, auch zum Einfärben von Wolle geeignet; äußerlich für Walnussumschläge oder Walnussbäder bei Akne, Ekzemen, Schweißfüßen und als natürliches Sonnenschutzmittel

Walnüsse: als Kraft- und Studentenfutter, roh oder eingelegt als nahrhaftes Lebensmittel; Walnussöl zum Anmachen von Salaten und als Hautpflegemittel

Wirkstoffe: Gerbstoffe, Flavonoide, Phenolcarbonsäure, ätherisches Öl; in den Nüssen: hoher Anteil an Omega-3-Fettsäuren, Linolensäure, Kohlenhydrate, Vitamin A, Vitamin B1 bis B3, Vitamin E, Mineralstoffe wie Magnesium, Kalzium, Kalium und Eisen

Wirkung: desinfizierend, gerbend, zusammenziehend, wärmend, stopfend, entzündungshemmend, reinigend

Geschichte und Mythologie

Archäologische Funde belegen, dass die Walnuss schon seit 9.000 Jahren als Nahrungsmittel vom Menschen genutzt wird. Plinius der Ältere berichtete, dass die Griechen dem Walnussbaum bereits um 6.000 v. Chr. nach Europa brachten. Sie nannten ihn *dios lalanos* oder „Eichel des Zeus". Die Römer machten sich diese Bezeichnung bei der Übertragung ins Lateinische zu eigen, und im Laufe der Zeit entstand daraus *juglans*, die „Eichel des Jupiter". Die Römer waren es schließlich, die einmal mehr einen Kulturbaum in unsere Breiten brachten. Später sorgte Karl der Große für die Verbreitung der Walnuss in Preußen.

Schon die Griechen nutzten die heilende Kraft der Walnuss bei Wurmbefall und aufgrund ihrer desinfizierenden Wirkung auch nach Hundebissen.

Der Walnussbaum verströmt einen intensiven Duft, um vor lästigen Insekten und Würmern verschont zu bleiben. Unter diesem Baum fühlen wir uns schnell wie hypnotisiert und werden müde. Darum sollten wir unter dem Walnussbaum nicht allzu lange verweilen, um nicht von Übelkeit geplagt zu werden, worauf besonders Allergiker und sensible Menschen achten sollten.

Für kleine Naschkatzen sind die nährend auf Gehirn und Nervensystem wirkenden Früchte wahre Alleskönner. Sie senken durch ihren hohen Linolengehalt auf natürliche Weise den Cholesterinspiegel. Walnüsse eignen sich auch hervorragend zum Mischen mit anderen Nüssen und Trockenobst und werden so zu einem gesunden Studentenfutter für Jung und Alt. Walnüsse können auch eingelegt und so länger haltbar gemacht werden. Besonders in Not- und Kriegszeiten waren Mensch und Tier dankbar für die lange haltbaren und nährstoffreichen Nussfrüchte des Walnussbaumes.

Homöopathie: Die Juglans regia-Persönlichkeit

Ich stelle mich meiner Vergänglichkeit. Obwohl ich eher zur Zeitlosigkeit tendiere. Das Verweilen im Sein und das vollkommene Akzeptieren des Hier und Jetzt sind mein Ziel. Doch dieses Ziel liegt für mich noch in weiter Ferne, denn momentan beschäftigen mich mal wieder meine vielen Krankheiten. Ich habe mein Leben einfach nicht im Griff. Wehmütig erinnere ich mich an meine frühere Leichtigkeit und Mütterlichkeit. Die Gedanken daran sind wie Lichtblicke in meinem jetzigen Leben.

Als Kind war ich häufig unkonzentriert und planlos, wenn es darum ging, für die Schule zu lernen. Dazu kam, dass ich oft wie hypnotisiert im Unterricht saß und vor Müdigkeit immer wieder einschlief. Und diese lästigen Ohrgeräusche und die ständigen Entzündungen von Mandeln und Gehörgängen verlängerten noch meine Fehlzeiten in der Schule. Ich litt häufig auch an Verdauungsbeschwerden und Verstopfung. Aufstoßen und ein merkwürdiger Geschmack nach altem Rauch im Mund verursachten mir Übelkeit.

Oft werde ich besonders im Unterkiefer von Zahnschmerzen geplagt. Aber jetzt kann ich gerade nichts mehr sagen, denn ich leide mal wieder an Schluckbeschwerden und Stimmverlust.

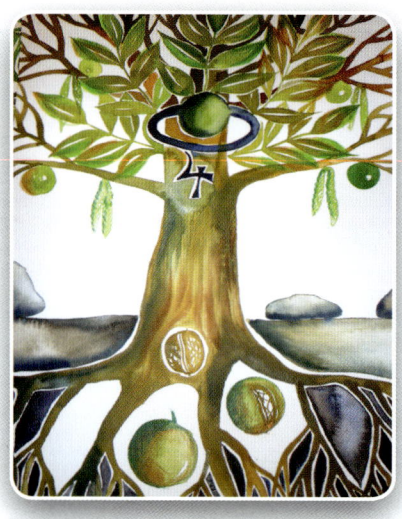

Die Walnuss
Die Königin und die
Eichel des Jupiter

Meditation: Ich verbinde mich
mit Himmel und Erde!
Erlöster Typ: Polaritäten im
Leben abwägen

Nahrungsvorlieben: Walnüsse, fette und deftige Speisen, Fleischgerichte, dicke Soßen

Erkrankungen: Erkältung, Kopfschmerzen durch Verspannung, Tinnitus (Ohrgeräusche), Schwerhörigkeit, Zahnschmerzen, Schluckbeschwerden, Knacken in der Halswirbelsäule, Völle- oder Hungergefühl, Verdauungsbeschwerden, Leber- und Gallenleiden, Nierenerkrankungen, Entzündungen der Haut und Schleimhäute, Juckreiz, Durst und Müdigkeit, Lernschwierigkeiten

Besserung: Wärme, Feuchtigkeit, im Frühling, Kontakt zu Menschen

Verschlechterung: Schlucken, Sprechen, Vorträge halten, Distanz

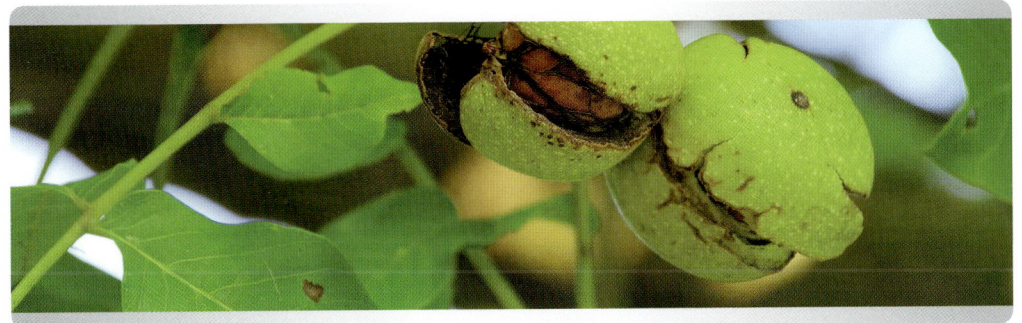

Weiteres aus der Naturheilkunde

Walnut ist die Bach-Blüte für labile und gutgläubige Menschen, die sich leicht verunsichern lassen, und für Übergänge in neue Lebensphasen. *Walnut* stärkt uns, wenn wir vor einer großen Lebensumstellung stehen oder eine persönliche Krise durchmachen, und hilft uns, unbeirrt den eigenen Weg zu gehen (siehe dazu auch das Kapitel „Bach-Blüten-Therapie", Seite 59-67).

Rudolf Steiner war überzeugt von der Kraft der Walnuss und riet jedem Kind, sich diese Kraftnahrung nicht entgehen zu lassen, um Körper und Geist mit der immensen Heilwirkung der Walnuss zu stärken. Auch in diesen Nussfrüchten verbinden sich die Erdkräfte mit den Himmelskräften. Nur wenn das männliche Prinzip vorhanden ist, können die weiblichen Bäume tragen. So ist es auch bei uns Menschen. Die Walnuss ist einzigartig. Unter den Kätzchenträgern gibt es kaum einen Baum, der wie sie sowohl aromatische Blätter als auch ölreiche Früchte hat. Sie ist etwas ganz Besonderes. In reicher Laubentfaltung vollzieht sich ihre Gestaltung, um sich mit dem Luftbereich innig zu verbinden. Ein starker Gerbstoffprozess durchdringt das Laub des Walnussbaumes und zeugt von dem kräftigen Ansaugen der Astralsphäre, die durch Beherrschung und Gestaltung der Luftprozesse im Lebendigen wirksam wird.

Der Walnussbaum braucht viel Platz. Er ist majestätisch wie eine Königin (lat. = *regia*). Mit seinen Früchten nährt er viele Lebewesen. Als Kätzchenträger nutzt die Walnuss die allgemeine Lebensabdämpfung im Herbst und Winter, um schließlich im Frühling in voller Pracht dazustehen. Kraftvoll saugt sie Licht und Wärme in sich hinein und lässt kaum andere neben sich bestehen. Ihre jungen Blätter ergeben einen wohlschmeckenden Tee, der laut anthroposophischer Medizin vor allem bei Skrophulose, Haut- und Schleimhauterkrankungen oder Lymphknotenschwellungen getrunken werden kann. Bei Asthma liegt nach Rudolf Steiner eine unregelmäßige Tätigkeit des Astralleibs vor. Er sieht in der Haut des Nusskerns eine Ähnlichkeit mit dem Astralleib der menschlichen Lunge. Durch diese Ähnlichkeit erklärt sich die oft erfolgreiche Anwendung der Walnuss bei Lungenerkrankungen.

Weide, Salix

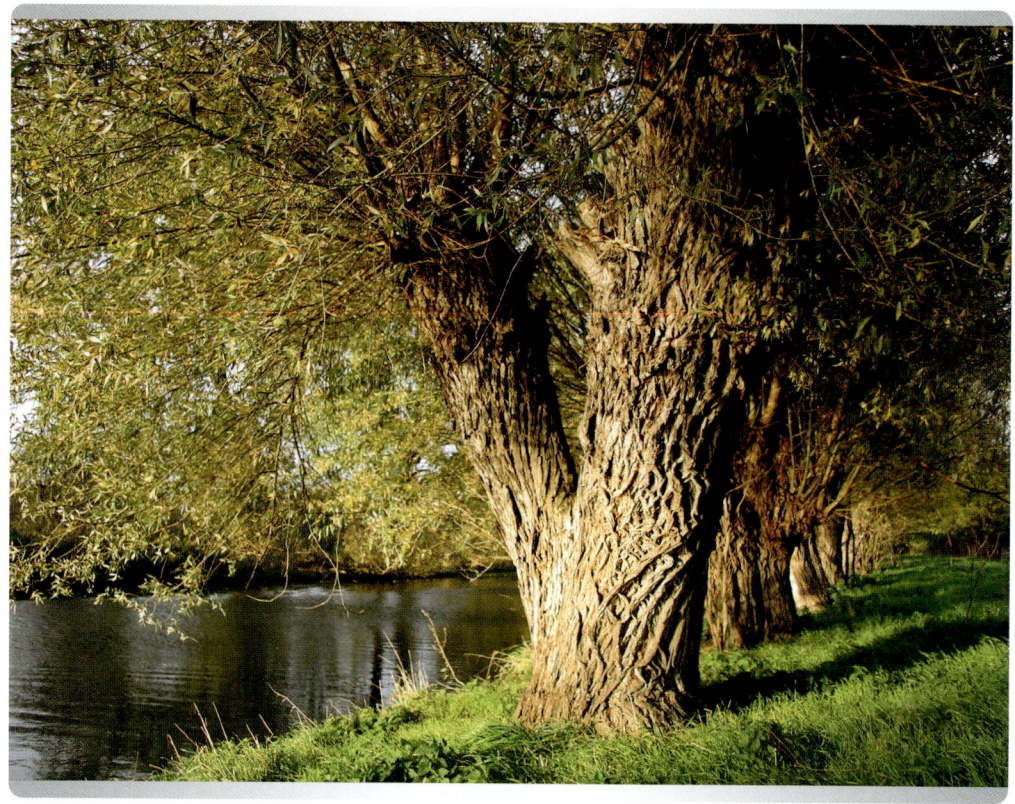

Familie: Weidengewächse, *Salicaceae*

Vorkommen: Europa, Amerika, Asien

Beschreibung: Die Vielfalt der Weidengewächse reicht vom 3 Zentimeter hohen Zwergstrauch bis zum 30 Meter hohen Baum. Es gibt über 100 verschiedene Weidenarten, wie die Salweide, die Trauerweide, die Silberweide oder die Krautweide. Die Rinde von Weiden ist meist in Längsrichtung gefurcht. Zahlreiche ansteigende Äste mit lanzettenförmigen, gesägten Blättern, die auf der Rückseite je nach Art mehr oder weniger stark behaart sind.

Blüte: je nach Art von März bis Juni; getrenntgeschlechtige Blüten in flaumigen Kätzchen

Früchte: kleinste Samen (bis zu 1,5 Millimeter lang), die vom Wind verbreitet werden

Nutzbare Pflanzenteile: Holz, Rinde, Zweige, Blätter, Kätzchen

Verwendung: Holz: Verwendung als Brennholz

Rinde: als Weidenrindenextrakt bei rheumatischen Schmerzzuständen, Schmerzen aller Art, Malaria oder chronischer Müdigkeit; äußerliche Anwendung als wohltuendes Bad oder Fußbad gegen Erschöpfung, bei Schmerzzuständen, Fieber und zur Beruhigung der Nerven

Zweige: Verwendung von Weidenruten für Flechtarbeiten, besonders in der Korbflechterei

Blätter: als Teezubereitung gegen Menstruationsbeschwerden oder Kopfschmerzen; äußerliche Anwendung als wohltuendes Bad oder Fußbad gegen Erschöpfung, bei Schmerzzuständen, Fieber und zur Beruhigung der Nerven

Wirkstoffe: Gerbstoffe; Salizylsäureverbindungen, die eine ähnliche Wirkung wie Aspirin haben

Wirkung: schmerzlindernd, beruhigend, stärkend, wärmend, gerbend, entzündungshemmend

Geschichte und Mythologie

Die schnelllebige, aber auch schnellwüchsige Weide kann ein Alter von bis zu hundert Jahren erreichen. Der Familienname „*Salix*" lässt sich auf die Salweide mit ihren silbrig glänzenden Weidenkätzchen zurückführen, aber auch auf das in der Rinde enthaltene schmerzlindernde Salicin.

Das Holz der Weide ist elastisch und bestens als Brennholz geeignet. Nach einem drastischen Schnitt treibt der Stamm der Kopfweide meist mit doppelter Kraft wieder aus. Die immense Vitalität dieses Baumes sorgt dafür, dass er selbst kleine Mauern überwuchert. Die Weide kann als kleinster Baum der Welt, als Krautweide, in den Alpen dahinvegetieren oder als mächtige edle Trauerweide Uferpromenaden zieren.

Die Salweide bietet sich im Frühjahr als Arbeitsstätte für Millionen von Bienen an, die den köstlichen Nektar ihrer Blüten in Honig umwandeln. Die Nahrung der Bienen ist durch diesen Frühblüher gesichert. Der Mensch kann sich der Magie der zarten und samtigen Kätzchen nicht entziehen und schmückt damit zur Osterzeit üppig Heim und Kirche. Früher haben die Menschen Weidenzweige geschnitten, dem Schöpfer gedankt und für den Regen gebetet, der für eine reiche Ernte so wichtig ist. Und die geweihten Zweige platzierten sie dann im Herrgottswinkel.

Silber- oder auch Kopfweiden wurden einst alle zwei Jahre oberhalb des Stamms abgeschnitten. Ihre langen Äste dienten als wertvolles Material für die Korbflechterei. Die biegsamen Ruten wurden zudem beim Bau von Fachwerkhäusern verarbeitet. Mit Lehm abgebunden sorgten sie für eine stabile Struktur der gemauerten Hauswände. Winzer befestigten ihre Weinreben mit den biegsamen Ruten. Und Handwerker fertigten aus Weidenruten Holzpantoffeln, Spielzeug,

Schuhe und selbst Schuhbänder an. Zäune oder lebende Zäune aus Weidenästen grenzten Grundstücke und Häuser ein. Hierzu wurden kleine frisch geschnittene Zweige einfach in den Boden gesteckt und der Witterung überlassen. Wenn sie austrieben, wurden sie lebend ineinander geflochten und zu kunstvollen Gartenzäunen drapiert. Mit Weidenruten lassen sich Baumhäuser, kleine Tipis und sogar Hütten bauen.

Besonders die salicylhaltige Rinde der Silberweide wird auch heute noch zur natürlichen Schmerzlinderung angewendet. Aus ihr wurde im 19. Jahrhundert ein schmerzlindernder Extrakt gewonnen, den wir als *Aspirin* kennen. In der Medizin wird Aspirin auch wegen seiner entzündungshemmenden und blutverdünnenden Wirkung bei Herzerkrankungen und Thrombosegefahr eingesetzt. Vor der chemischen Herstellung von Salicylsäure diente die Weidenrinde als bevorzugtes Heilmittel bei Blutungen, Magen-Darm-Erkrankungen, Nieren- und Blasenentzündungen sowie zur Behandlung von Malaria. Schon der bekannte Künstler Albrecht Dürer erfuhr durch die Heilkraft der Weide wertvolle gesundheitliche Hilfe.

Einst bezogen Heiler, wie dies auch heute noch Heiler und Schamanen tun, bei Schmerzen immer die Seele und den Geist des Patienten mit ein. Und auch weisen Frauen war wie den Druiden, das volkstümliche Besprechen des Schmerzes bekannt. Bei Vollmond baten sie die Weide um ihren Beistand: „Liebe alte Weide, ich bringe heute meine Beschwerden zu dir und wünsche, dass sie bei dir bleiben, umgewandelt werden und mir als neue Energie einfließen."

Die Trauerweide galt als Baum der Trauer, des Todes, der Reinigung und Erneuerung. Mit spirituellen Räucherungen lud man die Mondkräfte und die Wasserwesen ein und vertrieb alles Faulige, auch den seelischen Sumpf. In der Mystik gilt die Weide als Mond- oder Zauberbaum. Magische Zauberstäbe und Hexenbesen wurden meist aus Weide geschnitzt. Vielleicht trafen sich einst heilkundige Frauen, die Hexen, unter der Weide, um ihre heilsamen Kräutersäfte zu brauen.

Homöopathie: Die Salicylicum acidum-Persönlichkeit

Seit ich denken kann, leide ich unter heftigen Schmerzzuständen. Meine Knie sind angeschwollen und selbst die sanfteste Berührung kann ich nicht ertragen. Besonders nachts bin ich sehr unruhig, kann mich aber nicht von der Stelle bewegen und mir läuft der Schweiß in kleinen Rinnsalen herunter. Außerdem habe ich starke Kopfschmerzen und brennende Augen. Vor Kurzem kam dann noch eine Netzhautblutung dazu und ich musste mich in ärztliche Behandlung begeben. Die stundenlange qualvolle Warterei hat meine Schmerzen aber keineswegs gelindert. Nur mit Opiaten oder stärksten Schmerzmitteln kann ich meine Schmerzen noch ertragen. Ich befürchte, dass ich von diesen Schmerzmitteln längst abhängig bin. Diese ständigen Schmerzen haben mich zu einem ungehaltenen Wesen gemacht. Ich fahre rasch aus der Haut, beleidige und demütige meinen Partner und meine Familie. Ich bin sehr ungeduldig und fühle mich schuldig an meiner Scheidung. Und jetzt leide ich unter meiner Einsamkeit.

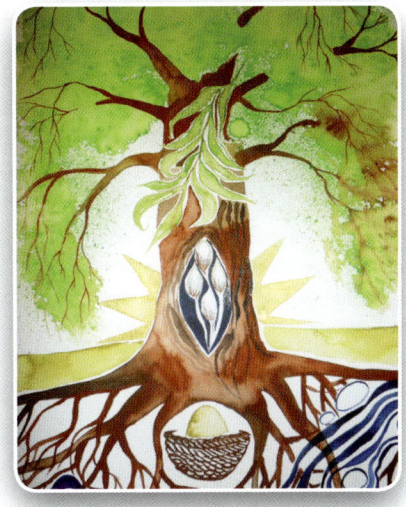

Nahrungsvorlieben: Trauben und andere süße Früchte, Süßigkeiten wie Gummibärchen, warme Getränke, Missbrauch von Schmerzmitteln

Erkrankungen: Erschöpfung, Schwindel, Netzhautblutungen, Tinnitus (Ohrgeräusche), Morbus Menière (Drehschwindel und Hörminderung), Schluckbeschwerden, Dyspepsie, Magen-Darm-Beschwerden, Diarrhoe (Durchfall), Hämaturie (Blut im Urin), Rheuma, Gicht, Steifheit, Nesselsucht

Besserung: Wärme, im Sommer, Ruhe

Verschlechterung: Kälte, Regen, Nebel, im Winter, Bewegung, Berührung

Die Weide
Verantwortung für sich selbst

Meditation: Ich brauche meine Schmerzen nicht mehr!
Erlöster Typ: gelöst und frei leben

Weiteres aus der Naturheilkunde

Willow ist die Bach-Blüte der Wahl bei Groll und Verbitterung (siehe dazu auch das Kapitel „Bach-Blüten-Therapie", Seite 59-67). *Willow*-Menschen machen anderen ständig Vorwürfe und kritisieren sie, vertragen aber selbst keinerlei Kritik. Stattdessen bemitleiden sich ständig selbst. Oft leiden sie unter Erkrankungen des rheumatischen Formenkreises. *Willow* macht optimistischer und lässt uns sorgenfrei ein neues Leben beginnen.

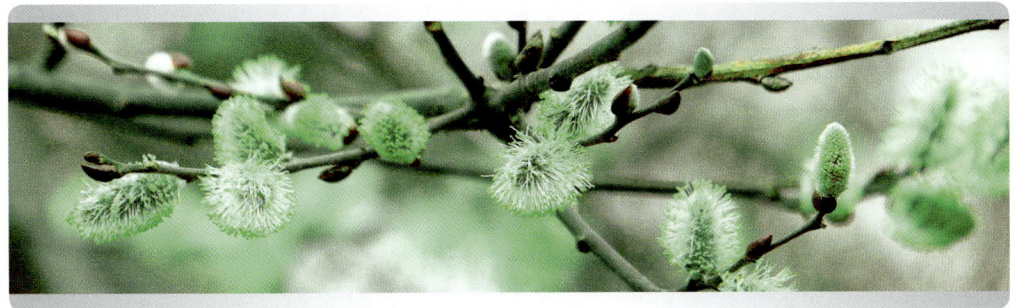

Weißdorn, Crataegus

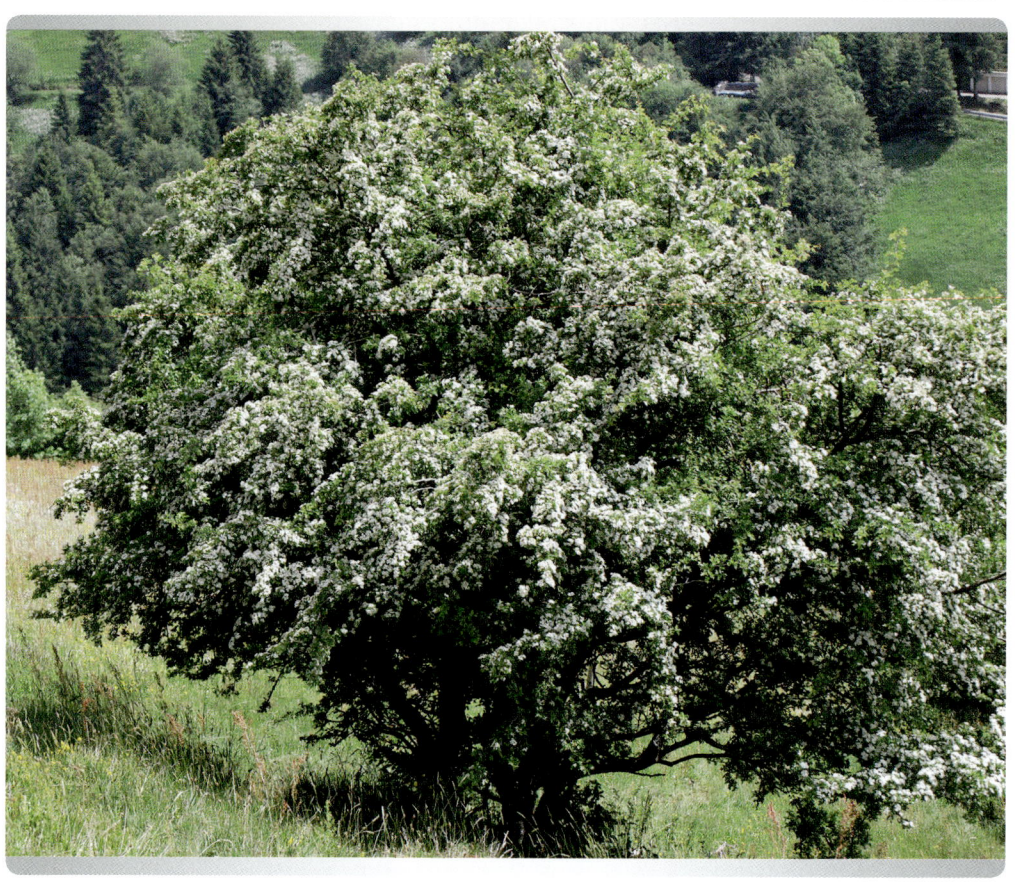

Familie: Rosengewächse, *Rosaceae*

Vorkommen: Amerika, Europa, Asien

Beschreibung: bis zu 15 Meter hoher dorniger Strauch oder kleiner dichtverzweigter Baum; dunkelbraune gefurchte Rinde; etwa 3 Zentimeter lange wechselständige Blätter, die herzförmig gesägt und etwas ledrig sind

Blüte: von Mai bis Juni; weiße oder rosarote (beim Rotdorn) Blüten mit 5 Blütenblättern in Doldenrispen, die leicht fischig riechen

Früchte: ab September; kleine rote oder braune Apfelfrüchte mit leicht bitterem, apfelartigem Geschmack und mehligem Fruchtfleisch

Nutzbare Pflanzenteile: Holz, Rinde, Blätter, Blüten, Früchte

Verwendung: Holz: sehr hart und schwer, wurde früher für Drechsel- und Schnitzarbeiten verwendet

Rinde: aufgrund ihres Gerbstoffgehalts äußerliche Anwendung als Bad bei Ekzemen, Fissuren und Hauterkrankungen

Blätter: als Teezubereitung; innerliche Anwendung bei Herz-Kreislauf-Erkrankungen, Erschöpfungszuständen und Schlafstörungen

Blüten: innerliche Anwendung bei Herz-Kreislauf-Erkrankungen und zur Beruhigung des Nervensystems

Früchte: als Marmelade, Kompott, Sirup oder vitaminreicher Saft; innerliche Anwendung als Absud bei Magen-Darm-Erkrankungen oder Verstopfung

Wirkstoffe: Gerbstoffe, Saponine, Vitamine wie C, E, OPC, A, B und K, Mineralstoffe wie Kalium, Magnesium, Selen

Wirkung: zusammenziehend, reinigend, antibiotisch, nährend, stärkend, beruhigend

Geschichte und Mythologie

Der Weißdorn gehört zu den Rosengewächsen. Er befindet sich in dieser großen Familie in bester Gesellschaft mit der edlen Rose, der Heckenrose, der Brombeere, der Himbeere, der Birne, dem Apfel, der Schlehe und der Mispel.

Das Erkennungszeichen des Weißdorns sind seine fünf Blütenblätter. Man ist allerdings etwas enttäuscht, wenn man an den Blüten des Weißdorns riecht. Wir erwarten Rosenduft und nehmen Fischaroma wahr. Verantwortlich dafür ist das chemisch mit Ammoniak verwandte Trimethylamin.

Langsam, aber stetig kann der Weißdorn eine Höhe von 15 Metern und ein Alter von bis zu 500 Jahren erreichen. Er nährte in Notzeiten mit seinen kleinen Apfelfrüchten schon oft die Bevölkerung. Aus den rötlichen Früchten, die ab Mitte September reif sind und an kleine Kirschen erinnern, wurde entweder Weißdornmehl gewonnen oder man verarbeitete die Früchte zu Kompott. Die Beeren sind mehlig und schmecken säuerlich, aber etwas bitter.

Der Weißdorn wurde früher als lebender und undurchdringlicher Zaun angepflanzt. Wildtiere, wie Füchse, scheuten seine Dornen und verschonten die eingefriedeten Tiere. Manchmal wird der Weißdorn daher auch als „Hagedorn" bezeichnet. *Hag* ist die althochdeutsche Bezeichnung für „Zaun". In der Volksmagie soll der Hagedorn wilde Hexen, die „Hagazissa", fernhalten. Die weiße Magie des Weißdorns diente als Schutz vor der schwarzen Magie der Hexen.

Die heilende Wirkung des Weißdorns war schon den alten Griechen bekannt, bereits Dioskurides schrieb darüber.

Auch im Orient wurde der Weißdorn verehrt. Er galt als Symbol für Sexualität und Fortpflanzung, da sein Geruch an weibliche Sexualduftstoffe erinnert. Männer schenkten der Angebeteten einen herrlich blühenden Weißdornzweig und taten ihr so ihre große Liebe kund.

Ein Jünger Jesu, Josef von Arimathäa, hatte einen besonderen Weißdornwanderstab. Mit ihm nahm er seine große Wanderung nach England auf sich und gründete dort 60 v. Chr. die erste Kirche. Als Josef den Stock in die Erde steckte, trieb er aus und entwickelte sich zu einem stattlichen Weißdorn. So berichtet die Legende.

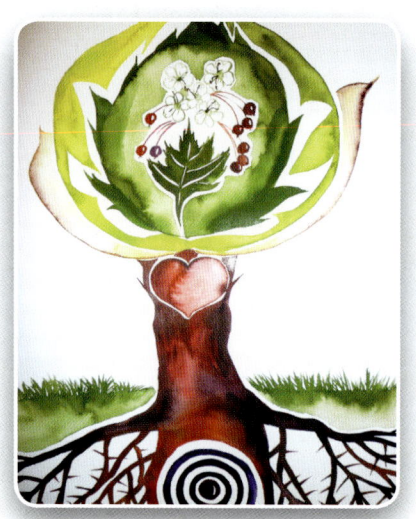

Der Weißdorn

Das Herzpflegemittel und die emotionale Intelligenz

Meditation: Ich bin von ganzem Herzen gesund!
Erlöster Typ: mit Herz und Freude das Leben annehmen

Homöopathie: Die Crataegus oxyacantha-Persönlichkeit

Seit der Kindheit leide ich an Herzproblemen – vielleicht weil ich einerseits verzagt und besorgt bin und andererseits schon immer ein zu kleines Herz hatte. Manchmal denke ich, dass sich mein Herz bei jedem Kummer und jeder Aufregung meldet. Sein Klopfen kann ich dann bis in die Haarwurzeln spüren und in meinem Kopf breitet sich eine linksseitige Benommenheit mit Schwindelgefühl aus.

Meine schlechte Gesundheit bringt mich noch zur Verzweiflung. Schon als Kind konnte ich den anderen nur beim Spielen zuschauen, während ich in meinem Zimmer hübsche Stickbilder anfertigte. In der Schule habe ich zwar im künstlerischen Bereich geglänzt, konnte aufgrund meiner Erkrankung aber ansonsten keinerlei Leistung erbringen. Große Mattigkeit und dieses ständige Zerschlagenheitsgefühl haben mich zu einem einsamen Menschen gemacht. Und wer will schon mit einer Frau zusammen sein, die nur stickt und häkelt? Schließlich habe ich mich der Kunst zugewandt, dabei vor allem der Aquarellmalerei und dem Makramee. Beim Malen höre ich gern Sonaten und besonders Ludwig van Beethoven. Rhythmische Musikstücke im Herzschlag-Beat gefallen mir ebenso. Durch das viele Sitzen habe ich schon Aussackungen in den Beinen bekommen.

Ich leide außerdem unter ständigem Frösteln, das selbst durch meterhohe Deckenberge nicht besser wird. Am liebsten sitze ich im warmen Garten, höre der Stille und den Geräuschen der Natur zu und mache mir Gedanken über mein Leben. Beruflich habe ich es ganz gut erwischt. Ich arbeite seit Jahren in einer Töpferei. Da kann ich ohne jeglichen Druck vor mich hin werkeln. Mit meiner Chefin hatte ich wirklich großes Glück.

Nahrungsvorlieben: nur kleine Schlucke Tee. Es besteht meistens Appetitlosigkeit. Abneigung gegen fette und schwere Speisen

Erkrankungen: Müdigkeit, Kopfschmerzen, Schwindel, trockener Husten, Herzklopfen mit Unruhe, Herzstolpern, Angina Pectoris, Herzinsuffizienz (Herzschwäche), Altersherz, Herzversagen, Diarrhoe (Durchfall), Blutungen aus den Eingeweiden, Ödeme, Rheuma, Arteriosklerose, Hypertonie (Bluthochdruck), Diabetes, außerordentliches Schwitzen, kalte Extremitäten, Blässe, Schlaflosigkeit im Alter, ein gutes Mittel bei Kummer

Besserung: frische Luft, im Freien, Druck, Massagen, Ruhe, Schlaf

Verschlechterung: im warmen Zimmer, Aufregung und Anstrengung, morgens beim Aufstehen

Weiteres aus der Naturheilkunde

Die Blütenessenz *Hawthorn* wurde in Anlehnung an die klassischen Methoden der Bach-Blüten-Therapie von Edward Bach gesammelt und hergestellt. Es handelt sich dabei um eine *Advanced Essence*, also gewissermaßen um eine moderne Bach-Blüte (siehe dazu auch das Kapitel „Bach-Blüten-Therapie", Seite 59-67). Die Schottin Ellie Webb, eine der Nachfolgerinnen von Bach verwendet *Hawthorn* als Hoffnungsbringer, für einen präzisen Geist, bei extremen Stresssituationen sowie Kummer oder Schmerzen. *Hawthorn* soll das Immunsystem stärken, unseren Geist klären sowie den Körper und das Herz-Kreislauf-System auf wundersame Weise stärken.

Für Rudolf Steiner ist der Weißdorn ein kleiner und zäher Baum. Seine kräftige Äthernatur muss im Frühling einem Ansturm an astralischen Kräften standhalten. Er steht zunächst wie im weißen Feuer. Der Duft ist betörend und betäubend schlecht. Wenn der Sommer heranreift, machen sich kleine Mehlfässer an den Zweigen breit und bieten den Vögeln reiche Ernte. In nahezu der gesamten Pflanze gibt es Flavonoide, Quercitrin, Quercetin, Ursol- und Oleanolsäure, ß-Sitosterine sowie Pektin. Aesculin befindet sich in der Rinde. Der Lichtprozess dieser Pflanze besteht aus einem rhythmischen Zusammenwirken von Ätherischem und Astralischem. Weißdorn löst durch seine Ätherkräfte als Heilmittel Verhärtungen. Er bricht Erstarrungen auf und sorgt für die innere Entkrampfung, auch die des Herzens. Durch *Crataegus* wird die bessere Durchblutung gefördert. Seine Früchte wirken laut Steiner mehr auf das Blutsystem und die Samen mehr auf das Herz.

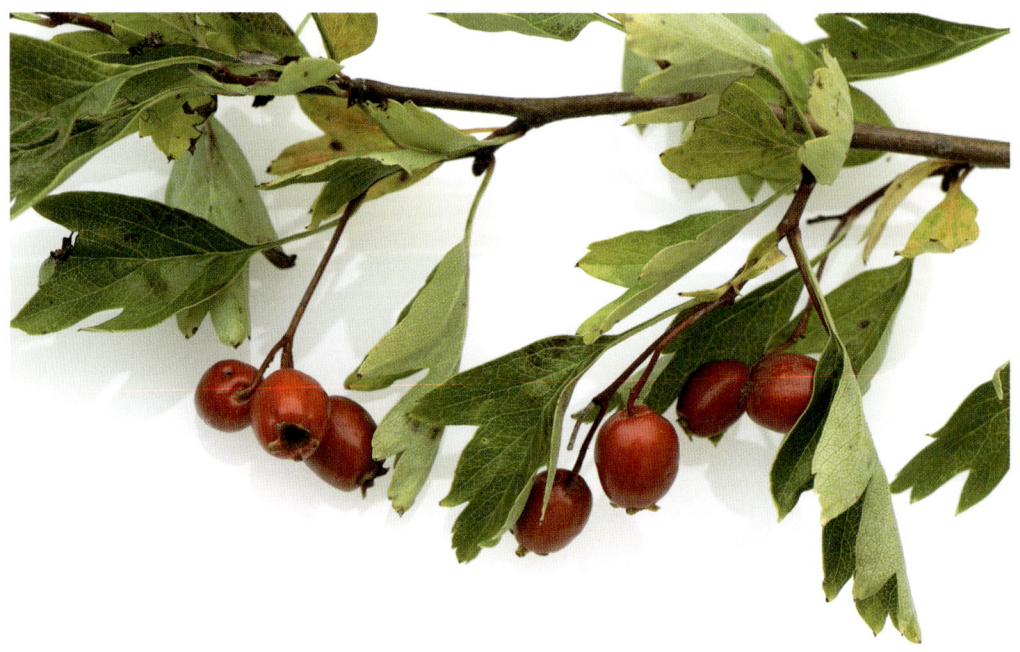

Auch heute verordnen Ärzte noch Weißdornextrakt bei Herzbeschwerden, Altersherz, Herzmuskelschwäche, Kreislauferkrankungen, Schwindel und Darmproblemen. Und in der Homöopathie wird die große Kraft dieser Pflanze ebenso genutzt.

Die Blüten und Früchte des Weißdorns können in Wein oder Likör eingelegt werden und dann als Herztropfen unseren Körper stärken. Aus den vergorenen Früchten lässt sich zudem Met herstellen. Wir können mit den Weißdornblättchen aber auch einen Salat anreichern oder einen Haustee daraus zubereiten.

Zeder, Cedrus

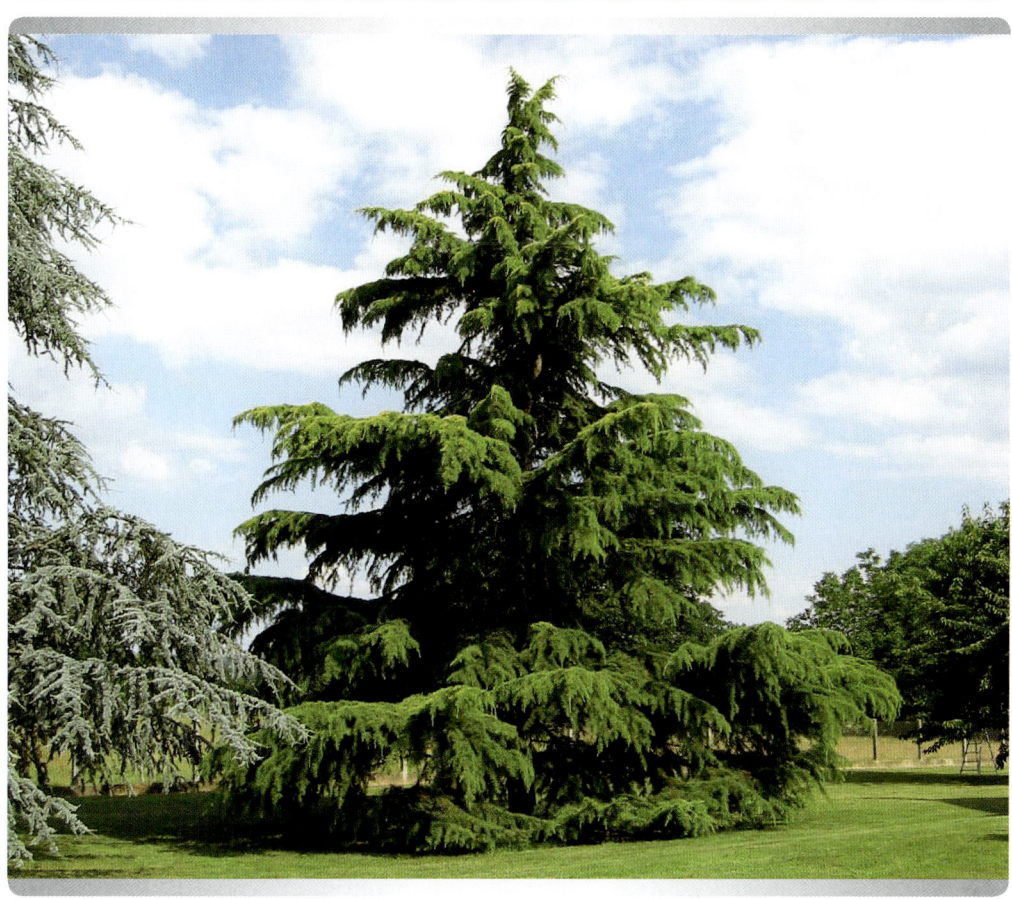

Familie: Kieferngewächse, *Pinaceae*

Vorkommen: Europa, Amerika, Asien

Beschreibung: Nadelbaum, der zunächst pyramidenförmig nach oben wächst und sich dann tafelförmig ausbreitet. Mit je nach Art bis zu 30 Zentimeter langen, spitzen, buschigen blaugrünen Nadeln, die 3 bis 6 Jahre am Baum verbleiben; Vorkommen als Atlas-, Himalaja-, Libanon- und Zypern-Zeder. Ausgewachsene Zedern können über 1.000 Jahre alt werden.

Blütezeit: von September bis Oktober

Früchte: ovale Zapfen, die sich am Baum auflösen oder am Boden zerfallen; männliche und weibliche Zapfen an einem Baum

Nutzbare Pflanzenteile: Holz, Nadeln, Zapfen

Verwendung: Holz: in Kleiderschränken als Mottenschutz. Zedernholz verströmt einen sehr aromatischen Duft, der Insekten fernhält. Zur Schmerzlinderung werden kleine Holzstücke auf die betroffene Stelle gebunden.

Nadeln: die jungen Knospen als Kapernersatz einlegen oder mit Honig eine Zedernhonigcreme zubereiten

Zapfen: nährend in Notzeiten, dazu wie Pinienzapfen roh essen oder zu Zedernmehl verarbeiten; Zedernkerne mit Gemüse vermixen und als Smoothie trinken.

Wirkstoffe: Vitamine wie C, A, E, OPC, D sowie Vitamine der B-Gruppe, Mineralstoffe wie Kalium, Kalzium, Magnesium und Kupfer, ätherische Öle

Wirkung: desinfizierend, reinigend, austreibend, schleimlösend, aromatisierend, stark erwärmend

Geschichte und Mythologie

Schon vor 6.000 Jahren balsamierten die alten Ägypter mit dem wohlriechenden Zedernöl ihre Toten ein. Auch im Keltenreich war es Brauch, die Toten für die Ewigkeit vorzubereiten. Im alten Rom wurden die wichtigsten Bibliotheken aus Zedernholz gebaut, das Fäulnis resistent und ist und Würmer sowie Insekten fernhält.

Die Assyrer schützten sich mit Zedernholz vor Dämonen und bösen Geistern und im Himalaja galt die Zeder als heiliger Baum. Der Blütenstaub der Zeder diente zum Einreiben der Götterstatuen und bei Initiationsriten. Das Harz der Zeder war Bestandteil einer Salbe, die konservierte und auch so manche Wunden desinfizierte. Bei allen wichtigen Zeremonien wurden Räucherungen mit Zedernholz durchgeführt. Auch in anderen Kulturen wurde Zedernholz für Räucherungen genutzt. Denn neben Weihrauch, Zypresse und Eukalyptus enthält Zeder die wirksamsten ätherischen Öle.

Obwohl Zedern Hitze, Trockenheit, Kälte und Schnee vertragen und selbst in großen Höhen von bis zu 2.000 Metern anzutreffen sind, gibt es nur noch wenige alte Baumriesen. Die älteste Zeder Europas steht in Weinheim an der Bergstraße. Sie ist Meikes persönliche Lieblingszeder. Wer unter ihr verweilt, kann ihre Kraft deutlich spüren. Dieses Edelholz war im Laufe der Jahrhunderte bis in die Gegenwart hinein sehr gefragt und wurde für vielfältige Zwecke verwendet: für den Bau von Palästen, Schiffen, Bahnschwellen und Möbeln. Auf diese Weise fielen die einst großen Heiligen Zedern-Haine Axt und Säge zum Opfer. Zahlreichen Mittelmeerländern drohten durch die radikale Abholzung der Zeder im wahrsten Sinn des Wortes massive Verwüstungen. So leben zum Beispiel in Libyen nur noch 5 Prozent der einst dort beheimateten Zedern. Eine Verbesserung der sozialen und ökonomischen Lebensbedingungen in armen Ländern könnte die Wiederaufforstung der Zedernwälder begünstigen.

In Südfrankreich gibt es bereits einen aufgeforsteten Zedernwald. Auf dem in der Provence gelegenen *Mont Ventoux* herrscht eine so große Artenvielfalt, dass die Unesco diese Region zum Biosphärenreservat erklärt hat.

Homöopathie: Die Cedrus-Persönlichkeit

Es ist mir ein großes Anliegen, wieder zu meinen Ursprüngen zu gelangen. Ich fühle mich von meinem Umfeld einfach nicht angenommen und glaube nicht, dass ich bislang den richtigen Lebensweg eingeschlagen habe. Das macht mich sehr unruhig und ich kann es nicht erwarten, endlich den Sinn des Lebens zu finden. Ich war schon in Südindien und habe dort auf eine Antwort von meinem Guru gehofft, aber leider keine erhalten. Dann war ich in einem berühmten Therapiezentrum und fand wieder keine Antwort auf meine brennende Frage. Die Geduld einer Zeder, die viele Jahre lang ausharren kann, habe ich leider nicht. Noch nicht.

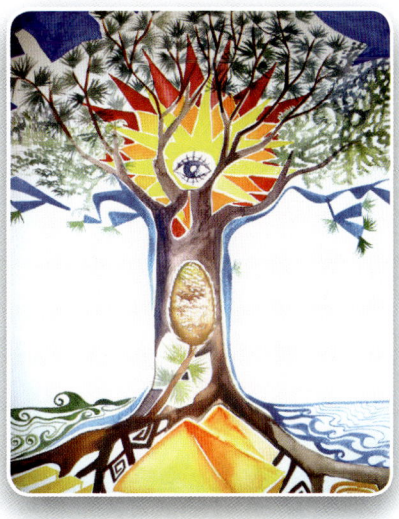

Die Zeder
Der Baum der Wiedergeburt

Meditation: Ich finde meinen inneren Lehrer!
Erlöster Typ: Lebensweisheiten bewusst anwenden

Nahrungsvorlieben: Pinienkerne, Zedernkerne, herbe und bittere Speisen, Kräuterschnaps

Erkrankungen: Erkältungskrankheiten, Katarrhe (Schleimhautentzündungen) der oberen Atemwege, trockene Haut, Ekzeme

Besserung: Wärme, im Frühling

Verschlechterung: Kälte, zu viel Essen, Milch- und Milchprodukte, körperliche Anstrengung

Weiteres aus der Naturheilkunde

Die Zeder wurde als kalifornische Blütenessenz in Anlehnung an die klassischen Methoden der Bach-Blüten-Therapie von Edward Bach gesammelt und hergestellt. Es handelt sich dabei um eine *Advanced Essence*, also gewissermaßen um eine moderne Bach-Blüte (siehe dazu auch das Kapitel „Bach-Blüten-Therapie", Seite 59-67). Sie wird bei Darmstörungen, schlechter Assimilation, Geschwüren und zum Ausleiten von Körperschlacken angewandt.

Rudolf Steiner sieht in den tannenartigen Gewächsen, den *Pinaceae*, eine starke Bildung von Vitamin C, die sich überall einstellt, wo schlechte äußere Lebensbedingungen dazu führen, dass Pflanzen den Sulfur-Prozess ankurbeln. Wärme und Lichtprozesse werden durch die Einnahme von Zederndestillaten in den Körper geleitet. Bäder mit Zusätzen dieses Öls regen das Nervensystem an und kräftigen den Organismus. Steiner schrieb Zedern, die in großer Höhe und

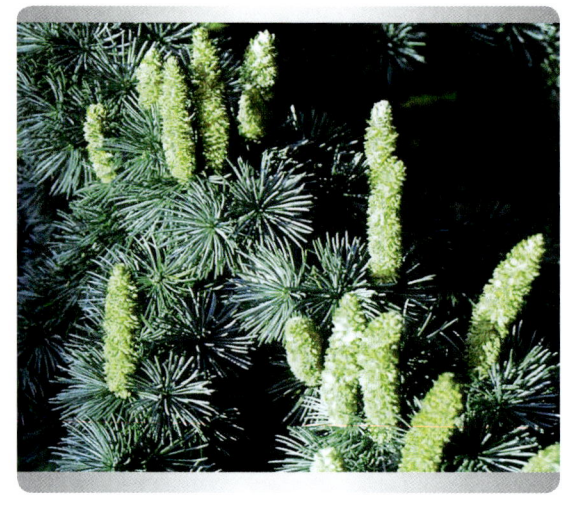

auch unter kargen Bedingungen gedeihen, die heilkräftigste Wirkung zu. Der Erdensaft steigt in die Pflanze und wird in der Pflanze durch einen inneren Wärmeprozess umgewandelt. Menschen ernten dann die Früchte der Bäume und kommen so in den Genuss der Heilwirkung der umgewandelten Erdenergie.

Für die sibirische Heilerin und Einsiedlerin Anastasia (siehe „Literaturempfehlungen" ab Seite 217) ist die Zeder das größte Heilmittel in Europa. Die wärmende Pflanze stärkt den gesamten Körper und soll uns Jugendlichkeit bis ins hohe Alter erhalten. Die Zeder ist ein Speicher für die kosmische Energie. Sie reflektiert ein besonderes Spektrum an Strahlen. Nach Anastasia empfangen Millionen von Zedernnadeln Licht und speichern sie als Lichtenergie. Selbst das winzigste Stückchen Zedernholz enthält die höchste Energie. Interessanterweise beginnen Zedern nach 500 Jahren zu klingen und ihre größte Heilwirkung zu entfalten. Anastasia sieht dies als Zeichen für den Menschen, dass die Zeder bereit ist, nicht nur ihre Gaben, sondern auch sich selbst zu opfern. Erst dann dürfe sie auch gefällt werden.

Durch das Öl der sibirischen Zeder werden tiefe Schichten in uns geöffnet und das Bewusstsein für die Einheit mit der Einen Kraft geweckt. Zedernöl wird eingesetzt bei Entzündungen des Magen-Darm-Trakts, Erkrankungen des Nervensystems sowie Blasen- und Nierenerkrankungen. Es hat einen hohen Gehalt an Vitaminen und Mineralstoffen. Wir können Zedernöl auch verdünnt zur täglichen Gesundheitsvorsorge einnehmen oder die natürliche Heilwirkung der Zeder nutzen als Duftholz, zur Aromatherapie, zur Stärkung aller Organsysteme, zur Blutreinigung, als Insektizid und Wurmmittel, zur Nieren- und Blasenreinigung, gegen Rheuma, bei Abmagerung sowie Asthma, Bronchitis, Erkältung, Gicht, Hämorrhoiden, Ekzemen, Tinnitus (Ohrgeräuschen), Rachitis, Schlaflosigkeit oder Schnupfen.

HEILKRÄFTIGE ESSENZEN

Die Pflanzenwelt nährt uns mit köstlichen Früchten, Gemüse, Kräutern, Nüssen und Saaten und hält uns so gesund. Zudem stellt Mutter Natur uns für die Heilung und Linderung zahlreicher Beschwerden und Erkrankungen viel Hilfreiches und Heilsames zur Verfügung. Die Verwendung von Tee und Säften aus der Naturapotheke ist wohlbekannt. Eine weitere Möglichkeit ist das Brauen und Herstellen von Heilweinen, Elixieren, Tinkturen und Sirupen.

Meikes Urgroßmutter war Hebamme und nutzte häufig solche Elixiere. Sie und ihre Töchter verstanden es, scheinbar aus dem Nichts zu schöpfen und aus allem etwas zu machen. In Kriegs- und Krisenzeiten haben sie es mithilfe der Natur gemeistert, eine Familie durchzubringen und auch viele Patienten zu versorgen. Nachfolgend wollen wir einige dieser überlieferten heilkräftigen Rezepturen an Sie weitergeben.

Grundsätzlich sollte man für die Zubereitung dieser „Zaubertränke" nur Pflanzenbestandteile von reiner, hoher Qualität und erstklassigen Alkohol verwenden. Alkohol und Zucker dienen dazu, die Heilkraft der Pflanzen zu konservieren. Der Alkohol kann hochprozentig aus der Apotheke kommen, sollte aber wenigstens 40 Prozent haben, wie etwa ein Obstbrand oder ein klarer Korn. Vielleicht gibt es in Ihrer Umgebung eine Schnapsbrennerei oder auch Kleinbauern, die noch Hochprozentiges keltern. Diese Kostbarkeiten finden Sie oft noch auf regionalen Wochenmärkten. Nachhaltigkeit und bewusstes Denken sollten uns auch beim Einkauf wichtig sein. Darüber hinaus ist oft besser, die Kleinbauern in der Nachbarschaft zu unterstützen.

Es ist ratsam, dunkle, frische und gut gespülte Fläschchen zu verwenden, die fest verschließbar sind. Beschriften Sie jedes Fläschchen am besten mit exakten Angaben zu Inhalt, Herstellungsdatum sowie Zeitpunkt und Dosierung der Einnahme.

Achtung: Bei Alkoholmissbrauch und Lebererkrankungen ist im Umgang mit alkoholhaltigen Lebens- und Heilmitteln Vorsicht geboten.

AKAZIENLIKÖR *bei Magen- und Darmentzündung*

100 g Akazienblütenblätter, 400 g Zucker, 950 ml 80%iger Alkohol, Akazienhonig

Die Blüten 10 Stunden lang in Wasser einweichen und dann unter fließendem Wasser waschen, auf einem Tuch ausbreiten und an der Luft trocknen lassen. Zucker und Akazienblüten schichtweise in ein großes Glas füllen, das Gefäß verschließen und 3 Tage an einem kühlen und dunklen Ort stehen lassen. Danach den Alkohol und den Akazienhonig dazugeben. Wiederum kühl stellen und dreimal täglich verschütteln, bis sich der Zucker ganz aufgelöst hat. Dann den Likör durch ein Tuch oder feines Sieb absieben und in Fläschchen füllen. Die Fläschchen gut verschließen und bei Bedarf verwenden.

Bei Magen- und Darmentzündungen 1 Schnapsglas Akazienlikör, zu gleichen Teilen mit Wasser verdünnt, nach Bedarf einnehmen.

APFELSIRUP *bei Bronchitis und Schnupfen*

5 Äpfel, 250 ml Wasser, 5 Esslöffel Zucker

Die Äpfel waschen, trocknen und mit Schale und Kernen zerkleinern. Dann die Apfelstücke köcheln lassen und durch ein feines Sieb passieren. Zucker zu dem Saft geben und wiederum köcheln lassen. Den Sirup in Marmeladengläser abfüllen, gut verschließen und im Kühlschrank aufbewahren.

Bei Bronchitis jeweils 1 Esslöffel Sirup im Mund zergehen lassen.

APFELWEIN *bei Verdauungsbeschwerden, Sodbrennen und Verstopfung*

1 Apfel, 1 gestrichener Esslöffel Zucker, Schale einer Bio-Zitrone, 1 Glas Rotwein

Den Apfel geschält, entkernt und zerkleinert mit Zucker und Zitronenschale in dem Rotwein köcheln lassen. Apfelwein durch ein Sieb passieren und in drei Portionen zu den Hauptmahlzeiten trinken. Zur längeren Aufbewahrung in den Kühlschrank stellen.

EICHENWEIN *bei Zahnfleischentzündungen*

20 g Eichenblätter, 1 l trockener Weißwein

Die Eichenblätter lose vermischen und 1 Woche in dem Wein ziehen lassen, danach filtern und in kleine Fläschchen abfüllen.

Bei Zahnfleischentzündungen mit 1 Schnapsglas Eichenwein gurgeln und möglichst lange im Mund behalten.

ESCHENWEIN *bei Arthritis*

100 g frisch ausgetriebene, zarte Eschenblätter; 1 l Weißwein

Die Eschenblätter waschen, trocknen und zusammen mit dem Wein 20 Minuten köcheln lassen. Anschließend erkalten lassen, filtern und in kleine Fläschchen füllen.

Bei Bedarf 1 Schnapsglas davon vor den Hauptmahlzeiten einnehmen.

FÖHRENSIRUP ODER KIEFERNKNOSPENSIRUP *bei Rheuma*

100 g Föhren- oder Kiefernknospen, 100 ml Alkohol, 1 l Wasser, 500 g Zucker

Die Knospen einer Föhre oder Kiefer 7 Tage lang in dem Alkohol ziehen lassen. Dann Wasser und Zucker unter Rühren behutsam zu einem Sirup einköcheln lassen. Den Alkohol abfiltern und mit dem Sirup vermischen. Das Ganze 2 Tage ruhen lassen, in kleine Fläschchen füllen und gut verschließen.

Bei Bedarf 2 Schnapsgläser davon trinken.

HECKENROSENSIRUP *bei Hals- und Darmentzündungen*

70 g getrocknete Blütenblätter der Heckenrose, 1 kg Zucker, 1 l Wasser

Den Zucker im Wasser auflösen und einköcheln lassen. Dann die Rosenblätter dazugeben und abermals köcheln. Den Sirup abkühlen lassen, abseihen und in kleine Fläschchen geben, diese gut verschließen.

Bei Halsentzündungen mit 1 Esslöffel Sirup gurgeln oder diesen bei Darmentzündungen mit Wasser verdünnen und bei Bedarf 1 Schnapsglas des Sirups trinken.

HOLUNDERBEERENWEIN *bei Neuralgien und Hexenschuss*

30 ml Saft von frischen Holunderbeeren, 1 l Rotwein

Die Holunderbeeren entsaften und anschließend jeweils 30 Milliliter des Safts mit 1 Liter Rotwein vermischen. In kleine Fläschchen abfüllen, kühl lagern und in 14 Tagen verbrauchen.
   Bei Bedarf 1 bis 2 Schnapsgläser davon trinken.

HOLUNDERBLÜTENESSIG *bei Gicht und Wassersucht*

20 g Holunderblüten, 1 l Weinessig

Die Holunderblüten 1 Woche lang in dem Essig ziehen lassen und anschließend filtern und in kleine Fläschchen abfüllen.
   Bei Bedarf 1 Esslöffel täglich von dem Essig einnehmen.

HOLUNDERRINDENTINKTUR *bei Blasenentzündung*

100 g Holunderrinde (***leicht giftig!***), 100 ml Alkohol, 60 ml Wasser

Holunderrinde in das Alkohol-Wasser-Gemisch geben und 14 Tage stehen lassen. Danach filtern und die Holunderrindentinktur in kleine Fläschchen füllen.
   Bei Bedarf mehrmals täglich 1 Teelöffel davon mit etwas Wasser einnehmen.
Bitte beachten: Da Holunderrinde leicht giftig ist, sollten Sie die Tinktur nicht überdosieren!

HOLUNDERWEIN *bei Arthritis und Harnverhalten*

100 g Holunderrinde (***leicht giftig!***), 1 l Weißwein

Holunderrinde in den Weißwein geben und das Ganze 3 Tage ruhen lassen. Danach filtern und den Wein in kleine Fläschchen füllen.
   Bei Bedarf 1 Schnapsglas voll davon trinken.
Bitte beachten: Da Holunderrinde leicht giftig ist, sollten Sie die Tinktur nicht überdosieren!

KIEFERNWEIN *bei Harnverhalten*

70 g Kiefernknospen, 1 l Weißwein

Die Kiefernknospen in den Weißwein geben und 1 Woche ziehen lassen. Anschließend filtern und den Wein in kleine Fläschchen füllen.
    Bei Bedarf von dem Kiefernwein trinken.

LINDENBLÜTENLIKÖR *bei Verdauungsbeschwerden*

50 g Lindenblüten, 50 g Kamillenblüten, 50 g Melissenblüten, 1 l Alkohol, 300 g Zucker, 500 ml Wasser

Lindenblüten, Kamillenblüten und Melissenblüten 1 Woche lang in dem Alkohol ziehen lassen und anschließend filtern. Dann Zucker und Wasser unter Rühren behutsam zu einem Sirup einköcheln lassen. Den Sirup erkalten lassen und mit dem Alkohol mischen. Den Lindenblütenlikör in Flaschen abfüllen und gut verschließen.
    Bei Verdauungsbeschwerden 1 Schnapsglas voll davon trinken.

MISPELKERNSIRUP *bei Verdauungsbeschwerden*

20 Mispelkerne, 1 l Alkohol, 600 g Zucker, 300 ml Wasser

Die Mispelkerne waschen und trocknen lassen. Im Mörser zerkleinern und 2 Tage lang in dem Alkohol einlegen, anschließend filtern. Dann Zucker und Wasser unter Rühren behutsam zu einem Sirup einköcheln lassen. Den Sirup erkalten lassen und mit dem Alkohol mischen. Nochmals 2 Tage ruhen lassen und in kleine Fläschchen abfüllen.
    Bei Verdauungsbeschwerden 1 Schnapsglas voll davon einnehmen.

MISPELWEIN *bei Harnverhalten*

20 Mispelkerne, 1 l Weißwein

Die Mispelkerne waschen und trocknen lassen. Im Mörser zerkleinern und 2 Tage lang in dem Wein einlegen. Danach filtern und in kleine Fläschchen füllen.
   Bei Bedarf morgens und abends 1 Schnapsglas Mispelwein trinken.

PFLAUMENSIRUP *bei Verstopfung und Verdauungsbeschwerden*

100 entkernte und geschälte Pflaumen, 150 ml Alkohol, 600 g Zucker, 300 ml Wasser

Das Fruchtfleisch der Pflaumen 2 Tage lang in den Alkohol legen. Dann Zucker und Wasser unter Rühren behutsam zu einem Sirup einköcheln lassen. Den Sirup erkalten lassen und mit dem filtrierten Alkohol mischen. Dann abermals 2 Tage stehen lassen. In gut verschließbare Fläschchen füllen.
   Bei Bedarf 1 Esslöffel davon nach dem Essen einnehmen.

QUITTENLIKÖR *bei Husten und Schnupfen*

7 Quitten, 1 l Alkohol, 200 g Zucker, 100 ml Wasser

Die Quittenschalen in den Alkohol geben und das Ganze 5 Wochen lang an einen sonnigen Ort ziehen lassen. Dann Zucker und Wasser unter Rühren behutsam zu einem Sirup einköcheln lassen. Den Sirup erkalten lassen und mit dem gefilterten Alkohol vermischen. Den Quittenlikör in gut verschließbare Fläschchen geben.
   Bei Bedarf bis zu dreimal am Tag 1 Schnapsglas voll davon trinken.

QUITTENSIRUP *bei Halsentzündung und Husten*

4 Quitten, 1 l Wasser, 600 g Zucker

Die Quitten waschen, trocknen und zerkleinern. In einem Topf mit dem Wasser einköcheln lassen und dann nach und nach den Zucker dazugeben. Den fertigen Sirup gut verrühren, filtern und in kleine Fläschchen füllen.
   Bei Husten und Halsentzündung immer wieder 1 Esslöffel davon einnehmen.

ROSENBLÜTENLIKÖR *bei Halsentzündung und Magenbeschwerden*

100 g rote Rosenblüten, 5 Esslöffel Zucker, 1 l Alkohol

Die Rosenblüten waschen, abtropfen und trocknen lassen. Dann die Rosenblätter und den Zucker schichtweise in einen großen Glasbehälter geben und ein paar Tage lang in der Sonne stehen lassen. Dreimal am Tag durchschütteln. Anschließend weitere Schichten der beiden Zutaten dazugeben. Nach ein bis 2 Tagen hat sich Sirup gebildet. Diesen mit Alkohol auffüllen und noch einmal 2 Tage lang in der Sonne stehen lassen. Die Flüssigkeit filtern und in kleine Fläschchen füllen.
Bei Halsentzündung oder Magenbeschwerden zu gleichen Teilen mit Wasser vermischen und 1 Schnapsglas voll davon trinken.

SCHLEHENLIKÖR *bei Verstopfung*

500 g Schlehen, 1 l Alkohol, 500 g Zucker, 750 ml Wasser

Die Schlehen waschen, abtupfen und zerkleinern. Die Schlehenstückchen in den Alkohol legen, 3 Wochen lang gut verschlossen ziehen lassen und anschließend filtern. Dann Zucker und Wasser unter Rühren behutsam zu einem Sirup einköcheln lassen. Den Sirup erkalten lassen, mit dem Alkohol mischen und in gut verschließbare Fläschchen füllen.
Bei Verstopfung nach jeder Mahlzeit 1 Schnapsglas Schlehenlikör einnehmen.

WACHOLDERELIXIER *bei Appetitmangel*

250 g Wacholderbeeren, 3 g Zimt, 5 g Anis, 300 ml Alkohol, 500 g Zucker, 350 ml Wasser

Die Wacholderbeeren zerkleinern, mit Zimt, Anis und dem Alkohol vermischen und in einer Flasche 7 Tage lang lagern. Anschließend filtern. Dann Zucker und Wasser unter Rühren behutsam zu einem Sirup einköcheln lassen. Den Sirup erkalten lassen. Mit dem Elixier vermischen und in kleine Fläschchen füllen. Diese gut verschließen.
Bei Bedarf 1 Esslöffel von dem Wacholderelixier einnehmen.

WACHOLDERELIXIER *bei Harnverhalten, Verdauungsbeschwerden, Unruhezuständen und Einschlafstörungen*

5 g Wacholderbeeren, 10 g Kalmuswurzel, 10 g abgeriebene Schale einer Bio-Orange, 10 g abgeriebene Schale einer Bio-Zitrone, 10 g Kamillenblüten, 5 g Anis, 5 g Kümmel, 1 l Alkohol, 400 g Zucker, 300 ml Wasser

Alle festen Zutaten gut zerkleinern, in den Alkohol geben und 20 Tage lang ziehen lassen. Ab und zu durchrühren. Ab dem 20. Tag können Sie das Elixier filtern. Anschließend wieder ruhen lassen. Schließlich Zucker und Wasser dazugeben und in gut verschließbare dunkle Glasbehälter füllen.

Bei Harnverhalten oder Verdauungsbeschwerden, aber auch bei Unruhezuständen und Einschlafstörungen 1 Schnapsglas davon einnehmen.

WACHOLDERLIKÖR *bei Verdauungsbeschwerden*

100 g Wacholderbeeren, 1 l Alkohol, 200 ml Wasser, 600 g Zucker

Die Wacholderbeeren 1 Woche lang in dem Alkohol ziehen lassen. Dann Wasser und Zucker unter Rühren behutsam zu einem Sirup einköcheln lassen. Den Sirup erkalten lassen. Wacholderschnaps und Sirup filtern und anschließend zusammengeben. In kleine Fläschchen füllen.

Bei Bedarf 1 Schnapsglas Wacholderlikör einnehmen.

WACHOLDERWEIN *bei Asthma*

100 g Wacholderbeeren, abgeriebene Zitronenschale einer Bio-Zitrone, 2 l Weißwein

Wacholderbeeren und Zitronenschale im Mörser zerdrücken und in den Wein geben. In einem gut verschlossenen Gefäß 1 Woche lang ziehen lassen. Anschließend filtern und in gut verschließbaren Fläschchen aufbewahren.

Bei Bedarf jeweils 1 Schnapsglas von dem Wacholderwein trinken.

WALNUSSBAUMWEIN *bei Gelbsucht*

30 g Walnussblätter, 1 l Weißwein

Die getrockneten Walnussblätter zerkleinern und in den Wein geben. 2 Tage lang darin ziehen lassen und dann abfiltern. Den Wallnussbaumwein in Flaschen abfüllen und diese gut verschließen.
    Bei Bedarf einnehmen.

WALNUSSSCHALENLIKÖR *bei Magen- und Darmbeschwerden*

1 kg weiche Walnüsse mit grüner Schale, 1 l Alkohol, 1 l Wasser, 8 Gewürznelken, 8 g Zimt, 20 Fenchelkörner, 20 getrocknete Rosenblätter

Die Walnüsse mit der grünen Schale in das Alkohol-Wasser-Gemisch geben und gut verschlossen 6 Wochen lang in der Sonne stehen lassen. Danach Zimt, Fenchel, Nelken und Rosenblätter dazugeben. Das Ganze weitere 2 Tage lang ziehen lassen und anschließend filtern. Den fertigen Walnussschalenlikör in kleine Fläschchen füllen.
    Bei Magendrücken 1 Schnapsglas voll davon einnehmen.

WEISSDORNTINKTUR *bei Schlaflosigkeit und Nervosität*

100 g Blüten vom Weißdorn, 100 g getrocknete Früchte des Weißdorns, 1 l Alkohol

Die Blüten und Beeren in den Alkohol geben und 1 Woche lang darin ziehen lassen. Danach den Alkohol filtern. Die Weißdorntinktur in kleine Fläschchen füllen und diese gut verschließen.
    Bei Schlafstörungen oder Nervosität 30 Tropfen davon einnehmen.

Wirksame Teemischungen

Birkenblättertee *zur Wasserausscheidung*

1 Esslöffel Birkenblätter, 300 ml kochendes Wasser

Die Birkenblätter mit dem kochenden Wasser übergießen und nach 10 Minuten abseihen.
Bei Bedarf täglich 3 Tassen davon trinken.

Edelkastanienblättertee *bei Atemwegserkrankungen*

1 Esslöffel Edelkastanienblätter, 300 ml kaltes Wasser

Die Edelkastanienblätter mit dem kalten Wasser übergießen und als Kaltauszug zubereiten. Anschließend den Tee aufkochen und abseihen.
Bei Bedarf täglich 3 Tassen davon trinken.

Eichenrindenabkochung *bei Hämorrhoiden, Fisteln und Geschwüren sowie als Gurgelmittel bei Zahnfleischentzündungen*

1 Esslöffel Eichenrinde, 250 ml kaltes Wasser

Die Eichenrinde zerkleinern und mit dem kalten Wasser übergießen. Den Kaltauszug erhitzen, kurz abkochen und abseihen.
Bei Hämorrhoiden, Fisteln und Geschwüren bei Bedarf äußerlich anwenden. Ansonsten ist diese Rezeptur auch ein gutes Gurgelmittel bei Zahnfleischentzündungen.

Eschenblättertee *bei Wasserstauungen und Nierenerkrankungen*

1 Esslöffel Eschenblätter, 300 ml kaltes Wasser

Die Eschenblätter mit dem kalten Wasser übergießen und als Kaltauszug zubereiten. Dann erhitzen, kurz abkochen und abseihen.
Von dem Eschenblättertee täglich bis zu 3 Tassen trinken.

HAGEBUTTENTEEMISCHUNG *bei Erkältung*

25 g Hagebutten mit Kernen, 25 g Lindenblüten, 300 ml kaltes Wasser

Die Hagebutten mit dem kalten Wasser übergießen. Anschließend 5 Minuten lang kochen und abseihen.

Täglich 3 Tassen davon trinken, eventuell mit Honig oder Zitronensaft abgeschmeckt.

HOLUNDERBLÜTENTEE *bei Erkältung und zur Mobilisierung der Abwehrkräfte*

1 Esslöffel Holunderblüten, 300 ml heißes Wasser

Die Holunderblüten mit dem heißen Wasser übergießen und 10 Minuten ziehen lassen.

Bei Erkältungskrankheiten täglich 3 Tassen Holunderblütentee trinken.

LINDENBLÜTENTEEMISCHUNG *bei Erkältungskrankheiten*

20 g Lindenblüten, 10 g Kamillenblüten, 10 g Heidelbeeren, 10 g Hagebutten, 300 ml kochendes Wasser

Die Blüten-Beeren-Mischung mit kochendem Wasser übergießen und mindestens 10 Minuten lang ziehen lassen.

Bei Bedarf täglich bis zu 3 Tassen davon trinken.

ULMENRINDENTEE *bei Verdauungsbeschwerden, Entzündungen der Mundschleimhaut, Wunden, Hämorrhoiden oder nach der Entbindung*

1 Esslöffel Ulmenrinde, 300 ml kaltes Wasser

Die Ulmenrinde zerkleinern und mit dem kalten Wasser übergießen. Anschließend kurz abkochen und abseihen.

Diesen Tee bei Diarrhoe (Durchfall) trinken. Auch zur äußerlichen Anwendung bei Wunden, Hämorrhoiden oder nach der Entbindung. Ansonsten ist diese Rezeptur ein gutes Gurgelmittel bei Mundschleimhautentzündungen.

WALNUSSBLÄTTERTEE *bei Entzündungen von Rachen, Zahnfleisch und Augen*

1 Esslöffel geschnittene Walnussblätter, 300 ml kaltes Wasser

Die Walnussblätter mit dem kaltem Wasser ansetzen und später ungefähr 10 Minuten lang kochen und abseihen.

Bei Bedarf trinken oder äußerlich als Wundverband anwenden.

WEIDENRINDENTEE *bei Fieber und rheumatischen Beschwerden*

1 Esslöffel Weidenrinde, 300 ml kaltes Wasser

Die Weidenrinde zerkleinern, mit dem kalten Wasser übergießen und anschließend kurz aufkochen. Nach 10 Minuten abseihen und genießen.

Dieser Tee lindert Schmerzen und leitet Harnsäure aus dem Körper.

WEISSDORNTEE *bei Herzrhythmusstörungen und zur Herzstärkung*

1 Esslöffel Weißdornblüten, 300 ml heißes Wasser

Die Weißdornblüten mit dem heißen Wasser übergießen und abseihen.

Zur Herzstärkung von diesem Tee täglich bis zu 3 Tassen trinken.

Nachlese

Die unendliche Liebe der Bäume, des Waldes sowie aller Pflanzen, die unser Leben mit ihren reichhaltigen Gaben erst ermöglichen, ist spürbar, wenn wir mit wachen Sinnen durch die Natur gehen. Und wir dürfen diese Liebe erwidern, indem wir ihnen unsere Liebe, unsere Dankbarkeit und unseren Respekt entgegenbringen. Zum Abschluss von *Baum-Porträts* möchten wir Ihnen ein sehr berührendes Gebet ans Herz legen, das diese Gedanken sehr gut zusammenfasst.

Gebet des Waldes!

Mensch!
Ich bin die Wärme Deines Hauses
in kalten Winternächten.
Ich bin der schirmende Schatten,
wenn des Sommers Sonne brennt.
Ich bin der Dachstuhl Deines Hauses,
das Brett Deines Tisches.
Ich bin das Bett, in dem Du schläfst,
das Holz, aus dem Du Deine Schiffe baust.
Ich bin der Stiel Deiner Haue,
die Tür Deiner Hütte.
Ich bin das Holz
Deiner Wiege und Deines Sarges.
Ich bin das Brot der Güte,
die Blume der Schönheit.
Erhöre mein Gebet:

Zerstöre mich nicht.

Unbekannter Autor

Über die Autorinnen

Dagmar Schneider-Damm *(Jahrgang 1958):*
Geboren in Heilbronn, aufgewachsen im Rhein-Main-Gebiet, seit 1986 gemeinsam mit Ehemann Bernward Damm im Schwarzwald zu Hause. Nach dem Abitur 1977 Studium der Politikwissenschaft, Publizistik, Amerikanistik. Nach dem Magisterexamen 1982 Ausbildung zur Redakteurin. Seit 1987 Tätigkeit als freie Journalistin, Autorin und Lektorin mit den Schwerpunkten Gesundheit, Spiritualität und Lebenshilfe. Mehrfache Literatur-Preisträgerin für Kurzgeschichten.

Seit 1990 wirkt Dagmar Schneider-Damm auch als Reiki-Lehrerin und -Meisterin (Aus- und Weiterbildungen unter anderem bei Phyllis Furumoto und bei Barbara Simonsohn). 1990 Gründung der Reikischule Schwarzwald *(www.reikischule-schwarzwald.de)* mit regelmäßigen Kursen in Reiki und Quantenheilung. 1990 bis 1992 Ausbildung in Transpersonaler Psychologie bei Hans Endres und in Autogenem Training. 1994 bis 1996 Ausbildung zur Heilpraktikerin an der Paracelsus-Heilpraktikerschule in Villingen-Schwenningen. Weiterbildungen unter anderem in Emotionaler Balance Therapie / Omega Gesundheits-Coach bei Roy Martina, Schüßler-Salze, Aromatherapie, Dorn-Breuss-Massage, Shiatsu, Biophotonen-Therapie. 2010 Ausbildung in Quantenheilung *(Quantum Consciousness Transformation,* QCT) bei Andrew Blake. 2012 Ausbildung zu Hypnosetherapeutin sowie Ausbildung in russischen Heilweisen. Seit 1996 Heilpraktikerin in eigener Praxis in einem Schwarzwaldhof von 1570 mit uraltem Baumbestand, einem Heiligen Hain. Schwerpunkte sind Reiki, Quantenheilung, russische Heilmethoden, Hypnose, Therapie mit Biophotonen-Technologie, Homöopathie, Schüßler-Salze, Orthomolekularmedizin und ganzheitliche Gesundheitsberatung für Körper, Geist und Seele.

Meike Dörschuck *(Jahrgang 1969):*
Gemeinsam mit ihrer Zwillingsschwester Petra Spohrer wuchs Meike Dörschuck behütet in einem Drei-Generationen-Haushalt in Mosbach auf. Ihre Eltern und Großeltern ließen den Zwillingen große Freiheiten, sodass sie bis zur Einschulung ohne Druck von außen die Welt erkunden konnten. Meistens unterhielten sich die Mädchen auf telepathische Weise. Jede konnte die andere erfühlen. Diese Fähigkeit hilft Meike Dörschuck heute bei der therapeutischen Arbeit. In ihrem Leben haben die Familie und der Freundeskreis einen sehr hohen Stellenwert. 1992 erlangte sie die Fachhochschulreife. Mit ihrem Mann Michael Dörschuck hat Meike zwei wunderbare Kinder: Robin (Jahrgang 1993) und Vivien (Jahrgang 1997). Sie unterstützten ihre Projekte von Anfang an.

   Meike Dörschuck stammt aus einer alten Heilerfamilie. Sieben Mitglieder der Spohrerfamilie waren Heilpraktiker oder Heilkundige. 1997 besuchte Meike Dörschuck die Paracelsus-Heilpraktikerschule in Heilbronn und Stuttgart. Danach absolvierte sie ein Praktikum bei der Kräuterkundigen und Phytotherapeutin Marlene Müller in Eberbach. Anschließend lernte sie bei Lars Kränzler Traditionelle Chinesische Medizin (TCM) mit den Fachrichtungen Tuinamassage, Qigong, Akupunktur und Moxibustion. Zu großem Dank verpflichtet fühlt sich Meike Dörschuck ihrem Cousin und Homöopathielehrer Wolfgang Spohrer, einem großen Heilkundigen, profunden Lehrmeister in Homöopathie und Systemaufstellungen sowie Reiki-Meister. Er vermittelte hervorragend komplexe Zusammenhänge der Homöopathie. Mehrmals in der Woche wirkte Meike Dörschuck als Praktikantin in seiner Praxis mit und konnte unglaubliche Heilungserfolge verfolgen. Zudem besuchte sie zwei Jahre lang Wolfgang Spohrers Homöopathieschule im Kloster Bronnbach. Auch dort verknüpfte er geschickt Homöopathie und Systemaufstellungen.

In ihrer Naturheilpraxis in Mosbach bietet Meike Dörschuck seit 2004 unterschiedliche Heilungswege an, darunter Homöopathie, TCM und Tuinamassage, Pflanzenheilkunde sowie Systemaufstellungen. 2008 lernte sie die Quantenmedizin kennen und war sofort begeistert von der Methode.

Die Verbindung von Homöopathie und Quantenmedizin entwickelte Meike Dörschuck gemeinsam mit Dagmar Schneider-Damm. Beide Heilpraktikerinnen haben festgestellt, dass sie nicht nur seelenverwandt sind, sondern vermutlich auch durch gemeinsame Ahnen aus dem württembergischen Hohenlohe verwandt sind.

Literaturempfehlungen

Bach, Edward: *Heile Dich selbst. Die 38 Bachblüten.* Goldmann, München 1998

Backster, Cleve / Powers, Flora: *Primary Perception. Biocommunication With Plants, Living Foods and Human Cells.* White Rose Press, Aztec, NM/USA 2003

Bauer, Wolfgang / Golowin, Sergius: *Heilige Haine. Heilige Wälder.* Neue Erde Verlag, Saarbrücken 2005

Blome, Götz: *Das neue Bach-Blüten-Buch.* VAK Verlag, Kirchzarten 2004

Bocksch, Manfred: *Das praktische Buch der Heilpflanzen.* 4. Auflage. BLV-Verlag, München 1998

Bouchardon, Patrice: *Heilende Energie der Bäume.* Königsfurt Urania, Krummwisch 1999 (vergriffen)

Burgerstein, Uli P. / Schurgast, Hugo / Zimmermann, Michael B.: *Handbuch Nährstoffe.* 12. Auflage, Haug Verlag 2012

Couplan, François: *Wildpflanzen für die Küche.* 5. Auflage. AT Verlag, Aarau 2007

Devereux, Paul: *Schamanische Traumpfade. Geheimnisvolle Spuren in der Landschaft und außergewöhnliche Erfahrungen.* AT Verlag, Aarau 2001

Domont, Philippe / Montelle, Edith: *Baumgeschichten. Von Ahorn bis Zeder. Fakten, Märchen, Mythen.* Ott-Verlag, Bern 2008

Haerkötter, Gerd und Marlene: *Das Geheimnis der Bäume. Sagen, Geschichte, Beschreibungen.* Anaconda Verlag, Köln 2011

Hageneder, Fred: *Die Eibe in neuem Licht.* Neue Erde Verlag, Saarbrücken 2007

Hageneder, Fred: *Die Weisheit der Bäume. Mythos, Geschichte, Heilkraft.* 2. Auflage. Franckh-Kosmos Verlag, Stuttgart 2009 (vergriffen)

Harvey, Clare G. / Cochrane, Amanda: *Enzyklopädie der Blütenessenzen.* Aquamarin Verlag, Grafing 1996 (vergriffen)

Kölbl, Konrad: *Kölbls Kräuterfibel.* 8. Auflage. Reprint-Verlag Konrad Kölbl, München 1972 (vergriffen)

Kühn, Uwe / Kühn, Stefan / Ullrich, Bernd: *Bäume, die Geschichten erzählen.* BLV-Verlag, München 2005 (vergriffen)

Megre, Wladimir / Kunkel, Helmut: *Anastasia 1: Tochter der Taiga.* Revidierte Neuauflage. Govinda-Verlag, Jestetten 2013

Megre, Wladimir: *Anastasia 2: Die klingenden Zedern Russlands.* 3. Auflage. Govinda-Verlag, Jestetten 2010

Pahlow, Mannfried: *Das große Buch der Heilpflanzen. Gesund durch die Heilkräfte der Natur.* Bechtermünz Verlag, Augsburg 2001

Paturi, Felix R.: *Heilbuch der Schamanen.* 2. Auflage. Reichel Verlag, Regensburg 2008

Paume, Marie-Claude: *Grün, wild und schmackhaft. Lebendige Nahrung gratis aus der Natur.* Hans-Nietsch-Verlag, Emmendingen 2011

Pelikan, Wilhelm: *Heilpflanzenkunde.* Band 1–3, 8. Auflage. Verlag am Goetheanum, Dornach 2012

Rätsch, Christian: *Der Heilige Hain. Germanische Zauberpflanzen, heilige Bäume und schamanische Rituale.* AT Verlag, Aurau 2005

Rätsch, Christian: *Weihrauch und Copal. Räucherharze und Hölzer – Ethnobotanik, Rituale und Rezepturen.* AT Verlag, Aarau 2004

Ranke-Graves, Robert von: *Die Weiße Göttin. Sprache des Mythos.* 7. Auflage. Rowohlt, Reinbek 2002

Scheffer, Mechthild: *Die Original Bach-Blütentherapie. Das gesamte theoretische und praktische Bach-Blütenwissen.* Südwest Verlag, München 2011

Schrödter, Willy: *Pflanzen-Geheimnisse.* Reichl Verlag, St. Goar 1994

Seideneder, Armin: *Mitteldetails der homöopathischen Arzneimittel. Materia medica synthetica.* 3 Bände. Narayana Verlag, Kandern 2007

Sheldrake, Rupert: *Das schöpferische Universum: Die Theorie des morphogenetischen Feldes.* Ullstein Buchverlage, Berlin 2009

Stefanovic, Aleksandar: *Didaktische Materia Medica. Arzneimittellehre und Repetitorium.* Similimum Verlag, Herbolzheim 2011

Steiger, Heide: *Geheimnisse unserer Pflanzen.* Mondo-Verlag, Vevey 1990 (vergriffen)

Storl, Wolf-Dieter: *Die Pflanzen der Kelten. Heilkunde – Pflanzenzauber – Baumkalender.* Droemer Knaur, München 2010

Storl, Wolf-Dieter: *Mit Pflanzen verbunden. Meine Erlebnisse mit Heilkräutern und Zauberpflanzen.* Heyne Verlag, München 2009

Storl, Wolf-Dieter: *Pflanzendevas. Die geistig-seelischen Dimensionen der Pflanzen.* AT Verlag, Aarau 2001

Strehlow, Wighard: *Die Ernährungstherapie der Hildegard von Bingen. Rezepte, Kuren und Diäten.* Droemer Knaur, München 2009

Tomkins, Peter / Bird, Christopher: *Das geheime Leben der Pflanzen.* 27. Auflage. S. Fischer Verlag, Frankfurt a. M. 1997

Ursell, Amanda: *Healing Food. Die Heilkräfte unserer Nahrung entdecken.* Dorling Kindersley Verlag, Starnberg 2010 (vergriffen)

Buchtipp

Dagmar Schneider-Damm / Meike Dörschuck:
Homöopathie-Porträts.
Der einfache und sichere Zugang zur homöopathischen Hausapotheke.
Mit einer Einführung in die Quanten-Homöopathie

Homöopathie-Porträts vermittelt anschaulich und einprägsam die Qualitäten der 52 wichtigsten Mittel der homöopathischen Hausapotheke. Die humorvollen Geschichten stellen die Eigenschaften der „homöopathischen Persönlichkeiten" detailliert dar, lassen uns leicht das passende homöopathische Mittel finden. Die gemalten Porträts eröffnen auch dem Neuling einen leichten Zugang zur Homöopathie. Ein Nachschlagewerk der Krankheiten und homöopathischen Mittel in akuten Situationen stellt die richtige Anwendung sicher. Darüber hinaus präsentieren die beiden Autorinnen hier erstmals die von ihnen entwickelte „Quanten-Homöopathie": Diese konsequente Weiterentwicklung der Homöopathie geht über die Anwendung von Hochpotenzen hinaus und arbeitet direkt auf der Geistebene. Mithilfe von Techniken aus den Bereichen „Meditation", „Aufstellungsarbeit" und „Zwei-Punkt-Methode" ist es jederzeit möglich, mit dem Energiefeld eines Homöopathikums Kontakt aufzunehmen.

Die homöopathischen Mittel der neuen Zeit, die uns durch die kollektive Transformation in den Jahren nach 2012 begleiten und unterstützen können, lernen wir in *Homöopathie-Porträts* ebenfalls kennen.

216 Seiten
ISBN 978-3-86264-216-8

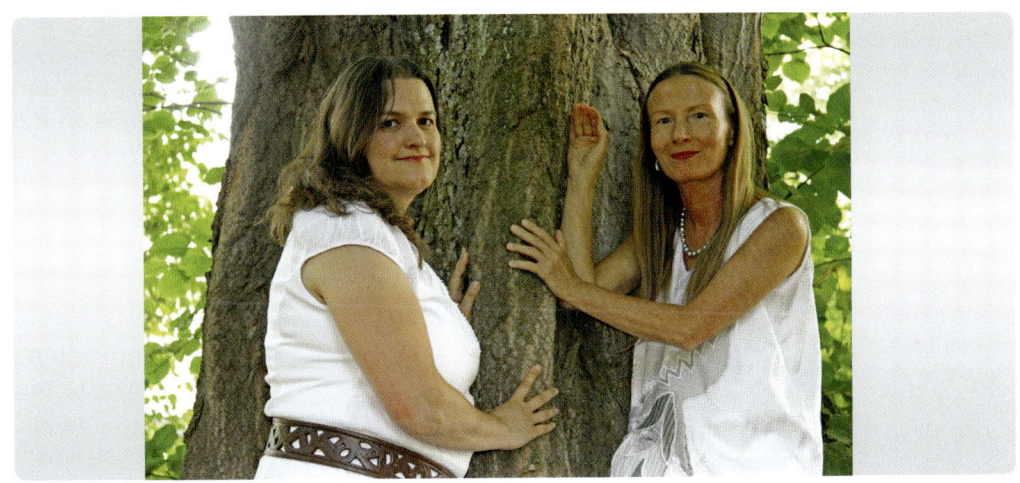

Erdschwestern

Dagmar Schneider-Damm (rechts) und Meike Dörschuck sind Erdschwestern.

Erdschwestern sind Menschen, die im selben Bewusstsein miteinander verbunden sind. Zugleich fühlen Erdschwestern die Einheit mit der Erde und allem Sein, das da ist. Die Erde ist wie unsere Mutter, die uns nährt, wie unser Vater, der uns schützt. Zugleich ist die Erde auch wie eine vertraute Schwester, mit der wir Nähe, Austausch und Leben teilen.

Erdschwestern begegnen der Erde mit Achtung, Wertschätzung und Liebe. Sie wissen sich geliebt und geben Liebe zurück.

Der Name „Erdschwester" erinnert daran, dass wir alle auf der Erde gemeinsame Wurzeln haben, unabhängig von Aussehen, Rasse, Religion oder Nation. Unsere Mission und Vision ist, im Geist des Einheitsbewusstseins zu wirken. Erdschwestern filtern das Gute in der Menschheit heraus und machen Mut für die großen Aufgaben dieser Welt.

Erdschwestern ermächtigen Menschen und führen sie in ihre Selbstverantwortung und damit in die Mitverantwortung für das große Ganze. Unser Wirken besteht darin, der Menschheit kraftvolle, natürliche und lichtvolle Wege aufzuzeigen, die stärken und individuell und kollektiv in ein neues Bewusstsein führen.

Dazu dienen die Bücher, Vorträge, Seminare und die vielfältigen Aktivitäten der Autorinnen:
www.erdschwestern.de
info@erdschwestern.de

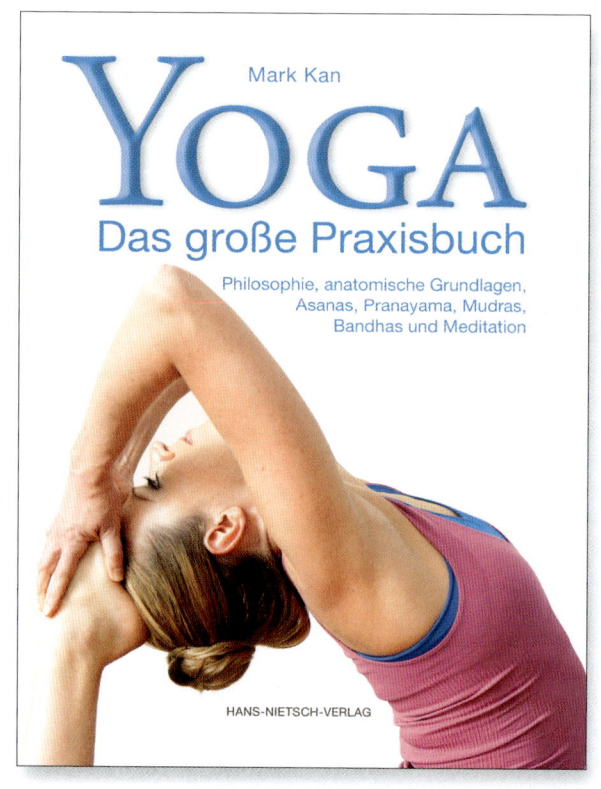

Mark Kan
Yoga – Das große Praxisbuch
Philosophie, anatomische Grundlagen, Asanas,
Pranayama, Mudras, Bandhas und Meditation

Hans-Nietsch-Verlag, 260 Seiten, Broschur
ISBN: 978-3-86264-242-7

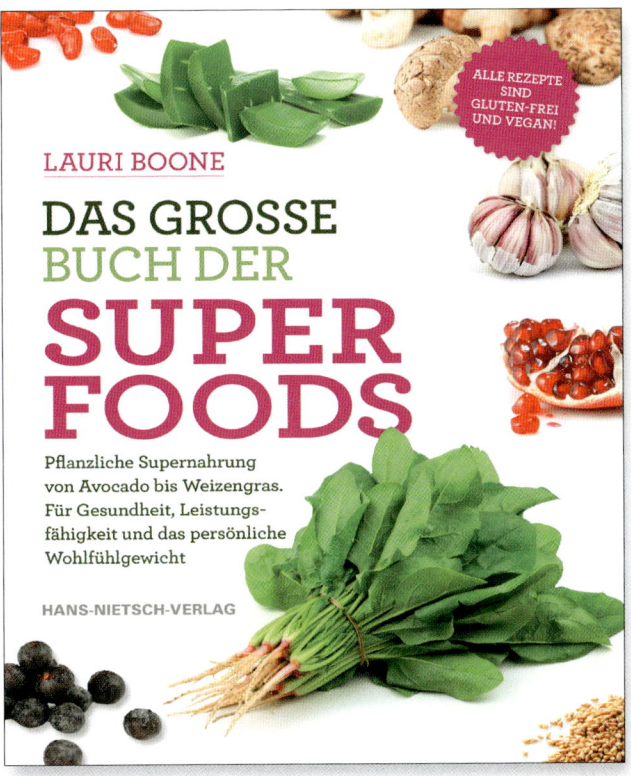

Lauri Boone
Das große Buch der Superfoods
Pflanzliche Supernahrung von Avacado bis Weizengras.
Für Gesundheit, Leistungsfähigkeit und das
persönliche Wohlfühlgewicht

Hans-Nietsch-Verlag, 223 Seiten, Broschur
ISBN: 978-3-86264-241-0

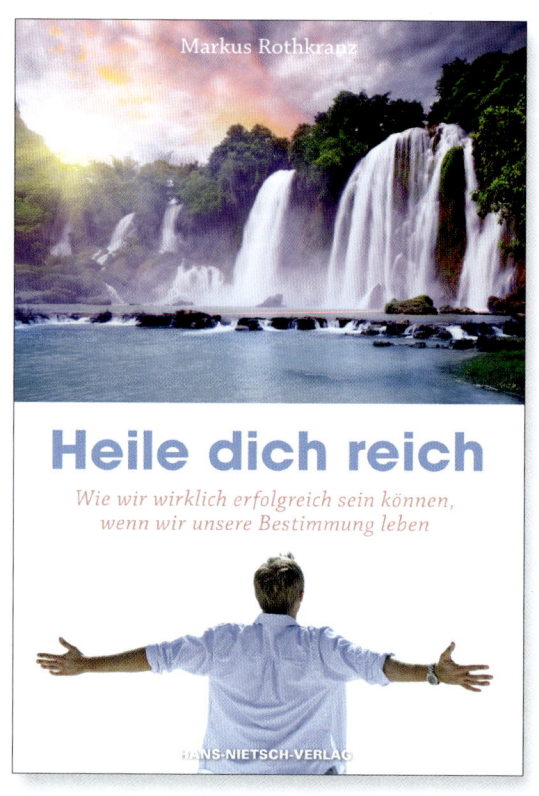

Markus Rothkranz
Heile dich reich
Wie wir wirklich erfolgreich sein können,
wenn wir unsere Bestimmung leben

Hans-Nietsch-Verlag, 180 Seiten, Broschur
ISBN: 978-3-86264-221-2